新编本草名方大全

精选百余本草 细选千条名方

蔡向红 轩宇鹏 ◎ 编著

【珍藏版】

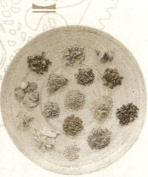

陕西出版传媒集团
陕西科学技术出版社

图书在版编目（CIP）数据

新编百草名方大全/蔡向红，轩宇鹏编著．—2版．—西安：陕西科学技术出版社，2014.11

ISBN 978-7-5369-6288-0

Ⅰ．①新… Ⅱ．①蔡…②轩… Ⅲ．①中草药—验方—汇编 Ⅳ．①R289.5

中国版本图书馆CIP数据核字（2014）第238705号

新编百草名方大全

出 版 者	陕西出版传媒集团　陕西科学技术出版社
	西安北大街131号　邮编　710003
	电话（029）87211894　传真（029）87218236
	http://www.snstp.com
发 行 者	陕西出版传媒集团　陕西科学技术出版社
	电话（029）87212206　87260001
印　　刷	北京建泰印刷有限公司
规　　格	710mm×1000mm　16开本
印　　张	28.75
字　　数	430千字
版　　次	2010年3月第1版
	2015年1月第2版
	2015年1月第1次印刷
书　　号	ISBN 978-7-5369-6288-0
定　　价	29.80元

版权所有　翻印必究

前言 FOREWORD

现代社会里,"回归自然"的口号越喊越高,随着"自然疗法"的兴起,中医学的中草药也逐渐被世人关注。中草药具有疗效确切,副作用小等特点,不仅对常见病、多发病有较好的疗效,而且还能治好一些疑难杂症,所以深受人们的喜爱。

为了继承和发掘中国中医学遗产,使中草药在防治疾病中更好地为人类健康服务,我们本着安全、有效、简便、经济的原则,选择了民间常用并且疗效确切的中草药品种,结合编者的临床实践经验,参考了大量的文献资料,精心编写了这本《新编百草名方大全》。

本书以笔画简繁为顺序把中草药大致归化为14个种类,分别从别名、产地、形态、性味、功效、采制、鉴别等几个方面予以详细介绍,使人们在日常生活中便于识别和应用;同时,为了体现本书的另一特点,我们特意从资料文献中精心挑选了疗效显著的名方2000多条,以期在运用中能做到有的放矢,具有针对性。

本书的内容是根据"立足普及,着眼提高"的原则加以撰写的,旨在做到"雅俗共赏":不懂医的读者,阅之能理解中国医学的科学性,增加有关中医药的知识;从事医药工作的专业人员,特别是有志于中西医结合的人,读之能有某些助益和收获。

前 言

中国医学历史悠久，是一个丰富的宝库，对人类做出了重大的贡献。因此，深入研究这些医学史料，将更能激发我们热爱祖国，热爱包括中医在内的灿烂的中国文化遗产，并在继承的基础上推陈出新，使之不断提高。

由于编者水平有很，再加上中草药又浩如烟海，本书错误和遗漏之处在所难免，望广大读者批评指正。

编　者

目 录 CONTENTS

一 画

一叶萩 001
一支箭 002
一枝黄花 003
一枝蒿 005

二 画

八仙草 007
八角莲 008
八角茴香 010
了哥王 012
九里香 014
人　参 016

三 画

大　蓟 019
大　枣 020
大　蒜 022

目 录

大血藤	024
大 黄	026
马 兰	028
马鞭草	029
马齿苋	031
马钱子	034
三 七	035
山 楂	037
山茱萸	040
山 药	042
山豆根	044
小 蓟	045
小茴香	047
女贞子	049
千年健	051
川 芎	053
川贝母	055
土鳖虫	057
土茯苓	059
干 姜	061

四 画

乌 药	063
乌 梅	065
乌 韭	068
乌 桕	069
五味子	071
天 麻	073

目录

五加皮	076
天南星	078
天冬	080
天葵子	082
月季花	083
车前草	085
升麻	087
木香	090
毛冬青	091
木鳖子	094
木槿花	096
木瓜	097
木贼	099
牛黄	100
牛膝	102
牛蒡子	105
火麻仁	107

五画

白果	109
白及	112
白芍	115
白术	117
白茅根	119
白芷	121
白附子	123
玉竹	125
玉米须	127

目 录

半边莲 *129*
半支莲 *131*
半　夏 *133*
石菖蒲 *137*
石　斛 *140*
石　榴 *143*
石　韦 *145*
生　姜 *147*
冬　瓜 *151*
冬葵子 *153*
玄　参 *155*
甘　草 *157*
艾　叶 *159*
仙鹤草 *163*
仙　茅 *165*
龙　胆 *167*

六 画

防　风 *169*
防　己 *171*
肉　桂 *173*
肉豆蔻 *176*
百　合 *179*
百　部 *182*
地　黄 *184*
地　榆 *188*
地骨皮 *191*
地　龙 *193*

目录

红花	196
灯芯草	199
竹茹	201
当归	203
肉苁蓉	207
决明子	210
合欢皮	213
刘寄奴	215
芒硝	217

七 画

连翘	219
陈皮	221
花椒	223
苍术	225
补骨脂	227
何首乌	230
芫花	234
伸筋草	237
谷精草	239
芡实	241
鸡矢藤	243
鸡血藤	245
鸡内金	248
鸡冠花	251
麦冬	253
杜仲	256

八画

细　辛	259
青　蒿	261
侧　柏	264
佩　兰	266
虎　杖	268
泽　兰	270
玫瑰花	271
板蓝根	274
鱼腥草	276
金银花	279
金樱子	282
金钱草	284
苦　参	286
苦楝皮	289
败酱草	291
刺五加	293
贯　众	295
罗汉果	297
狗　脊	299

九画

香　附	301
栀　子	303
柿　蒂	305
前　胡	307

目 录

茜　草	309
胖大海	311
急性子	313
枸杞子	315
茵　陈	317
厚　朴	319
荆　芥	321
骨碎补	324
穿心莲	326
络石藤	327
威灵仙	329
钩　藤	332

十　画

桑　叶	335
桑寄生	336
桔　梗	338
射　干	340
桃　仁	342
莱菔子	344
莪　术	346
柴　胡	348
栝　楼	351
党　参	353
夏枯草	356
益母草	358
徐长卿	360

目录

海风藤 362
莲　子 364

十一画

麻　黄 367
续　断 369
蛇床子 371
淡竹叶 373
菟丝子 374
鹿　茸 377
旋覆花 381
菊　花 383
淫羊藿 386
黄　连 389
黄　芪 392
黄　芩 395
黄　精 397

十二画

葛　根 401
萹　蓄 403
蛤　蚧 404
黑芝麻 407
紫　草 409
鹅不食草 411
锁　阳 413
紫苏子 415
斑　蝥 417

目录

十三画

槐花	419
蜈蚣	421
蒲公英	423
蓖麻子	425
蜂蜜	426
路路通	429

十四画以上

薄荷	431
豨莶草	432
藿香	434
蝉蜕	437
薤白	439
薏苡仁	441
酸枣仁	443

一叶萩

YI YE QIU

【别名】叶底珠、小粒蒿、花扫条。

【性味】辛、苦,温,有毒。

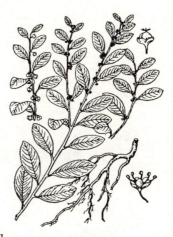

【来源】为大戟科植物一叶萩的嫩枝叶及根。分布于东北、华北、华东及河南、湖南、陕西、四川等地。

【形态】灌木,高1~3米。根浅红棕色;树皮浅灰棕色,多不规则的纵裂;茎多分枝,当年新枝淡黄绿色,略具棱角;叶互生,椭圆形,长1.5~5厘米,宽1~2厘米,边缘有不整齐的齿状,两面无毛;叶柄短;花小单性,雌雄异株,无花瓣,色或红或黄。花期8~9月,果期9~10月。

【功效】具有活血舒筋、健脾益肾的功效。现代药理研究表明,具有活血化瘀、收缩血管、抗肿瘤的作用。用于治疗风湿腰痛、四肢麻木、偏瘫、阳痿、面神经麻痹及小儿麻痹后遗症。

【采制】嫩枝叶,春末至秋末均可采收,割取连叶的绿色嫩枝,捆成小把,阴干;根全年可采,除去泥沙,洗净,切片晒干。

【鉴别】嫩枝条呈圆柱形,表面暗绿黄色,有时略带红色,具纵走细纹,质脆,断面纤维状,中央白色。味微辛而苦。根不规则分枝,圆柱形,表面红棕色,有细纵皱,皮有小点或横向皮孔,质脆,断面不整齐,木质部淡黄白色。味淡稍涩。

◆ 附 方 ◆

更年期综合征：每日口服一叶萩碱片 3 次（每片含一叶萩碱 4 毫克），每次 2 片。

风湿腰痛：一叶萩嫩枝 50 克，水煎服。

四肢酸痛：一叶萩根 25 克，枸杞子 20 克，水煎服，每日 2 次。

腰肌劳损：一叶萩根 20 克，九龙藤 5 克，大驳骨 30 克，水煎，冲酒适量服。

一支箭

YI ZHI JIAN

【别名】青藤、蛇咬子、矛盾草。

【性味】苦、甘，凉。

【来源】为瓶尔小草科植物一支箭或瓶尔小草植物的全草，主产于我国福建、台湾、广东、安徽、江西、云南、四川、贵州等地。

【形态】多年生直立小草本，高 10~20 厘米。地下的根状茎短，圆柱形，有土黄色肉质的细长根多条。营养叶 1 片，卵圆形或卵状长圆形，长 3~5 厘米，宽 2~3 厘米。有长柄，远高出营养叶，顶端着生圆柱状孢子囊群，穗长 2.5~3.5 厘米，线形，顶部有小突尖。

【功效】有清热解毒、活血散瘀、消肿止痛

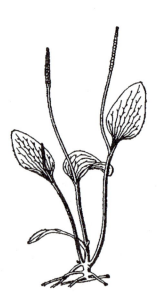

的功效。对溶血性金黄葡萄球菌有抑制作用。主治乳腺炎、疔疮、瘀血肿痛等。

【采 制】春夏采挖带根全草,洗净泥沙,鲜用,如需贮藏,必须阴干。

【鉴 别】此药植物生长于河滩或草地阴湿处,其营养叶只有1片,卵圆形或卵状长圆形,基部心脏形,味微苦。

◆ 附 方

毒蛇咬伤:①鲜一支箭15克,鲜飞天蜈蚣(菊科的云南蓍)15克,鲜一枝黄花15克,共捣烂,用第2次洗米水调匀,由上而下搽伤口周围。②一支箭15克,水煎服,另取鲜一支箭适量捣烂敷伤口周围。

痈疮:鲜一支箭30克,鲜豨莶草15克,加黄砂糖少许,共捣烂敷患处。

胃热痛:一支箭15克,水煎服;或用一支箭干粉3克,开水送服。

小儿疳积:一支箭、使君子、鸡内金各10克,水煮服。

乳痈:鲜一支箭、鲜蒲公英各适量,捣烂敷患处。

一枝黄花

YI ZHI HUANG HUA

【别 名】野黄菊、满山黄、蛇头王。

【性 味】微苦、辛,凉。

【来 源】为菊科植物一枝黄花的全草。全国大部分地区都有分布。

【形 态】多年生草本,高15~60厘米。茎直立,下部光滑无毛,上部有茸毛。叶互生,下部叶具柄,有锯齿,上部叶较小而狭,近于全缘,上面深绿色,下面灰绿色,光滑无毛。圆锥花序,由腋生的总状花序再聚集而成;

头状花序小，单生或2～4聚生于腋生的短花序柄上；总苞片狭而尖，具干膜质边缘，大小不等，呈覆瓦状排列，花托秃裸；外围的舌状花黄色；中央筒状花，两性，花冠5裂，瘦果近圆柱形，秃净或有柔毛。

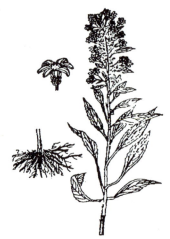

【功 效】具有疏风清热、消肿解毒的功效。水煎剂对金黄色葡萄球菌、肺炎球菌、绿脓杆菌有明显的抑制作用。主治感冒头痛、咽喉肿痛、肺炎、百日咳等。

【采 制】全草入药，夏末采收，鲜用或晒干备用。鲜用时去顶尖及根部为佳。

【鉴 别】干品与原植物形态相同，以色绿、叶完整、气清香者为佳。

◆ 附 方

预防感冒：一枝黄花15克，贯众、松针（松树针叶）各30克，水煎服，连服3日，间隔10日，可再服3日。

急性扁桃体炎，急性咽喉肿痛：①一枝黄花根15克，水煎，含服。②一枝黄花、天胡荽、甘草各10克，桔梗6克，水煎服。

毒蛇咬伤：一枝黄花根15克，研细粉，凉开水送服；另取鲜一枝黄花适量，捣烂敷伤口周围及百会穴。

跌打损伤：一枝黄花根30克，地耳草15克，浸白酒500毫升，每服1小杯，每日服1次。孕妇忌服。

肺痈：一枝黄花根15克，猪肺1具，水炖，服汤食猪肺。

真菌性阴道炎：一枝黄花适量，水煎浓汤，熏洗患处。

小儿麻疹不出：一枝黄花、葛根各10克，芫荽、桑叶各6克，水煎服。

急性乳腺炎：一枝黄花根30克，虎刺根15克，水煎服，红糖、米酒为引，并用一枝黄花根的药渣敷患处。

无名肿毒，疔疮疖肿，刀伤出血：鲜一枝黄花嫩叶60克，鲜酢浆草、鲜犁头草各15克，共捣烂敷患处。

小儿疳积：①一枝黄花30克，炒大米10克。研末，每次服1.5~3克，开水送服，每日服1次。②一枝黄花与猪肝适量蒸熟食。

一枝蒿

YI ZHI HAO

【别名】蜈蚣草、乱头发、一支蒿、飞天蜈蚣、羽衣草、千条蜈蚣、锯草。

【性味】辛，微温，有毒。

【来源】为菊科植物岩蒿的全草。生长于林缘、路旁、屋边及山坡向阳草地。分布东北、华北及西北等地。

【形态】全株具特异芳香。根茎木质，常横卧或斜上，具多数营养枝。茎通常多数，稀少数或单一，褐色或红褐色，下半部木持化，上部密被灰白色短柔毛；不分枝或茎上部有少数短的分枝。叶薄纸质，初时两面被灰白色短灰色，后脱落无毛；茎下部与营养枝上叶有短柄，中部叶无柄，叶卵状椭圆形或长圆形。

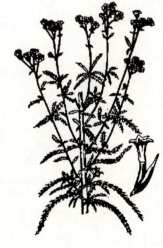

一 画

【功 效】具有祛风解表、健胃消积、活血散瘀等功效。

【采 制】夏季开花时割取地上部分,扎成把,阴干。

【鉴 别】干燥全草,多已折断,根头短,密生须根。表面棕黄色略紫,有顺向细纹。断面中空,内表面白色.叶稍卷缩,灰绿色或棕黄色,叶缘裂片细小如蜈蚣足。花呈半球形,枯黄棕色。气微弱,味微苦。

◆ 附 方 ◆

跌打损伤: 一枝蒿50克,泡酒涂搽。

重伤,肿痛: 一枝蒿10克,法半夏15克,生白芷15克。各药研成细末,混合成散剂,开水吞服,每服三分。

头风,年久头风痛: 一枝蒿捣绒绞汁,滴耳心。

风火牙痛: 一枝蒿捣绒,揉擦两太阳穴;如痛不止,再取叶含塞于痛处。

毒蛇咬伤: ①一枝蒿、水慈姑捣烂,或晒研末,调淘米水敷伤口。②一枝蒿茎叶一握,捣烂,在患肿上部向下推,直到伤处,敷于伤口周围。

八仙草

BA XIAN CAO

【别名】猪殃殃、拉拉藤、细茜草、小茜草。

【性味】苦、辛,寒。

【来源】为茜草科植物拉拉藤全草。我国大部分地区有分布。

【形态】1年生草本,蔓状或攀缘状,长20~40厘米。茎绿色,纤弱,四方形,分枝,棱上有倒生小刺。叶6~8枚轮生,无柄,先端具针锋尖头,上面绿色,被倒生白色刺毛,下面淡绿色,除沿中脉及边缘被毛外,余光滑无毛,侧脉不明显。疏散聚伞花序,腋生;4~5月花细小,子房下位,2室,花柱2裂。果呈二半球形,孪生,表面密生白色钩毛。

【功效】具有清热解毒、消肿散瘀的功效。现代药理研究表明,本品具有降血压、轻泻利尿的作用。用于治疗尿血、淋浊、疔肿、肠痈、中耳炎、跌打损伤、风湿疼痛、尿路感染、阑尾炎等。

【采制】夏季花果期采收为佳,洗净,除去杂质,鲜用或晒干备用。

【鉴别】干品为墨绿色,棱上有倒生小刺,以色泽鲜艳为佳。

附 方

痈疖疔疮：鲜八仙草适量，洗净捣烂，敷患处。

牙龈出血：八仙草50克，岗梅根20克，水煎去渣，分3～5次服，每日1剂。

肿瘤：鲜八仙草250克，红糖适量。八仙草绞汁，加红糖冲服，每日1剂。

乳痈：八仙草30克，水煎服。已溃者用鲜草适量，捣汁涂敷。

五淋：八仙草10克，滑石、甘草、双果草各5克，酒少许，水煎点水酒服。

风热感冒：八仙草60克，大青叶15克，水煎服，连服3～5天。

经闭：八仙草20克，香附9克，益母草30克，水煎，分2～3天，每日1剂，连服3～5天。

中耳炎：八仙草果实60克，取鲜品捣汁，用滴管吸药汁滴入耳中，每日2次。换药时先用棉签消毒抹干患处脓液污物，然后再滴药汁。

八角莲

BA JIAO LIAN

别 名
独脚莲、旱八角、叶下花、一把伞、独角一枝花。

性 味
苦、辛，平。

来 源 为小檗科植物八角莲的根茎。我国南方诸省区及河南、湖北有产。

形 态 多年生草本，高30～60厘米。根茎横卧粗壮，横生的须状根。茎中空，绿色无毛。茎生叶2片，在近茎顶外相接而生；叶片呈盾状亚圆形，5～9个浅裂，叶缘有刺状细齿。5月开暗红或紫红色花，伞形花序，生于茎顶两叶交叉处；萼片6个，花瓣6个，暗红色，雄蕊6个，花丝扁平，开张；花药与花丝等长或较长，内向；子房上位。浆果圆形。

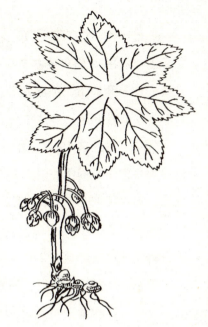

【功效】具有清热解毒、化痰散结、祛瘀消肿的功效。药理实验，对离体蛙心有兴奋作用，能使其停于收缩状态。主治毒蛇咬伤、淋巴结核、无名肿毒、急性淋巴腺炎等。

【采制】根茎夏、秋采收，洗净，鲜用或晒干备用。

【鉴别】根茎外皮紫黄色，有扭曲的纵沟纹，质硬而脆，折断面为乳黄色，味微苦。

◆ 附 方

淋巴结核：①鲜八角莲15克，黄酒30毫升，加水2碗，水煎服。②鲜八角莲30克，水煎服；药渣捣烂敷患处。③鲜八角莲适量，磨醋成糊状，涂患处。

无名肿毒，疔疮：①八角莲适量，磨泉水（或井水）涂患处。②鲜八角莲30克，以酒、水煎服；另取鲜八角莲适量，捣烂敷患处。

跌打损伤：八角莲10克，研细粉，甜酒1杯送服。

胃痛：八角莲6克，研细粉，白糖水（或开水）冲服。

急性淋巴腺炎：八角莲适量，磨酒涂患处。

毒蛇咬伤：①八角莲10克，水煎，冲白酒适量顿服；药渣加白酒捣烂敷伤口周围（伤口先扩创，以下同）。②鲜八角莲120克，雄黄3克，共捣，加米酒适量，煎服部分，余药搽伤口周围。③八角莲10克，白酒1杯（或米醋1杯）磨成浓汁，用冷开水1碗冲服。④八角莲、七叶一枝花、甘草、白芷各15克，水煎，代茶频服；另取八角莲、七叶一枝花各适量捣烂敷伤口周围。⑤八角莲、七叶一枝花各30克，细辛3克，共研细粉，每次服15克，每日服2次，冷开水送服。

体虚气弱，神经衰弱，痨伤咳嗽，虚汗盗汗：八角莲10克，切片，蒸白鸽或炖鸡或炖猪肉250克服。

痨伤：八角莲1.5克，研粉，用米酒吞服。

疔疮：鲜八角莲适量，加白酒少许捣烂敷患处，如已溃破者，去白酒加冰片少许，用冷开水捣敷患处，每日换1次。

八角茴香

BA JIAO HUI XIANG

【别名】茴香、大料、怀香、八角。

【性味】辛、甘，温，无毒。

【来源】为伞形科植物茴香的干燥成熟果实。主产于山西、陕西、甘肃、辽宁、内蒙古、安徽、四川、江苏等地。

【形态】常绿乔木，高10余米，树皮灰色至红褐色。单叶互生，革质，披针形至长椭圆形，叶脉羽状，中脉下陷，侧脉稍凸起；叶柄粗壮。花单生于叶腋，花圆球形，花被肉质；萼片3，黄绿色；花瓣6~9，排成2~3轮，淡粉红色或深红色，花柱短，基部肥厚，柱头细小。蓇葖果呈星芒状排列，幼时绿色，成熟时有红棕色，星状体径约2.5~3厘米，开裂。种子扁卵形，棕色有光泽。第1次花期2~3月，果期8~9月。第2次花期在第1次果期之后，第2次果期为翌年2~3月。

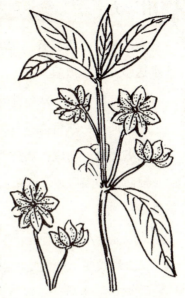

【功效】具有温肾散寒、和胃理气、清热解毒的功效。现代药理研究表明，具有抗菌、兴奋空肠运动、抗溃疡、松弛气管平滑肌、促进肝脏再生、性激素样等作用。用于治疗寒疝、少腹冷痛、肾虚腰痛；胃痛、呕吐、干湿脚气、慢性气管炎、解食物中毒及毒蛇咬伤。

【采制】每年采收2次，第1次为主采期，在8~9月间，第2次在翌年2~3月间。采摘后，微火烘干，或用开水浸泡片刻，待果实转红后晒干。

盐水炒制：按每50克大茴香用盐2克，先将盐用开水溶解后，放入已炒热的大茴香至锅内一同拌炒，拌炒时应陆续加入盐水，边拌炒，边淋洒，炒至盐水干为止。取出冷却。

【鉴别】八角茴香为聚合果，多由8个蓇葖果组成，放射状排列于中轴上。果长1~2厘米，宽0.3~0.5厘米，高0.6~1厘米；外表面红棕色，有不规则皱纹，顶端呈鸟喙状，上侧开裂；内表面淡棕色，平滑有光泽，质硬而脆。八角茴香以气香、个大而完整、色赤色、油性大者为佳，以秋采为佳。

二 画

附 方

胃寒痛：八角茴香、木香、丁香各 6 克，白豆蔻 10 克，共研细粉，开水送服；或水煎服。

小儿定时腹痛：八角茴香、木香各 3 克，葱头 3～4 个，水煎服。

膀胱疝气：八角茴香 10 克，吴茱萸 6 克，荔枝核 30 克，水煎服。

无名肿毒，痈疽：八角根研细粉和糯米饭捣烂敷患处。

预防山蚂蟥叮咬：八角茴香油适量（或八角茴香捣烂），擦皮肤暴露部位。

头风痛：八角茴香叶，酿酒用的酒饼各适量，捣烂敷于两额部。

花蜘蛛咬伤，老鼠咬伤：八角茴香适量，放入口中嚼烂敷伤处。

了哥王

LIAO GE WANG

【别 名】 地锦根、九信草、石棉皮、消山药、地谷麻。

【性 味】 苦，寒，有毒。

【来 源】 为瑞香科植物了哥王的根或根皮、叶。全国大部分地区都有出产。

【形 态】 常绿小灌木，高 30～80 厘米。根长圆柱形，直径 0.5～3 厘米，表面黄棕色，折断皮部类白色，木部淡黄色；根皮厚 2～4 毫米，强纤维性。茎无毛，嫩枝淡红色，无毛，茎皮纤维发达而柔韧。叶对生，单叶，有短柄或近无柄；叶片椭圆形或长圆形，长 1.5～4 厘米，宽 1～1.5 厘米，先端急尖，基部渐狭，边缘全缘，两面均无毛。5~6月开花，花黄绿色。8~9月结果，果实椭圆形或卵圆形，无毛，成熟时红色。

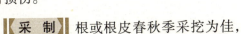

【功效】具有清热利尿、解毒杀虫的功效。现代药理研究表明，具有抑菌、抗炎镇痛、抗病毒、抗癌等作用。用于肺炎、腮腺炎、水肿臌胀、疮疡肿毒、瘰疬、跌打损伤。

【采制】根或根皮春秋季采挖为佳，洗净，趁鲜切片，蒸熟，晒干；或剥取根皮，鲜用或晒干备用。叶于夏季采收为佳，鲜用或晒干备用。

【鉴别】干燥根呈圆柱形，弯曲而有分枝；表面黄棕色，有突起的支根痕和不规则的纵皱纹。皮部纤维极多，不易折断。木质硬，折断面呈破裂状。皮部易剥离，较厚，约占木部的1/2，外侧黄棕色，内部白色。木质部淡黄色，射线清楚。

◆【附 方】◆

肺炎：用了哥王注射液，每日2~3次，每次2毫升（相当于生药4克）；或口服了哥王片，每日3~4次，每次3~4片。

慢性气管炎：取了哥王根皮5000克，煎2小时后过滤。将2次煎液合并，文火浓缩至6000毫升，加适量防腐剂及糖。每天服3次，每次20毫升，10天为1疗程。疗程间隔半个月。

肾炎：每天用了哥王9克（干品6克，10岁以下减半），加清水600毫升，煎成200毫升，加糖，分3次服。

脚趾缝开裂痒痛：鲜了哥王二层皮数条，扎敷患处，连用数天。

花柳病：了哥王根（去粗皮）30 克，鸡蛋 3 只，加水同煮至蛋熟时，剥去蛋壳，再与药水同煮，食蛋，每日服 1 次，连服至愈。

小儿黄水疮：鲜了哥王叶、鲜金樱子根、鲜枫香树叶各适量，水煎成药膏，先用温水洗净患处，后涂此药膏。

鸡眼疼痛：成熟了哥王果实适量。捣碎，浸泡在等量（均以重量计）的 95% 的酒精内，15 日后取浸液涂患处，每日 1 次，每次涂 4~5 分钟。涂药前先将鸡眼的局部用温开水浸泡 20 分钟，用消毒三棱针将鸡眼挑破或刮平。

深部脓肿：取了哥王鲜根第二重皮，约 7 厘米长，青壳鸭蛋 1 个，顶上钻 1 孔，把根皮插进蛋内，煮熟，去根皮食蛋，每日 1 次。

淋巴结核：了哥王根、山芝麻、葫芦茶各 15 克，水煎服，每日 2 次；另取鲜叶捣烂和糖外敷。

九里香

JIU LI XIANG

【别名】
千里香、五里香、满山香。

【性味】
辛、微苦，温，有小毒。

【来源】为芸香科植物九里香的枝叶，多生长于我国长江以南等省区。

【形态】常绿灌木，高 2~4.5 米。根粗坚硬。树干为灰白色，当年生嫩绿色，搓烂有香气。叶互生，单数羽状复叶，小叶 3~5 片，小叶片卵形或卵状披针形、长椭圆形，顶端短尖或渐尖，基部略偏斜，叶缘全缘，两面均无毛，对光透视肉眼可见许多小油点。4～9月开花，花白色，萼片5片；花瓣5片，长约2厘米，有淡黄色小油点；秋冬季结果，果实卵形或近圆球形，顶部渐尖，成熟时鲜红色，果皮有许多油点，内有种子1～2粒。

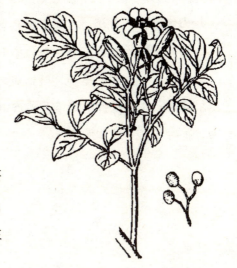

【功效】有行气止痛、活血散瘀的功效。药理试验有麻醉止痛的作用；水煎剂对致病皮肤真菌有抑制作用。主治牙痛、胃痛、瘀伤、皮肤瘙痒等。

【采制】叶及带叶嫩枝全年可采，除去老枝，洗净，鲜用或阴干备用。根于秋冬季采挖为佳；洗净，趁鲜切片，鲜用或晒干备用。

【鉴别】干燥茎细圆形，一般为3～5厘米的段，直径最大不超过7毫米，外表灰黄色，有细纵纹，栓皮剥落，露出肉色木质部；横切面中心颜色较淡，质坚硬。干燥叶带革质，卵形或椭圆形，呈黄绿色，主脉在背面明显突出，有香气。

◆ 附 方

- **跌打瘀积肿痛**：鲜九里香、鲜地耳草、鲜栀子叶、鲜鹅不食草各等量，共捣烂，酒炒敷患处。

心胃气痛：九里香10克，瓦楞子（煅）30克，共研细粉，每次服3克，日服3次，开水送服。

风湿骨痛，久年风痛：①九里香根、马缨丹根、九龙藤根各15克，煲猪骨适量服或浸酒（浸过药面）服。②九里香根30克，加酒、水煎服。

刀伤出血：九里香、黑老虎根各等量，共研细粉敷患处。

蜈蚣咬伤：鲜九里香、鲜辣椒叶各适量，共捣烂，搽或敷伤口周围。

湿疹：鲜九里香茎枝、叶适量，煎汤洗患处。

胃痛：①九里香花10克，鸡肉100克，水煎，服汤食肉。②九里香花3克，香附10克，水煎服。

人 参

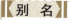
REN SHEN

【别　名】

山参、园参、棒槌、力参等，人工栽培者为园参，野生者为山参。

【性　味】

甘、微苦，平。

【来　源】为五加科植物人参的干燥根，主产于我国东北。

【形　态】多年生草本。主根肥壮肉质，圆柱形或纺锤形，通常直径1～3厘米，外皮淡黄色或淡黄白色，下端常分叉，顶端有根茎，俗称芦头，根茎短，直立，野生者根茎长。茎直立，通常高30～60厘米，单生，圆柱形，无毛。叶轮生，3～5枚掌状复叶轮生于茎顶，小叶3～5片；小叶片卵圆形、倒卵圆形或椭圆形，先端尖，基部狭楔形，边缘有细锯齿，齿有刺状尖，叶面散生刚毛，刚毛长约1毫米，叶背无毛。6～7月开花，花淡黄绿色，花10～50朵；花瓣5片；8月结果，果实扁肾形，长约5毫米，宽约7毫米，鲜红色。种子肾形，乳白色。

【功　效】具有大补元气、复脉固脱、补脾益肺、生津、安神等功效。主要用于治疗体虚欲脱、肢冷脉微、脾虚食少、肺虚喘咳、津伤口渴、内热消渴、久病虚羸、惊悸失眠、阳痿宫冷、心力衰竭、心源性休克等。它是秋冬季常用的补益药。有关资料记载人参能提高人体的抗病能力，对脾胃虚弱所致的消化不良、贫血，肺肾不足的虚喘、牙周病均有治疗作用。

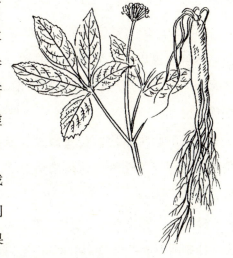

【采制】山参：因山林之中寻找人参很难，故多在7月下旬至9月间（即东北夏末秋初至秋末见霜时间）果实红熟时上山寻找采挖，采挖时尽量保持支根及须根的完整。

采集人参后应洗净、蒸制，晒干或烘干备用。

园参：普通园参生长6年采收；边条参生长8年或9年采收（但近年随着栽培技术的提高及栽种习惯的改变，往往栽种年限缩短）；石柱参生长15年以上采收（常用作充山参）。通常于9月中上旬采收，采收时要防止伤根。炮制方法同山参。

【鉴别】山参：纯野山参的根部，主根粗短呈横灵体，支根八字分开（俗称武形），五形全美（芦、艼、纹、体、须相衬）。有元芦，艼中间丰满，形似枣核。皮紧细。主根上部横纹紧密而深。须根清疏而长，质坚韧（俗称皮条须），有明显的珍珠疙瘩。表面牙白色或黄白色，断面白色。味甜微苦。

园参：园参主要有红参、生晒参及糖参等几种，其特征如下：

红参：红参全长6～17厘米，主根长3～10厘米；表面红棕色，半透明，偶有不透明的暗褐色斑块，具纵沟、皱纹及细根痕，上部可见环纹，下部有的具2～3条支根。根茎上有茎痕。质硬而脆，折断面平坦，角质样。红参中形状不规则，芦头短，参体肥，参腿不规则者为普通红参。而芦头较长，肩部较圆滑呈"溜肩膀"，参体呈长圆柱形，光泽弱，下端有1～3条较长的参

二　画

腿，呈"芦长、体长、腿长"特征者为边条红参。

生晒参： 生晒参主根呈圆柱形或纺锤形，长3～15厘米，直径1～2厘米。表面灰黄色，上部或全体有疏浅断续的粗横纹及明显的纵皱纹，下部有支根2～3条，着生多数细长须根（全须生晒参），须根上有不明显的细小疣状突起。芦头长1～4厘米，直径0.3～1.5厘米，多拘挛而弯曲，具芋和稀疏的凹窝状芦碗，质较硬，断面淡黄白色，显粉性，形成层环处棕黄色，皮部有黄棕色点状树脂道散布及放射状裂隙。气微香而特异，味微苦、甘。

糖参： 主根长3～10厘米，直径0.7～3厘米。表面白色或浅黄白色，可见到针刺所形成的针痕，上部有较多的断续环纹。常具侧根2～3条。质脆，断面白色，有的具裂隙。气微香，味微苦、甘。

◆ 附　方

糖尿病： 人参、枸杞子各3克，生地黄12克，天冬8克，山茱萸6克，水煎，每日1剂，分3次服，连服1个月。用于糖尿病。

肺气虚： 人参3克，核桃仁10克，煮汁代茶常饮。

补虚，抗衰老： 人参30克，白酒1000毫升。人参切片，投入白酒中，密封浸泡10天后服，每次25毫升，每日2次。

人体虚弱： 人参6克，大枣10枚，水煎服。

少气，乏力，口干： 人参叶15克，水煎，代茶饮。

气血两亏： 人参5克，熟地黄15克，水煎服。

口干，眼睛干涩： 人参叶、枸杞子各10克，水煎服。

暑热烦躁，津伤口渴： 人参叶10克，水煎，代茶饮。

小儿腹胀： 人参、槟榔、大黄各3克，墨旱莲、白木耳各8克，水煎服。

大 蓟

DA JI

【别 名】 蓟、刺萝卜、恶鸡婆、老虎卵。

【性 味】 甘、苦,凉。

【来 源】 为菊科植物蓟的干燥全草及根。我国除东北三省、内蒙古、西藏外均产。

【形 态】 多年生草本,高60～90厘米。全株密生白色丝状毛。根圆锥状,肉质叶互生,羽状深裂,裂片5～6对,对缘牙齿状,齿顶生刺。头状花紫红色,顶生,较小蓟花为大,外面有短刺。5～6月开花,8月结果。

【功 效】 具有凉血止血、祛瘀消肿的作用。药理实验,对结核杆菌、白喉杆菌、葡萄球菌有抑制作用。主治衄血、吐血、尿血、便血、崩漏下血,也用于外伤出血、痈肿疮毒。

【采 制】 通常于夏、秋两季当花盛开时采集茎及根,除去老茎,晒干即可。

【鉴 别】 茎呈圆柱形,棕褐色或绿褐色,有纵直的棱线。质略硬而脆,断面灰白色,髓部疏松、中空。叶皱缩、多破碎、绿褐色、边缘具不等长针刺,茎、叶均被白色蛛丝状毛。质松脆。头状花序球形或椭圆形,总苞黄褐色。根表面暗褐色,呈纺锤形或长椭圆形,有不规则纵皱纹和细横皱纹。质坚脆,易折断,断面粗糙,类白色或灰黄色。

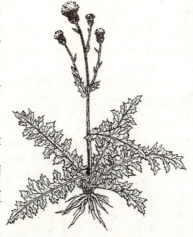

附　方

咯血，衄血，尿血，吐血： 鲜大蓟根40克，鲜白茅根30克，猪瘦肉60～90克，加水炖烂，喝汤食肉。

月经先期，量多色暗： 大蓟根15克，鸡蛋2个。将大蓟根晒干，研末，与鸡蛋（去壳）调匀，用植物油炒熟，再加甜酒糟适量，煮沸，月经干净时服，每日1次，连服3次。

阑尾炎： 大蓟60克，红藤30克，水煎服，每日1剂。

烧伤，烫伤： ①鲜大蓟根适量，捣烂，绞汁，煮沸后放凉，外涂伤处。②将大蓟根焙干，研细末，麻油调匀外敷。

肺脓疡： 鲜大蓟根、鲜鱼腥草各30克，先将大蓟煎30分钟，加入鱼腥草再煎10分钟，分2次服。

乳腺炎，痈疖： 鲜大蓟根60克，蒲公英30克，水煎服，每日1剂。同时用鲜大蓟根捣烂，外敷患处（不可敷住乳头）。

乳糜尿： 大蓟根30克，水煎服，每日1剂，连服3～5日。

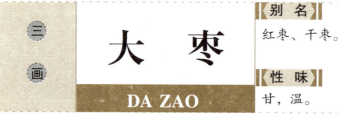

大　枣
DA ZAO

【别名】红枣、干枣。

【性味】甘，温。

【来源】为鼠李科植物枣的干燥成熟果实。主产于河南、河北、山东、陕西。

【形态】落叶灌木或小乔木，高可达10米。多为栽培。枝平滑无毛，具成对的针刺，幼枝弱而簇生，呈"之"字形曲折。单叶互生，卵圆形至卵状披针形，边缘具细锯齿，有主脉3条。花小，丛生于叶腋，黄绿色。核果卵形至长圆形，熟时深红色。

【功 效】大枣具有补中益气、养血安神的功效。主要用于脾虚食少、乏力便溏、妇人脏燥等。还有缓和药性的功能，可药食兼用。民间常作为补血之品，近用于血小板减少症、过敏性紫癜、肝炎、更年期综合征等，均取得较好疗效。大枣营养丰富，又为滋补佳品，有祛病强身两得之妙用。所含维生素C在水果中名列前茅，有"天然维生素丸"之称。据报道尚有强身、保肝、抗癌功效。

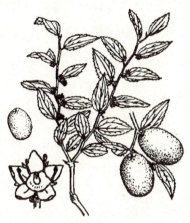

【采 制】一般于秋季果实成熟时采摘，用开水稍烫至果肉略软，在熏房中用湿柴草烟熏，边熏边焙至枣皮转黑转亮，枣肉半熟，干燥适度时取出即为"大乌枣"或"黑枣"。另外采摘后先烘至皮软或开水烫至果肉略软后晒干即得"红枣"。

【鉴 别】呈椭圆形或类球形，长2~3.5厘米，直径1.5~2.5厘米。表面暗红色，略带光泽，有不规则皱纹。基部凹陷，有短果梗。外果皮薄，中果皮棕黄色或淡褐色，肉质，柔软，富糖性而油润。果核纺锤形，两端锐尖，质坚硬。气微香，味甜。以个大、完整、色紫红、核小、味甜者为佳。

◆附 方◆

气血两亏，神疲唇淡，白细胞减少症： 黄芪、黄精各30克，枸杞、大枣各15克，水煎服。

失眠症： 大枣100克，葱白50克，同放入砂锅中加水600毫升，文火煎至250毫升，取汁，睡前服。

原发性及继发性血小板减少性紫癜：花生米衣30克，大枣15克，水煎服，每日1次，7日为1疗程，连服1～3个疗程。

小儿因食积引起的营养不良：大枣10枚，红高粱30克，大枣去核炒焦，高粱炒黄，研细粉，每日服2次，2岁小孩每次服6克，3～5岁小孩每次服10克。

燥咳，反胃，乳汁稀少：大枣、生花生仁各50克，同放入砂锅中，加水适量，煎煮20分钟，再加入红糖适量，每日内频频服用。

血压偏低：大枣5枚，生甘草5克，开水浸泡15分钟后，代茶常饮。

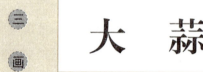

大蒜
DA SUAN

【别名】胡蒜、蒜头、大蒜头。

【性味】辛，温。

【来源】为百合科（或石蒜科）植物蒜的鳞茎。全国各省区均有出产。

【形态】本品即普遍当作料用的大蒜头（大蒜的鳞茎）。呈扁球形，外有灰白色或淡棕色膜质鳞被，内有6～10个蒜瓣，每一蒜瓣外包薄膜，撕烂即发出浓烈的蒜臭气。

【功效】具有行滞气、暖脾胃、消癥积、解毒杀虫的功效。现代药理研究表明，具有抑菌、抗真菌、抗阿米巴原虫、杀阴道滴虫、杀精子、降血脂、强心降压、抑制血小板、增强免疫力、抗氧化及延缓衰老、抗病毒、抗癌、保护脑组织、降血糖、保护肝脏、抗香烟诱变能力的作用。用于饮食积

三 画

滞、脘腹冷痛、水肿胀满、痢疾、疟疾、百日咳、痈、癣、蛇虫咬伤。

【采制】 5月叶枯时采挖，挂通风处，随用随取。

【鉴别】 鳞茎呈扁球形或短圆锥形，外有灰白色或淡棕色鳞被；剥去鳞叶，内有6～10个蒜瓣，轮生于花茎的周围；茎基部盘状，生有多数须根。每一蒜瓣外包薄膜，剥去薄膜，即见白色、肥厚多汁的鳞片。有浓烈的蒜臭，味辛辣。

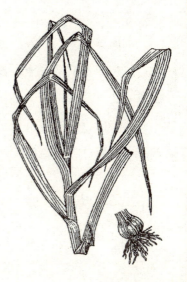

◆ 附 方 ◆

百日咳： 大蒜60克，白糖80克。将大蒜剥皮，切碎，加冷开水300毫升，浸泡10小时，过滤取液，加入白糖。5岁以上者每次服15毫升，5岁以下者服8毫升，每日5～6次。

大叶性肺炎： 大蒜头9克，白糖10克。将大蒜头去皮，捣烂如泥，加入白糖，沸水冲泡，每日内分3次服完，连服3～5天。

蛲虫病： 大蒜头20克，去皮，捣烂，加植物油适量调匀，临睡前涂肛门周围。

鸡眼： 大蒜头1个（连皮），大葱1根（去叶），共捣极烂，外敷患处，5天后揭去，局部变黑，让其自行脱落。

中暑昏迷不醒： 大蒜头4～6瓣，捣烂，取汁滴鼻，促使苏醒。醒后即停用。

预防流行性脑脊髓膜炎： 进餐时吃生大蒜10克，每日3次，流行期间连吃3天。饭后用2%的食盐水漱口。

细菌性痢疾,腹泻: 大蒜头30克,萝卜60克。将大蒜头剥去皮,捣烂;另将萝卜煎水去渣,趁热冲大蒜泥,分2~3次服,每日1剂,直到痊愈为止。

肺结核: 大蒜头(紫皮者佳)50克。将大蒜头去皮,捣烂,装入玻璃瓶内,用口吸大蒜挥发气,每日上午、下午各1次,每次1~2小时。

大血藤
DA XUE TENG

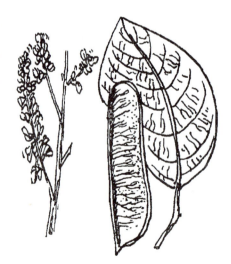

【别名】活血藤、红藤、大活血。

【性味】苦、涩,平。

【来源】为木通科植物大血藤的干燥藤茎。主产于四川、贵州、云南、安徽、湖北、湖南、广东、广西等地。

【形态】落叶攀缘灌木,长可达10米。生于低、中山灌木丛中。茎褐色,有条纹,横断面呈菊花样花纹。3出复叶,互生,叶柄长,上面有槽;中间小叶倒卵形,两侧小叶歪斜,全缘。腋生总状花序,花多数聚生,黄色。浆果近球形,熟时蓝黑色,秋采藤、根。

【功效】具有活血通络、败毒消痈、强筋壮骨的功效。药理实验具抗菌、活血作用。主治风湿性关节炎、跌打损伤、阑尾炎等。

【采制】通常8~9月份或全年采收，切段或切片晒干。栽培品于4~5年后采收。干品先放入缸内加水稍加浸泡，洗净泥沙后取出，堆放在木板上使其润透。如天气较热，应注意洒水，保持湿润。润透后，切1.5毫米厚的薄片，晒干或烘干后使用。鲜品先除去杂质，再放入水中洗净泥沙，趁湿润，切1.5~2毫米厚的片，晒干或烘干后使用。

【鉴别】大血藤呈圆柱形，略弯曲，长短不等，直径0.6~3厘米。外表棕色或灰棕色，粗糙，具有浅的纵横纹及明显的横裂纹，节处膨大，有凹陷的枝梗痕，表面呈片状开裂，脱落处露出淡白色，导管呈细孔状，射线棕红色，放射状排列。气香，味淡微涩。

附方

急性单纯性阑尾炎：大血藤60克，蒲公英30克，香附10克。水煎服，每日1剂，连服3~4天。

风湿性关节炎：大血藤30克，威灵仙9克，五加皮15克，杜仲4克，水煎服，每日1剂，连服3~5天。

经闭腹痛：大血藤30克，香附9克，益母草15克，水煎服，每日1剂，连服3~5天。

跌打损伤，筋骨疼痛：大血藤根30克，土牛膝20克，骨碎补12克，水煎，去渣，加黄酒适量，分2次服。

胆道蛔虫病：大血藤30克，黄酒120毫升，加水煎，分2次服，每日1剂，连服2~4剂。

外伤出血：红藤茎适量（去皮），干燥，研细末备用。用时撒伤口，包扎。

血虚头昏：红藤20克，当归15克，土人参30克，水煎，分2次服。

大 黄
DA HUANG

【别名】北大黄、川军、生军、马蹄黄、锦纹。

【性味】苦，寒。

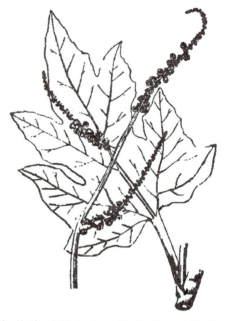

【来源】为蓼科植物掌叶大黄的根及根茎。陕西、甘肃、宁夏、青海、四川、西藏等省区有出产。

【形态】多年生草本，高达2米。生于林下阴湿处。肉质根及根状茎粗壮。茎中空绿色，平滑无毛，有纵纹。单叶互生；具粗壮长柄，柄上生白色短刺毛，基生叶圆形或卵圆形，长宽均达35厘米，掌状5～7深裂，裂片矩圆形，边缘有尖裂齿，叶面生白色短刺毛；瘦果矩卵圆形。

【功效】具有泻热通肠、凉血解毒、逐瘀通经的功效。现代药理研究表明，具有泻下、抑菌、抗肿瘤、双向调节血压、抑制血小板聚集、抑制肝脏过氧化脂质的生成、抗衰老、抗病毒、增强免疫力、抗乙肝病毒、清除氧自由基、抗肝纤维化作用。用于产热便秘、积滞腹痛、泻利不爽、湿热黄疸、痈肿疔疮、跌打损伤、上消化道出血、目赤咽肿、齿龈肿痛、水肿、吐血、衄血、淋浊、瘀血经闭和外治水火烫伤等。

【采制】大黄多于立冬前后，采挖生长3年以上植株，挖出后不用水

三　画

洗，将外皮刮去，以利水分外泄。大的要纵切两半，长的横切成段，忌切片。用细绳挂起，悬于阴凉处阴干，但要防止冰冻，受冻则成糠心；有的用烟熏法，但必须不停火一直熏至七八成干，否则一冷一热，易受冻而成糠质（不能用明火烤，易使色泽变化，而且质地也变松泡）。另外，鲜大黄忌堆放、雨淋、火烤、碰撞，以免霉烂、变质。

【鉴别】呈类圆柱形、圆锥形或块片状，长3～17厘米，直径3～10厘米。表面黄棕色至红棕色，可见类白色网状纹理，习称"锦纹"，或有部分棕褐色栓皮残留。质坚实，断面淡红棕色或黄棕色，颗粒性。

横切面根茎髓部较大，其中有星点（异常维管束）环列或散在；根形成层环明显，木质部发达，呈淡红色，红肉白筋清晰不乱，呈槟榔样纹理，习称"槟榔纹"或"锅纹"，具放射状纹理，无星点。气清香，味苦微涩，嚼之黏牙，有沙粒感，唾液染成黄色。

附　方

高脂血症：大黄经切片、晒干、粉碎后过120目筛，装入胶囊，每粒含生药量0.25克。第1周，每次服0.25克，每日4次；第2周，每次服0.25克，每日3次，1月为1疗程。由于服药剂量小，每日最多服生大黄1.5克。因此，绝大多数病人服药后没有泻下现象，偶尔下腹部有闷痛感，无须处理，便后自行消失。

胆道出血：轻症型，制大黄20～30克，每日1～2剂，水煎5分钟，凉后服。重症型，制大黄首剂20～30克，以后每剂10～15克，每日2剂或隔6小时1剂，水煎5分钟，凉后服，1天用量不超过60克。

脑出血急性期：①每日以生大黄粉9克，用沸水15～20毫升冲匀，多次灌服。②不能灌服者，用生大黄30克，水煎200毫升，保留灌肠，每日1次，直到解大便为止。

胃及十二指肠溃疡出血：①用生大黄粉，每次3克，每日3次，凉开水冲服，血止后可继续服2～3日。可配合西药补液，输血及抗贫血等一般治疗。②用甲氰咪胍，每日0.8～1.2克，分2次静推，并加用生大黄粉5～7克，每4～6小时口服或经胃管注入。

马 兰
MA LAN

【别名】 田边菊、蟛蜞花、蟛蜞菊、一枝香、马兰格、黄鸡菜、马连甲、鱼鳅串。

【性味】 辛，平。

【来源】 为菊科植物马兰、蟛蜞菊的干燥全草。主产于广东、广西、江苏、浙江、四川、福建等地。

【形态】 多年生草本，高30～70厘米。生于田野、垄沟、路旁。地下有根茎，匍匐平卧。茎直立，上部多分枝。叶互生，叶片倒披针状椭圆形，长7～10厘米，先端尖，边缘有粗锯齿，浅裂或为羽状深裂，裂片形式不一，表面绿色，背面淡绿色，无毛；茎上部叶全缘。秋季开花，头状花序顶生和侧生，花蓝色，中心黄色。瘦果扁平，有微毛。

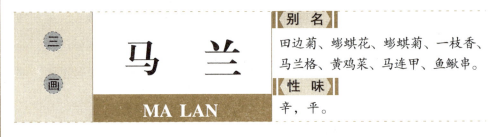

【功效】 具有清热解毒、活血祛瘀、行气消肿、凉血除痹的功效。治咽喉肿痛、吐血、咳血、鼻衄、血崩、刀伤出血、头痛、感冒、肺炎、白浊、疟疾、肝脾肿大、疝气、病毒性肝炎、乳腺炎、毒蛇咬伤、狂犬咬伤、脑膜炎、跌

三 画

打损伤、水肿、淋证、急性睾丸炎、慢性肾炎、河豚中毒、急性结膜炎、疔疮肿痛、带状疱疹。

【采 制】 全草入药，四季可采。拣去杂草，用清水洗净后取出。铡约3毫米长的段。晒干或用文火烘干，筛去灰屑。

【鉴 别】 全株干后变黑色，茎节大，叶质厚，长椭圆形，边缘有齿，以墨绿色为最佳。

◆ 附方 ◆

急性睾丸炎： 马兰鲜根60克，荔枝核（盐水炒）10枚，水煎服。

吐血： 马兰草30克，白茅根、侧柏各20克，水煎服。

鼻衄： 马兰鲜叶、蜂蜜各50克。用米泔水将马兰叶洗净，捣取自然汁，加蜂蜜调匀，加温服。

湿热黄疸： 马兰草100克，白糖少许，水煎冲白糖服。

黄疸肝肿，肝痛： 马兰草（干）、白英各30克，水煎，调少许白糖服。

马鞭草

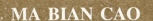
MA BIAN CAO

【别 名】 铁马鞭、狗牙草、狗尾巴、紫顶龙芽、酒药草、凤颈草。

【性 味】 苦，微寒。

【来 源】 为马鞭草科马鞭草的全草。全国各地均有分布。

【形 态】 多年生草本，高30~80厘米，茎四棱形，近基部为圆形，上有硬毛；叶对生，近于无柄；叶片圆形或倒卵形，不规则的羽状分裂或具锯齿状，两面均披短硬毛。6～8月开两性花，花呈紫色或蓝色，排成穗状花序生于枝顶。萼5齿裂；花冠2唇状5裂；雄蕊4枚，2长2短，不外露。7～10月结果，呈长圆形，苞藏于苞萼内，长约2毫米。

【功效】具有活血散瘀、清热除湿的功效，有消炎止痛、止血作用；对疟原虫、钩端螺旋体有抑制作用；对金黄色葡萄球菌、福氏痢疾杆菌有抑制作用。主治跌打损伤、感冒、咽喉肿痛。

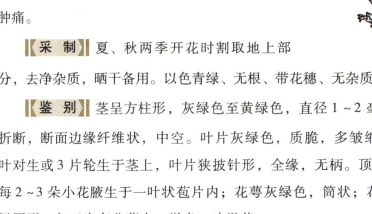

【采制】夏、秋两季开花时割取地上部分，去净杂质，晒干备用。以色青绿、无根、带花穗、无杂质者为佳。

【鉴别】茎呈方柱形，灰绿色至黄绿色，直径1～2毫米，质硬，易折断，断面边缘纤维状，中空。叶片灰绿色，质脆，多皱缩破碎，完整的叶对生或3片轮生于茎上，叶片狭披针形，全缘，无柄。顶端具穗状花序，每2～3朵小花腋生于一叶状苞片内；花萼灰绿色，筒状；花瓣紫色。蒴果椭圆形，包于宿存花萼内。微臭，味微苦。

附方

跌打损伤肿痛：马鞭草30克，水煎，兑白酒少量服。外用鲜茎叶适量，捣烂，加酒少许，炒热敷伤处。

风热感冒：马鞭草50克，大青叶20克，桑叶10克，水煎服。

闭经：马鞭草根30克，艾叶6克，益母草15克，水煎服，每日1剂，连服3～5剂。

牙周炎，牙髓炎，牙槽脓肿：马鞭草40克，水煎服，每日1剂。

小儿消化不良： 马鞭草叶50克，晒干，研细末，每服6克，温开水送服。

急性胃肠炎： 鲜马鞭草60克，鲜鱼腥草30克，生姜5克，将上药洗净，捣烂，加冷开水适量拌匀，绞汁，分3～4次服。

亚急性及慢性盆腔炎： 马鞭草、白花蛇舌草各30克，一枝黄花15克，鱼腥草20克（后下），水煎服，每日1剂。

咽喉肿痛： 鲜马鞭草叶60克，鲜筋骨草30克，将上药洗净，捣烂，绞汁，人乳少许调匀，分2～3次含咽。

马齿苋

MA CHI XIAN

别名
五方草、五竹草、九头狮子草、五行草、蛇草。

性味
酸，寒。

【来源】 为马齿苋科植物马齿苋的干燥地上部分。全国各地均产。

【形态】 1年生肉质草木，全株光滑无毛。茎圆柱形，平卧或斜向上，向阳面常带淡褐红色或紫色。叶互生或对生，叶柄极短，叶片肥厚肉质，倒卵形或匙形，先端钝圆，有时微缺，基部阔楔形，全缘，上面深绿色，下面暗红色。夏季开两性花，较小，黄色，丛生枝顶叶腋；总苞片4～5枚，三角状卵形；萼片2个，对生，卵形，基部与子房连合；花瓣5个，倒心形，先端微凹；雄蕊黄色；雌蕊1，子房半下位，1室，花柱顶端4～6裂，形成线状柱头。6～10月结短圆锥形蒴果，棕色，盖裂；种子多数，黑褐色，表面具细点。

【功效】具有清热解毒、凉血止血的功效。现代药理研究表明，具有抗菌、收缩子宫、抗氧化、延缓衰老和润肤美容、降血脂作用。用于热毒血痢、痈肿疔疮、湿疹、丹毒、蛇虫咬伤、瘰疬、便血、痔出血、崩漏下血。

【采制】夏季采全草，鲜用或晒干。拣去本品杂质，筛尽灰屑，放入缸内，用清水洗净泥沙后，取出。除去须根，晾干水分，切碎，晒干。如鲜用，先用清水洗净泥沙，再放入开水中烫一下后入药。

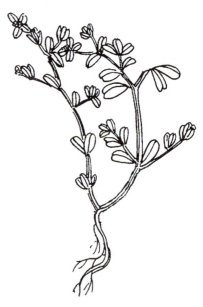

【鉴别】马齿苋药材多皱缩弯曲，常结成团。茎圆柱形，长达3厘米，直径0.1～0.2厘米。表面黄褐色，有明显纵沟纹，质脆易折断，断面中心黄白色。以质嫩叶多，干后青绿色，无杂质者为佳。

◆附 方

肺结核：用干马齿苋3000克，加水7倍，煮沸3～4小时，压汁；残渣再加水3倍，同样煮沸，取汁，和上述压液混合，文火浓缩至3000毫升，每次服50毫升，早、晚各服1次。

扁平疣：用鲜马齿苋100克，洗净捣烂成为泥状，用纱布包好，擦患部3～5分钟，擦至皮肤发红为止，每日擦2次，早、晚为宜。10天为1疗程，擦至患部皮损消失为止，治疗扁平疣，有良好的效果。

钩虫病：成人1次量为鲜马齿苋150～180克，煎汁，加食醋50毫升，也可加白糖适量，每日1次，分2次空腹服，连服3日为1疗程。如需行第2、第3疗程，须间隔10～14日。

带状疱疹：用新鲜马齿苋，捣泥外敷，每日6次，3～12日为1疗程，平均7日。

小儿百日咳：①50%的马齿苋糖浆100毫升每日4次，一般在服药3日后，咳嗽明显减少，发作时间缩短，症状缓解。②用鲜马齿苋200～300克，水煎2次，合并滤液，浓缩至100～150毫升，每日1剂，分3次口服，7日为1疗程，治疗百日咳。

皮肤溃疡：①取鲜马齿苋1000克，加入白酒、水各500毫升，同煮至400毫升。②成人早、晚各食熟马齿苋约120克，食后饮药汁50毫升。小儿酌减。③服完1剂未愈者，可另用鲜马齿苋250克（或视溃疡大小而定），洗净泥土，放臼中捣烂，装于纱布袋内，用手压匀如饼状，盖于患处，每日1换。外敷比内服疗效尤为迅捷可靠。

淋巴结核溃烂：取马齿苋180克，洗净晒干，加工成细粉，放入熬熟的240克猪板油中，趁热用铁勺不断搅拌，待冒白烟，将锅端下再放入蜂蜜240克，搅拌成糊，冷却后即成软膏，用药前先用淘米水（冷开水淘米）将患处洗干净，按疮口大小摊成小膏药敷于患处，纱布敷盖，胶布固定，每2日换1次，不可间断，至愈为止。

白癜风：①取马齿苋20克（鲜品加倍），红糖10克，醋70毫升，将上药混合后煮沸，过滤，置有色瓶内备用。②将马齿苋洗净，切碎，捣烂，用纱布包好，拧出汁液，装瓶备用（每100毫升加硼酸2克，使pH保持在3.1，可久贮使用）。以棉签蘸药液涂患部，每日1～2次（最好在晚上睡前涂1次）。配合患部日光浴，从每天10分钟开始，逐日增加，至每天1～2小时。

小儿夏季皮炎：取鲜马齿苋250克，水煎，外洗患处，每日1次，治疗小儿夏季皮炎患者，效果满意。

马钱子

MA QIAN ZI

【别名】番木鳖。

【性味】苦,寒,有毒。

【来源】为马钱科植物马钱、云南马钱的干燥成熟种子。产于印度、越南、泰国、缅甸、斯里兰卡等地。云南马钱主产于广东、海南、云南、广西等。

【形态】乔木,高10~13米。树皮灰色,具皮孔,枝光滑。叶对生,叶柄长4~6毫米;叶片草质,广卵形或近于圆形。花白色,几无梗,花萼绿色,雄蕊5,花药黄色,椭圆形,无花丝;子房卵形,光滑无毛,花柱细长,柱头头状。浆果球形,直径6~13厘米,幼时绿色,成熟时橙色,表面光滑。种子3~5粒或更多,圆盘形,表面灰黄色,密被银色茸毛。

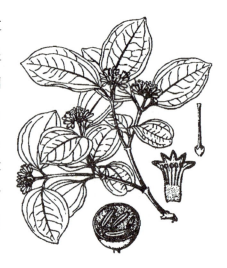

【功效】具有通络止痛、散瘀消肿的功效。主治类风湿性关节炎、坐骨神经痛、跌打瘀痛、面神经麻痹、小儿麻痹后遗症、三叉神经痛、咽喉炎等。

【采制】一般9~10月份果实成熟时采收,将鲜果采集后,除去果肉,可见3~8枚种子,取出晒干即可。

【鉴别】呈纽扣状圆盘形,直径1.5~3厘米,厚0.3~0.6厘米,常一面隆起，一面稍凹下，表面密被灰棕色或灰绿色绢状茸毛，自中间向四周呈辐射状排列，有丝样光泽。边缘稍隆起，较厚，有突起的珠孔，底面中心有突起的圆点状种脐。质坚硬，胚乳淡黄白色，角质状，子叶心形，叶脉5~7条。有短小的胚根。味极苦，有毒。

附 方

跌打损伤，瘀血肿痛：制马钱子、麻黄、制没药各等份，共研细末。每服2.5克，饭后服。

风寒湿痹，全身关节拘急疼痛：制马钱子150克，麻黄、苍术、川牛膝、制乳香、制没药、全蝎、僵蚕、生甘草各18克，共为末。每晚睡觉前黄酒或白开水送服1克。

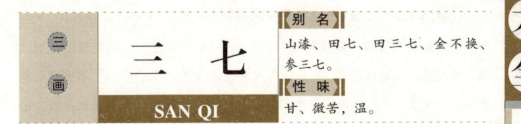

三七

SAN QI

【别名】山漆、田七、田三七、金不换、参三七。

【性味】甘、微苦，温。

【来源】为五加科植物三七的干燥根。主产于云南、广西。

【形态】多年生草本，茎高30~60厘米。主根粗壮肉质，倒圆锥形或短圆柱形，外皮黄绿色或黄棕色，有数条支根，顶端有短的根茎，根茎横生。茎直立，圆柱形，无毛。叶轮生，小叶3~7片；小叶片椭圆形或长圆状倒卵形，6~8月开花，花黄白色。8~10月结果，果实肾形，长约9毫米，成熟时红色。种子球形，种皮白色。

三 画

【功效】 具有祛瘀止血、行瘀止痛的功效。现代药理研究表明，具有止血活血、抗病毒、抗真菌、抗炎、镇静、抗心律失常、保护心肌、抗休克、降血压、抗动脉粥样硬化及血栓形成、双向调节血糖、降血脂、保肝、抑制肾成纤维细胞、抗衰老（抗氧化）、益智的作用。用于治疗吐血、咳血、衄血、便血、血痢、崩漏、产后血晕、癥瘕、恶露不下、跌打瘀血、外伤出血、痈肿疼痛。

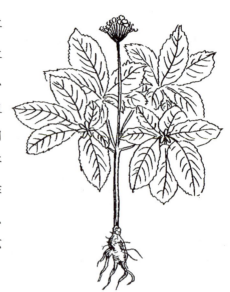

【采制】 最佳采挖时间为每年秋季花开以前。炮制时，将鲜三七稍加洗刷，去掉泥沙，然后烘干。个头大的可以润透切片晒干，切后断面灰绿或黄绿色者为佳。如用粉剂，取三七捣碎，研制成粉末，称三七粉。

【鉴别】 三七根略呈纺锤形或类圆锥形，长1～6厘米，直径1～4厘米。表面灰黄（俗称"铁皮"）或灰棕色（俗称"铜皮"），有断续的纵皱纹及少数皮孔，顶端有茎痕，周围有瘤状突起（俗称"狮子头"），侧面有支根断痕。质坚实，击碎后皮部与木部常分离。横切面灰绿、黄绿或灰白色（俗称"铁骨"），皮部有细小棕色树脂道斑点。气微，味苦而后微甜。

◆ **附　方** ◆

咯血： 三七粉0.6～0.9克，每日服2～3次，治疗支气管扩张症、肺结核及肺脓肿等病引起的咯血患者，效果显著。

胃出血： ①三七7～10克，郁金、熟大黄、牛膝各10克，水煎服。用于胃出血。②用三七粉每日2次，每次1～2克，温水冲服，治疗各种类型的胃出血患者。

上消化道出血，痔瘘下血，妇女血崩，产后血多：三七粉，每次1~1.5克，温开水送服，每日2~3次。

心绞痛：三七粉，每次1~1.5克，每日3次，温开水送服。

急性心肌梗死：三七粉3克，用生脉散煎汤送服，每日1剂。

寻常疣：三七粉，每次1克，每日3次，白开水送服。连服3~5日。小儿用量酌减。

高脂血症：①生三七粉，每次服0.6克，每日3次，饭前服。1~2个月为1疗程，治疗冠心病、高血压病、脑动脉硬化症伴有血脂及胆固醇增高患者，总脂及胆固醇均有明显下降。②用三七胶囊（每粒0.3克），每日3~5粒，分3次口服，15日为1疗程。

外伤出血：三七粉、射干粉各等量，混合均匀，外敷伤口。

跌打损伤：三七适量研为细末，每次3克，每日2~3次，开水冲服。

贫血：三七粉1克，黄芪10克。用黄芪煎汤，冲服三七粉，每日2~3次。

山楂

SHAN ZHA

【别名】山楂肉、山里红、红果、酸楂。

【性味】酸、甘，微温。

【来源】为蔷薇科植物山里红的干燥成熟果实。习称"北山楂"，主产于河北、山东、辽宁等地。以产于山东"东山楂"品质最佳。

【形态】落叶乔木或灌木，高达8米。树皮暗棕色，多分枝，枝条无刺或有稀刺。叶片阔卵形、三角形至菱状卵形，先端尖，基部楔形，边缘有羽状裂片，上面绿色，有光泽，下面色较浅，两面脉上均被短柔毛。5月开花，萼片5个，绿色，花冠白色或淡红色。8～10月结果，梨果球形或圆卵形，直径约2.5厘米，深红色。

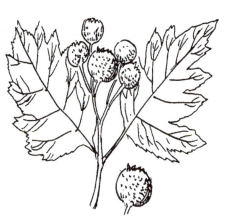

【功效】具有消食健胃、行气散瘀的功能。主要用于肉食积滞、胃脘胀满、泻痢腹痛、瘀血经闭、产后瘀阻、心腹刺痛、疝气疼痛、高脂血症等。可药食兼用。能助脾强胃、促进消化，为擅消油腻肉食积滞之要药。又入血分，善能化瘀散结以止痛，多用于产后瘀滞腹痛、痛经之证。炒炭能止泻痢，可治泄泻腹痛之证，有寓止于消之义。

【采制】秋季果实成熟时采，生用、炒用或炒炭。

生用：将山楂拣去虫伤、霉黑后，晒干或烘干，筛尽灰屑，即成。如有不洁者，应先用清水洗净，捞起，沥干余水，再晒干。

炒用：取生山楂入锅，用文火贴锅净炒，至山楂表面呈深棕色时立即取出，摊开，放冷。

炒炭：取净山楂入锅，用中等火炒至外表成黑色，内呈老黄色为度。取出，摊开，冷却，筛去灰屑。

【鉴别】呈圆形片，皱缩不平，直径1～2.5厘米，厚0.2～0.4厘米。外皮红色，具皱纹，有灰白色斑点。果肉深黄色至浅棕色。中部横切片具5粒浅黄色果核，但核多脱落而中空。有的片上可见短而细的果柄或花萼残迹。气微清香，味酸、微甜。以片大、皮红、肉厚、核小者为佳。

三 画

附 方

食欲不振，消化不良： 大山楂丸。主要成分为山楂、麦芽、六神曲等，蜜丸。

食积不化，脘腹痞满或呕吐泄泻： 炒山楂180克，半夏、茯苓各90克，炒神曲60克，陈皮、莱菔子、连翘各30克，制丸。每次9克，日服1~2次。

慢性支气管炎： 山楂、生姜、红糖各50克，柏子仁10克，蜂蜜60克。将山楂、生姜、柏子仁共研为末，用蜂蜜调和，加入红糖拌匀，放碗内蒸熟后分为5日服用，每日1份，分2次服，1个月为1个疗程。

肉食积滞证： 生山楂20克，水煎服。

冻疮： 鲜山楂适量，捣糊外涂。

消化不良： 焦山楂10克，红糖适量，水煎，常服用。

高血压症： 山楂6克，冰糖适量，水煎，常服用。

高血压病，高脂血症，肥胖、冠心病： ①生山楂15克，民间常用开水泡代茶饮。②鲜山楂50克（或干山楂15克），茶叶5克。将山楂洗净、捣烂，放入砂锅中，加水适量，煎煮，取煎液1杯，放入茶叶，闷泡片刻，频频饮用。③鲜山楂30克（或干山楂10克），生槐米5克，嫩荷叶15克，草决明10克。于砂锅中煎煮，至山楂酥烂时，将山楂压碎再煮10分钟，滤取煎液，加入适量白糖，频频代茶饮。

小儿乳食停滞及小儿疳积： 鲜山楂20克（或干山楂7克），鲜橘皮、鲜白萝卜各30克。山楂拍破、萝卜切成小块、橘皮撕碎，同放在锅中，加水500毫升，煎煮10~15分钟，加入冰糖适量，代茶饮。

中老年脑动脉硬化： 山楂、核桃肉、蜂蜜各30克。核桃肉加水浸泡30分钟，研磨成浆。山楂加水煮熟过滤，去渣取汁，倒入锅中，加入蜂蜜搅拌，再缓缓倒入核桃浆，煮开即成。

山茱萸

SHAN ZHU YU

【别名】山萸肉、枣皮、萸肉、蜀枣。

【性味】酸、涩，微温。

【来源】为山茱萸科植物山茱萸的干燥成熟果肉。主产于浙江、安徽、陕西等地，四川亦少量产。

【形态】落叶灌木或小乔木，高3～4米。树皮淡褐色，呈片状剥落。嫩枝无毛。叶对生，单叶；叶片卵形、椭圆形或长椭圆形，长5～12厘米，宽3～4.5厘米。叶柄长约1厘米。5～6月开花，先叶开放，花黄色。8～10月结果，果实椭圆形或长椭圆形，长1.2～1.5厘米，直径约7毫米，光滑无毛，成熟时红色，果皮干后皱缩像葡萄干。

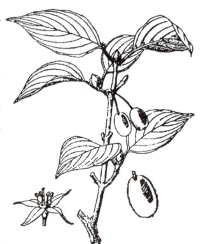

【功效】具有补益肝肾、涩精固脱的功效。主要用于眩晕耳鸣、腰膝酸痛、阳痿遗精、遗尿、尿频、崩漏带下、大汗虚脱、内热消渴等。本品酸涩而温，质地柔润，既可收敛而固涩精气，又可补益肝肾而滋阴助阳，故为收敛、补益之良药。凡肝肾不足、阴虚、阳虚、滑脱不禁证均可应用。

【采制】秋末冬初收集果实。将山茱萸除去果核及杂质，晒干或用文火烘干，筛尽灰屑。再按处方要求，分蜜制、醋制、盐制3种方法进行炮制。

三　画

蜜制：按每 50 克山茱萸用蜜 15 克的比例，将蜜放入锅内加热，再放入山茱萸拌炒均匀，至蜜水干为限。取出晾干。

醋制：每 50 克山茱萸用醋 3 克拌均匀，放入锅内蒸至上大气为限。取出摊开，冷却。

盐制：每 50 克山茱萸用食盐 1.5 克，加开水将食盐溶化后，将山茱萸放入，浸泡透，取出，沥干水，晒干，然后用油沙炒至碧绿色。取出，筛去沙，摊开，冷却。

【鉴别】呈不规则的片状或囊状，长 1～1.5 厘米，宽 0.5～1 厘米。表面紫红色至紫黑色，皱缩，有光泽。顶端有的具圆形宿萼痕，基部有果柄痕。质柔软。气微香，味酸、涩、微苦。

◆ 附 方 ◆

神经官能症：山茱萸、远志各 9 克，茯苓、生熟地黄各 12 克，山药 15 克，夜交藤、生龙骨、生牡蛎各 30 克，水煎服，每日 1 剂，分 2～3 次服。

神经衰弱，失眠：山茱萸、桂圆肉、党参各 50 克，水煎，每日 1 剂，分 2～3 次服。

遗精，滑泄：①山茱萸、枸杞子、补骨脂、韭菜子、牡蛎各 15 克，水煎服，每日 1 剂，分 2～3 次服。②山茱萸 12 克，大米 100 克，加水共煮熟，除去药渣食之，每日 1 剂。③山茱萸、山药、鱼鳔各 120 克，熟地黄 180 克，芡实、牡丹皮、茯苓各 60 克，莲须 30 克，龙骨 10 克，蛤粉适量。先将龙骨水飞，鱼鳔用蛤粉炒成珠，再与其余诸药共研为末，炼蜜为丸，每次 12 克，每日 2 次，开水冲服。

汗出不止：山茱萸、白术各 15 克，龙骨、牡蛎各 30 克，水煎服。

遗尿：山茱萸、覆盆子、茯苓各 9 克，附子 3 克，熟地黄 12 克，水煎服。

老人尿频，尿失禁：山茱萸 9 克，五味子、益智仁各 6 克，水煎服。

盗汗，自汗： 山茱萸 25 克，水煎服。

酒糟鼻： 山茱萸 15 克，大风子 10 克。将大风子去皮取仁，同山茱萸共研细研匀，每晚睡前用食醋调成糊，外涂患处。

山 药

SHAN YAO

【别　名】 生山药、淮山药、怀山药。

【性　味】 甘，平。

【来　源】 为薯蓣科多年生蔓生草本植物薯蓣的根茎。主产于河南，习称怀山药，河北、陕西、江西、广东等地亦产。

【形　态】 多年生草质缠绕藤本。块根肉质，略呈圆柱形，垂直生长，长 40~90 厘米，直径 2~9 厘米，外皮土黄色，生有多数须根，断面白色带黏性。茎细长，光滑无毛，有细纵棱，常带紫色。叶在茎下部互生，至中部以上对生，很少有 3 叶轮生的；叶片三角状卵形或三角形，7~9 月开花，花极小，黄绿色，排成穗状花序生于叶腋；9~11 月结果，果实三棱，有翅顶端及基部近圆形，表面有白色粉状物。

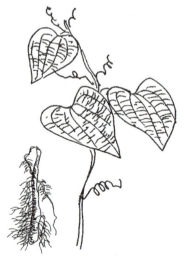

【功　效】 具有补脾养胃、生津益肺、补肾涩精的功效。主要用于脾虚食少、久泻不止、肺虚喘咳、肾虚遗精、带下、尿频、虚热消渴。因其味甘性平，故既可补气，又可养阴，作用和缓，不寒不燥，药食兼用，虽补气而不燥，养阴而不腻，为平补三焦良药。略具涩性，以固肾涩精。生者性凉，养阴生津多用；熟者性温，补脾止泻宜炒用。

【采制】根块冬季采挖。取鲜山药放入水中刷洗干净，然后分出大小，用清水稍加浸泡，待润透后（润透的标志是将山药切开不见白色的干心为度）切约1.5毫米厚的马蹄形薄片。再放入簸箕中晒干或烘干，然后用筛筛去细末即成。

【鉴别】略呈圆柱形，弯曲而稍扁，长15~30厘米，直径1.5~6厘米。表面黄白色或棕黄色，未去净外皮则显浅棕色斑点或须根痕，有纵沟与纵皱纹，两头不整齐。质脆易断，断面白色，颗粒状，粉性。味淡，微酸，嚼之发黏。以条粗、质坚实、粉性足、色洁白者为佳。未去皮、质松、色棕黄者不宜入药。

◆【附方】◆

小儿腹泻：炒山药、炒白术各15克，滑石粉5克，车前草（包煎）5克，水煎服。

腹泻：山药30克，将山药研末，蒸熟，加入红、白糖各适量，每日早晨服1次，用量酌定，亦可用酸石榴皮煎汤冲服。

脾胃虚弱之体倦食少、泄泻等证：山药适量研末服，或山药15克与大米50克煮粥服。

小儿消化不良，不思饮食：山药60克，麦芽30克，鸡内金15克，白糖适量，上药共研为细末，用白糖适量调匀，每次10克，每日3次，开水送服，也可将上药与面粉烙饼或同大米煮粥食之。

糖尿病：①山药120克，猪胰1个，蚕茧7个。猪胰低温烘干，与山药共研为细末，水泛为丸，每次9克，每日1次，用蚕茧煎取药汁送服。②山药、天花粉各180克，桑白皮90克，共研为细粉，每次9克，每日2次，饭前用开水冲服。

山豆根

SHAN DOU GEN

【别名】黄结、金钥匙、解毒、北豆根、广豆根、土豆根，后三者总称山豆根。

【性味】苦，寒。

【来源】为豆科植物广豆根（又名柔枝槐）的干燥根及根茎。主产于广东、广西、湖南、贵州等地。

【形态】灌木，茎细长，有时攀缘状，高1~3米。根圆柱状表面黄褐色，味苦。枝无毛，嫩枝有灰色短柔毛。叶互生，单数羽状复叶，小叶5~9对，对生或近互生；小叶片椭圆形、长圆形或卵状长圆形。叶柄基部的托叶极小或近于消失。5~7月开花，花黄白色，组成圆锥花序生于枝顶。花柱直，无毛，柱头有长柔毛。8~12月结果，果为荚果，呈串珠状，长3~5厘米，直径约8毫米，稍扭曲，果皮有短柔毛，成熟时开裂成2瓣，种子卵形，黑色。

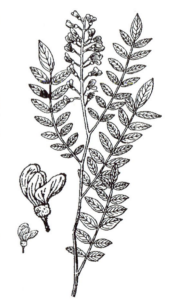

【功效】具有清热解毒、消肿利咽的功效。现代药理研究表明，具有抑菌、抗炎、抗肿瘤、抑制血小板黏附聚集、抗血栓形成的作用。用于咽喉肿痛、齿龈肿痛、气喘热咳、黄疸、痢疾、秃疮、疥癣及蛇、虫、犬咬伤。

【采制】4~5月或8~9月采挖根。先用清水洗净后取出，再用清水反复冲洗 2 次,堆放在木板上,润至透心为止。用刀切成 1.5 毫米厚的片。晒干或用文火烘干,筛去灰屑即成。

【鉴别】根呈长圆柱形,略弯曲,常有分枝,长短不等,直径 0.3～1.5 厘米,表面灰褐色至棕褐色,有纵皱纹及横长皮孔,质坚硬,不易折断,断面略平坦,皮部淡黄棕色,木部黄白色。微有豆腥气,味极苦。

◆ 附 方 ◆

宫颈糜烂:将山豆根研成细粉,高压消毒。先以 1:1000 新洁尔灭消毒宫颈,后用棉球蘸山豆根粉涂宫颈糜烂处,1～3 日 1 次。10 次为 1 疗程。

头癣:取山豆根烘干后研为细末,加入猪油调成糊状后外敷患处,每日擦药 1～2 次。一般用药 4～5 次即可治愈。

肺热咳嗽,咽喉燥痛:山豆根 9 克,枇杷叶、前胡各 10 克,桔梗 5 克,甘草 3 克,水煎服。

牙龈肿痛,痢疾:山豆根 6 克,水煎服。

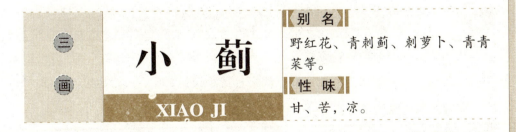

小 蓟

XIAO JI

【别名】野红花、青刺蓟、刺萝卜、青青菜等。

【性味】甘、苦,凉。

【来源】菊科植物刺儿菜的地上部分或根。除西藏、云南和华南地区外,全国大部分地区都产。

【形态】多年生草本，高 25~50 厘米。生于田间、荒丘、路旁。地下有长匍匐根。根粗壮，圆柱形，有分歧。茎直立，被白绵毛。叶互生，叶片长椭圆状披针形，长 7~10 厘米，宽 1.5~2.5 厘米，先端尖，基部渐狭或圆状，边缘有锯齿及针刺，两面有疏密不等的白色蛛丝状毛。头状花淡紫色，平生于枝顶，瘦果长椭圆形，无毛。

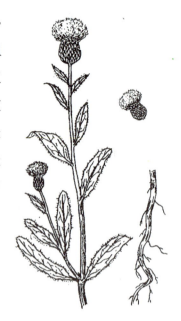

【功效】有凉血止血、祛瘀消肿的功效。主治乳痈、扁桃体炎、急性肝炎等。

【采制】夏、秋两季，即 7~8 月间开花时割取全草或连根拔起，去净泥土，晒干。

【鉴别】茎呈圆柱形，近顶部有的有分枝，长 5~30 厘米，直径 0.2~0.5 厘米；表面绿色或带紫色，质脆，易折断。叶片皱缩或破碎，完整者展开后呈长椭圆形或长圆状披针形，全缘或微齿裂至羽状深裂，具针刺；上表面绿褐色，下表面灰绿色，两面均具白色柔毛。头状花序单个或数个生于茎顶，总苞钟状，苞生 5~8 层，黄绿色；花紫红色。无臭，味微苦。

◆ 附 方

乳痈：鲜小蓟适量，蜜糖少许，共捣烂敷患处。

血热咯血，衄血，尿血：鲜小蓟根（或小蓟）150 克，捣烂绞汁，调蜜糖或冰糖适量炖热服。

痈毒红肿，疔疮：①鲜小蓟 60 克，明矾 6 克，共捣烂敷患处。②鲜小蓟 60 克，水煎服；另取鲜小蓟根适量，加冷饭、食盐少许，共捣烂敷患处。

外伤出血：鲜小蓟适量，捣烂敷患处，或研细粉敷患处。

心热，吐血，口干：生藕汁、生牛蒡汁、生地黄汁、小蓟根汁各200毫升，白蜜1匙。上药相和，搅令匀，不计时候，细细呷之。

舌上出血，大衄：刺蓟一握，研，绞取汁，以酒半盏调服。如无生汁，只捣干者为末，冷水调下三钱匕。

崩中下血：小蓟茎、叶（洗，切）研汁一盏，入生地黄汁一盏，白术25克，煎减半，温服。

妊娠胎堕后出血不止：小蓟根叶（锉碎）、益母草（去根，切碎）各250克。以水3大碗，煮2味烂熟，去滓至一大碗，将药于铜器中煎至一盏，分作二服，日内服尽。

妇女阴痒：小蓟煎汤，每日洗3次。

呕血、咯血：大蓟、小蓟、荷叶、扁柏叶、茅根、茜草、山栀、大黄、牡丹皮、棕榈皮各等份。烧灰存性，研极细末，用纸包，碗盖于地上一夕，出火毒，用时先将白藕汁或萝卜汁磨京墨半碗调服五钱，食后下。

小茴香

XIAO HUI XIANG

【别名】怀香、茴香子、小香、谷香、西小香。

【性味】辛，温。

【来源】为伞形科植物茴香的成熟果实。属栽培植物，适应性强，全国各省区均有栽培。

【形态】多年生草本，高1~1.5米。全株表面有粉霜，具强烈香气。

基生叶丛生，有长柄，茎生叶互生，叶柄基部扩大呈鞘状抱茎，3～4回羽状复叶，最终小叶片线形至丝形。花小，金黄色，顶生和侧生的复伞形花序。双悬果卵状长圆形，分果常稍弯曲，具5条隆起的纵棱。

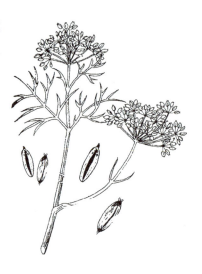

【功效】具有散寒止痛、理气和胃的功效。对小鼠实验性结核有疗效。有较轻的局部止痛作用。可降低胃张力，使胃蠕动正常。可增加肠张力，促进气体排除。有与樟脑相似的局部麻醉作用。

【采制】秋季成熟时，将全株割下，晒干，打下果实，除去杂质。

盐水炒：取小茴香入锅，用文火炒热，至有香味时，按每50克茴香用盐1.5克的比例，将盐加开水适量溶解后，陆续淋洒在小茴香上，反复炒至盐水干，小茴香呈微黄色为止。取出装入缸内，加盖闷，使其盐分均匀，然后取出晒干。

炒炭：取盐水炒过的小茴香入锅，净炒至黑黄色为止。取出摊开，冷却。

【鉴别】果实多已分离为分果，分果呈扁平椭圆形，长3～5毫米，宽1.5～3毫米，厚约1毫米。表面棕色或深棕色，背面有3条微隆起的肋腺，边缘肋腺浅棕色延展呈翅状，腹面中央有1条棱线。果皮内含种子1枚，富油性。气芳香，味辛。

◆ 附 方 ◆

疝痛，鞘膜积液：小茴香10克，橘核、荔枝核各6克，山楂15克。共炒焦，研细末，每服6克，温酒送服，每日2次。

胃寒腹痛，食少呕吐：小茴香、炮姜等量。共研细末，每次6克，温开水送服，每日2次。

睾丸鞘膜积液：①小茴香100克。烘干，研细末，每次9克，开水送服，每日2次，连服7~10天。②小茴香2克，食盐3克，炒焦研末，加青壳鸡蛋1个，同煎为饼，睡前酒送服。连服4天，休息5天后，再吃4次。

胃气痛： 茴香10~20克。烘干，研末，酒、水各半冲服。

肾虚腰痛： 小茴香10克，猪腰子1个。将小茴香炒后研细末，猪腰子切连刀片，层层掺入茴香末，水纸包，煨熟，细嚼，酒送服。

命门火衰，腰痛： 鲜小茴香嫩苗100克，粳米50~100克。先将粳米煮成粥，加入切碎之茴香苗，再煮几分钟，当晚餐吃。每日1次。

女贞子
NV ZHEN ZI

【别　名】 女贞实、冬青子。

【性　味】 甘、苦，平，无毒。

【来　源】 为木犀科植物女贞的干燥成熟果实。我国各地均有栽培。

【形　态】 常绿大灌木或小乔木，高可达6米多。叶对生，革质，卵形或卵状披针形，长10~15厘米，正面有光泽。花小，白色，密集于枝顶成大圆锥花丛。浆果长椭圆形，熟时蓝黑色。6~7月开花，8~12月结果。

【功　效】 具有补益肝肾、清虚热、明目的功效。现代药理研究表明，具有抗炎、免疫调节、增加冠脉流量、升高白细胞、降血糖、降血脂、抗脂质过氧化、抗菌、抗癌等作用。用于头昏目眩、腰膝酸软、遗精耳鸣、须发

三 画

早白、骨蒸潮热、目暗不明等。

【采制】一般于冬季果实成熟时采收，除去枝叶，稍蒸或置于沸水中略烫后晒干。亦有直接晒干者。

酒女贞子：先将生女贞子用开水焯一下，取出晒干，再按每50克女贞子用白酒15克的比例，将酒淋洒在女贞子上，拌均匀后，润12小时。再放入蒸锅内，蒸1小时（从上大气算起）。取出，闷润12小时后，取出，晒干。再用白酒润，润后蒸、闷、晒，如此反复3次。晒干后筛去灰碎。此法比较麻烦，但据临床测试，用此法炮制出的女贞子效果较前一种好。现在多用前一种，后一种少用。但在一些古籍中仍有此记载，故录取之，供以后研究女贞子药用功能与炮制关系之用。

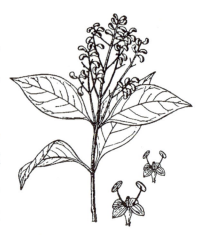

【鉴别】呈椭圆形或倒卵形，长0.4~1厘米，直径3~4毫米。表面灰黑或紫黑色，皱缩不平，基部常有宿萼及果柄残痕。外果皮薄，中果皮稍疏松，内果皮木质，黄棕色，内有种子1~2枚。种子略呈肾形，红棕色，两端尖；破断面类白色，油性。气芳香，味甘而微苦。

◆ 附 方 ◆

须发早白：女贞子、旱莲草、何首乌、熟地各10克，水煎，每日1剂，分3次服，连服15剂。

神经衰弱：女贞子60克，黄酒500毫升或女贞子1000克，米酒1000毫升。浸泡7天后服，每次1小杯，每日1~2次。

肝肾不足之眩晕，骨蒸劳热，腰膝酸软，须发早白等：女贞子、制首乌各12克，桑葚15克，旱莲草10克，水煎服。

不寐（睡不着）：女贞子18克，旱莲草15克，桑葚30克，蜜炙远志5克。每日1剂，水煎，分2~3次服。

神经衰弱：女贞子24克，炒枣仁15克，潼蒺藜12克，天麻4.5克，枸杞、桑葚、夜交藤、菊花、白芍各9克，珍珠母、煅磁石各30克，全蝎2只，蜈蚣1条。先将全蝎、蜈蚣研为细粉，再将余药水煎，用煎液冲服药粉，每次4克，每日2次。

高血压病：女贞子、墨旱莲各18克，夜交藤、合欢皮各15克，水煎服，每日1剂，分2~3次服。

油风，脱发：女贞子、旱莲草、丹参各100克。共研为细末（或水泛为丸），每日早、晚各服6克。

千年健

QIAN NIAN JIAN

【别名】千年见、年健、一包针。

【性味】苦、辛，温。

【来源】为天南星科植物千年健的根茎。主产于我国的广西、云南等地，其他地区也有少量分布。

【形态】多年生草本。根茎肉质，绿色，细长，直径1~2厘米，粗糙。叶互生；具长柄，柄长18~25厘米，肉质，绿色，平滑无毛，基部扩大成淡黄色叶鞘，包着根茎，叶片卵状箭形，先端渐尖，基部箭形而圆，开展，全缘，表面绿色，背面淡绿色，两面平滑无毛，侧脉平行向上斜升，干后呈有规则的皱缩。花为肉穗花序；佛焰苞管部宿存，片部脱落；花单性，无花被。果实多浆果。花期3～4月。

【功效】具有祛风除湿、健筋骨的功效。用于风寒湿痹、腰膝冷痛、下肢拘挛麻木等。

【采制】种植3～5年后，根茎长至40厘米以上即可采收。一般以秋、冬采收为宜。挖出鲜根后，除去茎叶、不定根、外皮及杂质，切成15～40厘米长段，晒干或低温干燥（切忌将千年健切成饮片或细条后晒干，否则损失挥发油成分太多）。

【鉴别】根茎呈长条圆柱形，稍弯曲，有的略扁，长15～40厘米，粗0.8～2厘米。表面黄棕色至红棕色、粗糙，有多数扭曲的纵沟纹，可见突起的圆形根痕及黄白色针状维管束。质硬而脆。折断面红棕色，树脂样，有许多黄白色的纤维束呈针样突出；相对一侧面有针眼。气芳香浓烈，久用有不悦感。味辛辣、微苦。

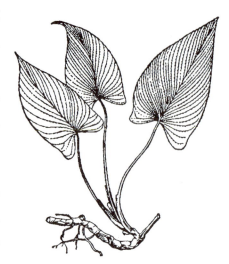

◆ 附 方 ◆

风湿性关节炎：千年健、桑寄生、青风藤、海风藤各15克，羌活、独活各10克，水煎服。

坐骨神经痛：千年健、乳香、桃仁、红花、灵仙、当归、丹参、海风藤各30克，牛膝60克，甘草15克，共研细末，装瓶备用。每次3克，每日2次，黄酒送服。

膝痛、腰痛：桑枝15克，熟地黄12克，千年健、川牛膝、海风藤、宣木瓜、杜仲、当归身各9克，秦艽、桂枝、虎骨胶各6克，水煎服

川芎

CHUAN XIONG

【别名】芎䓖、西芎、胡䓖小叶川芎。

【性味】辛,温,无毒。

【来源】为伞形科植物川芎的干燥根茎。产于陕西、四川、甘肃及江南各省。

【形态】多年生草本,高30～70厘米。根茎发达,形成不规则的结节状拳形团块,黄棕色,有浓烈香气。茎直立,圆柱形,中空,表面有纵沟纹,下部茎节膨大成盘状。叶互生,茎下部叶3～4回三出式羽状全裂,羽片4～5对,末回裂片线状披针形或长卵形,先端尖,两面无毛或仅叶脉有短柔毛;叶柄长3～10厘米,基部扩大成鞘。7～8月开花,花白色,排成复伞形花序生于枝顶或枝侧。9～10月结果,幼果椭圆形,扁平。

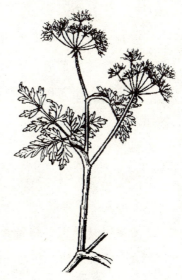

【功效】具有祛风燥湿、活血止痛的功效。现代药理研究表明,具有抑菌、抗炎、收缩子宫、镇静、降压、改善脑血流、降脂、保护肝损伤作用。用于风冷头痛眩晕、痈疽、疮疡、瘰疬、疮疥、中风半身不遂、胁痛腹疼、寒痹筋挛、经闭、产后瘀阻腹痛。

【采 制】地下根茎夏季采挖为佳。炮制时先除去杂质，再放入清水中洗净，稍加浸泡后取出，摊放在地上或木板上。每天喷清水1次，使其逐渐润透。切成3毫米左右厚的片。晒干，拣出杂色片块，筛去末屑即成。如处方上开酒炒，取60度左右白酒，按每30克川芎用白酒10克拌炒。炒至均匀、酒被吸干为止。取出，冷却后入药。

【鉴 别】川芎多为不规则结节状拳形团块，直径2～7厘米。表面黄褐色，粗糙皱缩，有多数平行隆起的轮节，顶端有类圆形凹陷的茎痕，下侧及轮节上有多数小瘤状根痕。质坚实，不易折断，断面黄白色或灰黄色，可见波状环纹（形成层），习称"蝴蝶花纹"，散有黄棕色小油点（油室）。有特异浓郁的香气，味苦、辛，稍有麻舌感，后微甜。

附 方

多种头痛：川芎、当归各10克，蜈蚣1条（研末冲服）。前2味水煎2次，合并水煎液，分2次冲服蜈蚣粉（每次半条）。每日2次，12天为1疗程。也可以上方比例制散，每用10克，每日2～3次，开水冲服。

偏头痛：川芎、蔓荆子、荆芥穗、白芷各10克，细辛3克，水煎服。

风寒外感，偏正头痛：细辛1.5克，白芷、羌活、防风、薄荷各6克，川芎、荆芥、甘草各3克，共为细末。每服3克。

肥大性脊椎炎，跟骨骨刺：将川芎研为极细末，装入小布袋内。治疗肥大性脊椎炎时，将小布袋敷在痛点处。治疗跟骨骨刺时，将小布袋垫在鞋内，小布袋内的川芎散可每周1换。用药5日后疼痛可缓解或消失。

关节痛：川芎、牛膝、威灵仙各10克，川乌5克，细辛3克，水煎服。同时取川芎15克，透骨草60克，水煎，趁热洗患处。

三 画

川贝母
CHUAN BEI MU

【别　名】 川贝、青贝、松贝、炉贝、京川贝、知贝。

【性　味】 苦、甘，微寒。

【来　源】 为百合科植物川贝母、暗紫贝母、甘肃贝母及梭砂贝母的干燥鳞茎。川贝母主产于四川、西藏、云南等地。

【形　态】 多年生草本，高15～50厘米。鳞茎粗1～1.5厘米，由3～4枚肥厚鳞瓣组成；鳞瓣肉质，类圆锥形或近球形，类白色，外层鳞瓣2枚，大小悬殊，大瓣紧抱小瓣，顶部闭合，内有类圆柱形心芽和2枚小鳞瓣。茎直立，常在中部以上有叶。单叶，叶片呈狭披针条形，先端渐尖，顶端卷曲，6月开花，黄色或黄绿色，单朵生于茎顶；花被6片。7～8月结果，果实长圆形。

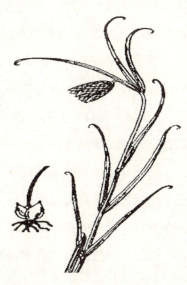

【功　效】 具有清热润肺、化痰止咳的功效。主要用于肺热燥咳、干咳少痰、阴虚劳咳、咯痰带血等。常用于虚劳咳嗽、肺热燥咳，尤多用于肺虚久咳、痰少咽燥或痰中带血等症。本品还有散结消肿作用，又治痈肿瘰疬、乳痈、肺痈等症。

【采　制】 采收季节因地区而异，有的在积雪融化后至冰冻前采挖，有的在5～8月份采挖（出土的贝母不能长时间捏于手中，以免变成"油子"）。挖出后及时摊放于晒席上，晒干（贝母忌水洗，忌在石坝或铁器上晾晒，忌堆沤，否则泛黄）。在晒干过程中，如外皮未变粉白则不宜翻动。翻动用竹、木器而不用手，以免变成"油子"或"黄子"。干后，装入麻袋摇动，搓脱泥沙、残根即可（亦有用矾水淘洗，用硫黄熏者）。

【鉴别】川贝因其产地不同，可分为松贝、青贝和炉贝，其鉴别方法分别如下：

松贝：呈圆锥形或近心脏形，高3～8毫米，直径3～9毫米。其小如豆如珠，故有"珍珠贝""米贝"之称，表面类白色。外层鳞叶2瓣，大小悬殊，大瓣紧抱小瓣，未抱部分呈新月形，习称"怀中抱月"；顶部闭合，内有类圆柱形、顶端稍尖的心芽和小鳞叶1～2枚；先端钝圆或稍尖，底部平，微凹入，所以隐名为"观音坐莲"，中心有一灰褐色的鳞茎盘，偶有残存须根，习称"蒜泥点"或"蒜泥蒂"。质硬而脆，断面白色，富粉性。气微，味微苦。

青贝：呈扁球形或圆锥形，高0.4～1.4厘米，直径0.4～1.6厘米。外表白色或呈浅黄棕色；外层两瓣鳞叶形态大小相近，相对抱合，习称"观音合掌"。顶端多开口，俗名"开口笑"；内有心芽和小鳞叶2～3枚及细圆柱形的残茎。气微，味微苦。

炉贝：呈长圆锥形，高0.7～2.5厘米，直径0.5～2.5厘米，表面黄白色，稍粗糙，常有黄棕色斑块，习称"虎皮斑"。外面2枚鳞叶大小相近，顶端多开口，露出内部细小鳞叶及心芽。断面粗糙，白色，粉性。气微，味微苦。商品中白色，无"虎皮斑"者为"白炉贝母"，带"虎皮斑"者为"黄炉贝母"。

◆ 附 方

咳嗽：川贝母、天竺黄、僵蚕、蝉蜕各3克，生姜1片，水煎服，每日1剂。

肺虚咳嗽：川贝母、桔梗各6克，冬虫夏草、梨皮各9克，水煎服，每日2～3次。

三　画

咳嗽，支气管炎，哮喘：①川贝母6克，苦杏仁、桃仁各5克，地龙9克，水煎，每日分2～3次服。②川贝母、紫苏子各5克，葶苈子3克，制半夏6克，大黄2克，水煎，每日分2～3次服。

慢性支气管炎：川贝母120克，核桃仁、猪板油、冰糖各100克。先将贝母、核桃仁研碎，猪板油切碎，再加入冰糖拌匀后共蒸熟，每次25克，每日2次，暖开水冲服。

大叶性肺炎：川贝母30克，甘草15克，硼砂9克，共研为细末，每次5克，每日3次，温开水送服。

小儿哮喘：川贝母3克，生石膏、白僵蚕、苦杏仁各5克，炙麻黄、蝉蜕各2克。用麻油50毫升煎炸至微黄，去渣，频频服用药油。

咳血，咯血：川贝母、白及各60克，三七15克，黄连10克，百合120克，共研为细末。每次10克，每日2次，温开水送服。

胃溃疡：川贝母、乌贼骨各30克，白芍10克，共研为细末，每次5克，每日3次，温开水冲服。

土鳖虫
TU BIE CHONG

【别名】地鳖、土鳖、金边土鳖、䗪虫。

【性味】咸，平，有小毒。

【来源】为姬蠊科昆虫赤边水䗪的雌虫干燥体。产于湖北、福建、广东、湖南、台湾、广西、海南等省区。

【形态】土鳖虫的原动物雌雄虫形态相似，雌虫较大，长2.7～3.3厘米，雄虫较小，长2.2～2.4厘米；呈扁平卵圆形，黑褐色；头部位于前胸下；眼不发达；触角1对细丝状；前胸背板呈三角形，前侧缘有淡黄色或棕黄色镶边，故又名金边土鳖；前后翅均已退化；足粗短，3对，腿节下缘有刺；腹背板9节。此物多生活于油坊、酱坊、灶脚下、墙角的潮湿松土中，白天隐伏，夜晚出来活动寻食。或人工养殖。

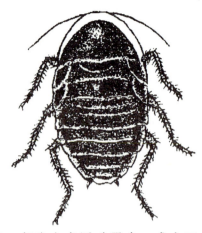

【功效】有破瘀血、续筋骨的功效。药理实验，有消肿散结的作用。主治跌打损伤、腹内瘀血等。

【采制】常于夏、秋两季捕捉，一般用食饵或夜间用灯光诱捕。置沸水中烫死，晒干或烘干。

【鉴别】虫体呈扁平卵圆形，前端较窄，后端较宽，背部紫褐色，具光泽，无翅。前胸背板发达，盖住头部；腹背板9节，呈覆瓦状排列。腹面红棕色，头部较小，有丝状触角1对，常脱落。胸部有足3对，具细毛和刺。腹部有横环节，质松脆易碎，腹内有灰黑色内含物。气腥臭，味微咸。

◆附 方◆

妇女产后干血，肚脐下腹痛：土鳖虫、大黄、桃仁各等量，共研细粉，炼蜜为丸，每丸重6克，每次服1丸，日服2～3次，黄酒冲服。

跌打损伤：①土鳖虫、大黄、当归各10克，水煎服。②研细粉水调敷患处。

碰伤，摔伤，伤处疼痛：土鳖虫适量，洗净焙干，研细粉，每次服3克，日服2次，黄酒冲服。

跌打内伤：土鳖虫6克，佩兰、鹅不食草各15克，水煎，以酒调服。

疯狗（狂犬）咬伤：土鳖虫5只（去足炒干），大黄8克，桃仁5粒，车前草60克，蜂房1只（撕碎去污物炒干），水煎，黄酒送服。②上药共研细粉，以蜂蜜制成黄豆大丸，每次服1丸，日服2次，开水送服。

蜈蚣咬伤：土鳖虫3只，蟑螂3只，共捣烂敷患处。

骨折：①土鳖虫7只，自然铜15克，黄瓜子（炒黄）120克，猪下颌骨1个（烧成灰）。共研细粉，每次服3克，日服3～4次，黄酒冲服。骨折者先行整复、固定。孕妇忌服。②土鳖虫（酒炙）10只，蚯蚓（瓦上焙干去土）、骨碎补、自然铜、乳香各10克。研末，每次服10克，每日服3次，用苏木适量煎汤送服。

土茯苓

TU FU LING

别名

禹余粮、草禹余粮、光叶拔契。

性味

甘，平。

来源 为百合科植物土茯苓的根茎。产于安徽、江苏、浙江、福建、广东、湖北、四川、贵州等地。

形态 攀缘状灌木。根茎块根状，有明显结节，着生多数须根。茎无刺。单叶互生；革质，披针形至椭圆状披针形，先端渐尖，基部圆形，全缘。7～8月开单性花，雌雄异株；伞形花序腋生，花序梗极短；花小，白色。9～10月结果，浆果球形，直径6～8毫米，红色，其根茎可入药。

【功效】具有除湿、解毒、通利关节的功效。药理作用,有杀灭钩端螺旋体作用;对小儿先天性梅毒口腔炎及梅毒有较好的疗效。

【采制】土茯苓全年均可采收,但以春秋为采收旺季(因此时浆水足,粉性大,质佳),挖取根部后,除去芦头、须根、杂质,趁鲜切成薄片,晒干或用微火焙干即可。有的地区(浙江一带)将根茎放入沸水中煮沸数分钟,再以清水漂过,切片晒干或烘干;有的不切片,直接晒干。

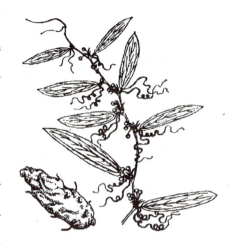

【鉴别】整个根茎习称"土茯苓个",呈不规则块状。多分枝,有结节状隆起,长5~22厘米,直径2~5厘米。表面黄棕色,粗糙,凹凸不平,突起的尖端有坚硬的须根残基,上端具茎痕。质坚硬,不易折断。切成薄片者,习称"土茯苓片",断面呈类白色至红棕色,中间微见维管束点,阳光下可见小亮点(黏液质)。有粉性,以水湿润后有黏滑感。气微,味淡、涩。

◆ 附 方 ◆

钩端螺旋体病:土茯苓60克,甘草10克,水煎服。

预防钩端螺旋体病:土茯苓、鱼腥草、夏枯草、海金沙、车前草、大青叶、贯众、马兰草(路边菊)各10克,流行季节,每天服1剂,水煎,代茶饮。

瘿瘤:土茯苓、白毛藤各25克,开金锁、金银花、黄药子、甘草各10克,乌蔹莓根、蒲公英各20克,水煎服。

麦疵（于麦收季节，皮肤瘙痒，粗糙）：鲜土茯苓30克，水煎服。

妇女避孕：土茯苓、凌霄花（干花）各15克，每于月经净后，水煎服。每日服1次，连服2日。

小儿疳积：土茯苓、地桃花根各等量，共研细粉，每次10克同猪肝60克炖服，或用米汤冲服。

泌尿系感染：土茯苓、草薢各30克，水煎服。

阴痒：土茯苓50克，苦参60克，五倍子30克，蛇床子25克，枯矾15克，水煎，洗患处。

痈疽肿毒：土茯苓30克，金银花10克，水煎服。

血淋：土茯苓、茶叶树根各15克，水煎服，白糖为引。

皮炎：土茯苓60~100克，水煎，代茶饮。

梅毒溃烂：土茯苓15克，黄药子20克，水煎代茶饮。

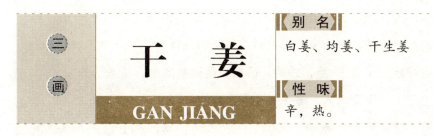

【别名】白姜、均姜、干生姜

【性味】辛，热。

【来源】为姜科植物姜的干燥根茎。我国中部、东南部、西南部广为栽培。主产四川、贵州、云南罗平。

【形态】呈扁平块状，具指状分枝，长3~7厘米，厚1~2厘米。表面灰黄色或浅灰棕色，粗糙，具纵皱纹及明显的环节。分枝处常有鳞叶残存，分枝顶端有茎痕或芽。质坚实，断面黄白色或灰白色，粉性或颗粒性，内皮层环纹明显，维管束及黄色油点散在。

【功效】温中散寒，回阳通脉，燥湿消痰，温肺化饮。

【采制】10月下旬至12月下旬茎叶枯萎时挖取根茎，去掉茎叶、须根，烘干。干燥后去掉泥沙、粗皮，扬净即成。

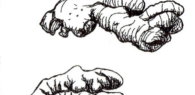

【鉴别】气香，特异，味辛辣。本品粉末淡黄棕色。淀粉粒众多，卵圆形、椭圆形、三角状卵形、类圆形或不规则形，脐点点状，位于较小端，也有呈裂缝状者，层纹有的明显。以质坚实、断面色黄白、粉性足、气味浓者为佳。

附方

妊娠呕吐不止：干姜、人参各50克，半夏100克。上三味，末之，以生姜汁糊为丸，如梧子大。每服十丸，日三服。

卒心痛：干姜末，温酒服方寸匕，须臾，六、七服，瘥。

脾寒疟疾：一干姜、高良姜等分，研为末。每服5克，水一盏，煎至七分服。二干姜炒黑为末，临发时以温酒服三钱匕。

痈疽初起：干姜50克，炒紫，研末，醋调敷周围，留头。

吐血不止：干姜为末，童子小便调服5克。

脾胃虚弱：干姜（频研）200克，以白饧切块，水浴过，入铁铫溶化，和丸梧子大。每次空服以米汤送服30丸。

暴赤眼：干姜，研末，以水调，贴脚心。

寒痢青色：干姜切豆大，以海米汤送服，白天3次，夜里1次。

乌药

WU YAO

【别名】台乌、香桂樟、矮樟。

【性味】辛,温。

【来源】为樟科植物乌药的干燥块根。长江流域及南部各省均产。

【形态】常绿灌木或小乔木,高1~5米。生于灌木林中。根木质,膨大粗壮,两端小,外皮淡紫红色,剖开白色。树皮灰绿色。小枝幼时密生棕褐色毛,老则光滑。叶互生,革质,叶片椭圆形至广倒卵形,全缘,上面有光泽,下面灰白色,主脉3条。伞形花序腋生,花黄绿色。核果球形,成熟时黑色。

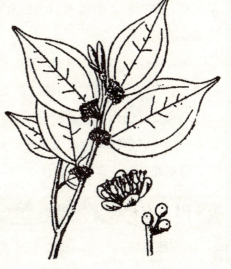

【功效】具有顺气止痛、温肾散寒的功效。主治浅表性胃炎、胃痛、月经不调、疝气等。

【采制】乌药多于冬、春两季采挖,取膨大部分的块根,洗净,晒干,为"乌药个";或刮去栓皮,切成薄片,晒干或烘干,为"乌药片"。浙江主产区所产多为"乌药片"。

依其用途分3种炮制方法:

盐炒:将本品用清水反复洗净,晒干或烘干。每500克乌药用食盐120

克，加开水溶解后，分次喷入。润半小时后，取制麦麸入锅炒热，再加乌药拌炒，至浅黄色，即刻取出，筛去麸，冷却。

麸炒：先将乌药用清水洗净，晒干或烘干，筛尽灰屑。铡成薄片，取制麦麸入锅炒热，再加入乌药片，拌炒至浅黄色时止。取出，筛去麦麸。

酒炒：将本品先用清水洗净，铡成薄片。每500克乌药用白酒50克，喷在乌药上，至完全吸收为止。取出，晾干，再依照上法，用蜜制麦麸拌炒，至浅黄色为止。取出，筛去麸，冷却。

【鉴别】乌药因产地加工不同，多分为乌药个和乌药片2种。

乌药个：呈纺锤形，略弯曲，有的中部收缩成连珠状，称"乌药珠"，长6～15厘米，直径1～3厘米。表面黄棕色或灰棕色，有细纵皱纹及横裂纹。质坚硬，难折断，断面黄白色，有放射状纹理及环纹。气微香，味辛而苦，有清凉感。

乌药片：为类圆形薄片，黄白色至淡黄棕色而微红，有放射状纹理（木射线）和环纹（年轮），习称"菊花纹"。

乌药中以乌药片质量较优。乌药个以个大、质嫩、折断后香气浓郁者为佳；乌药片以色红微白、无黑色斑点、片张薄、完整不碎者为佳。在各产区中，以浙江天台一带所产最佳。

◆ **附 方** ◆

胃腹冷痛：乌药、生姜各9克，沉香2克，党参12克，甘草6克，水煎服。

气血郁滞，脘腹胀痛，行经腹痛：乌药12克，香附、当归各9克，木香、甘草各5克，水煎服。

小肠疝气，小腹痛引睾丸：乌药、木香、炒小茴香、高良姜、青皮各15克，槟榔6克，川楝子9克，巴豆70粒（去油），共研为末。每次3克，温黄酒送服。

四 画

消化不良： 乌药20克，神曲15克，水煎服。

跌打损伤： 乌药30克，威灵仙茎叶15克，水煎，分2次服，每日1剂。

气血凝滞，全身胀痛： 乌药40克，四制香附30克。将香附分成4等份，分别用盐水、酒、醋、童便适量浸泡1小时，分别炒干，与乌药共烘干，研细末，每服3~5克，米酒或温开水送服。

疳积： 乌药、五谷虫、鸡内金各30克，青黛1.5克。将前3味药烘干，研细末，加青黛和匀，瓶装备用。每日清晨空腹服3~5克，温开水送服。

痧胀腹痛： 乌药20克，青木香10克，黄荆叶30克，水煎，分2~3次服。

肝郁气滞所致经闭： 乌药250克，制香附500克。取白酒适量，将香附浸泡3天后焙干；再取陈米醋适量，将香附浸泡3天后焙干；继取盐水适量，将香附浸泡3天后焙干；后取童便适量，将香附浸泡3天后焙干。将香附与乌药共研细末，取米粉适量，用醋煎成糊，与药末和匀为丸。每次30克，温开水送服，每日2次。

乌 梅
WU MEI

【别名】 合汉梅、橘梅肉、黄仔、梅干、梅实、黑梅、酸梅。

【性味】 酸、涩，平。

【来源】 为蔷薇科植物梅的干燥近成熟果实。主产于福建、四川、浙江、湖南、广东等地。此外，湖北、贵州、陕西、安徽、江苏、广西、江西、河南等地亦产。福建产者肥大肉厚、色带红，习称"红梅"。重庆綦江产者亦优，习称"大红梅"。

【形态】 落叶小乔木，高可达10米。多栽培。单叶互生，叶片椭圆状宽卵形，边缘密生细锯齿。春季先叶开放，花瓣5片，白色或淡红色，有香气。核果球形，熟后黄色。5月立夏前后采将熟的青梅，烘、闷使之变黑。即为乌梅。1~2月采花蕾，晒干或烘干。

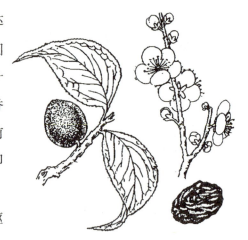

【功效】 具有收敛生津、截疟驱虫、止血治癣的功效。现代药理研究表明，具有抗菌、驱虫、抗真菌、抗过敏、抗肿瘤、兴奋子宫的作用。用于久咳肺虚、下痢滑肠、虚热消渴、疟疾、蛔虫、钩虫、便血、尿血、血崩、牛皮癣等。

【采制】 通常于5月份采收后，将梅子分成大、小2级，分别用低温烘焙2~3个昼夜，焙干后闷2~3天，使其变黑。

【鉴别】 乌梅呈扁圆形或不规则球形。直径1.5~3厘米。表面棕黑色至乌黑色，皱缩不平，一端有明显的圆脐。果肉质柔软，可剥离。核果坚硬，凹凸不平，棕黄色，内含淡黄色种仁1粒。果肉稍有特异酸气及烟熏气，味极酸。

乌梅商品按性状有乌梅及红梅之分：乌梅外表乌黑或棕黑色，皱缩不平，果肉棕黑色，可剥离，有酸味及烟熏味，味极酸；红梅则个稍小，外表红棕或棕黑色，果肉薄而坚硬，酸味较淡。

◆ 附 方 ◆

温病： 乌梅2~30枚不等，常用2~5枚，白糖30~60克，水煎服。个别病例随证加减。

牛皮癣： 取乌梅2500克，水煎，去核浓缩成膏约500克，每次服半汤匙（约9克），每日3次。

四 画

白癜风： ①将乌梅50克，加入酒精适量，浸泡1～2周过滤去渣，再加二甲基亚砜适量即成乌梅酊。用时，取乌梅酊擦涂患处。每日3～4次，每次3～5分钟。根据病变部位、形态大小、蔓延程度及病程长短不同。疗程短则1～2月，长则半年至1年，少数患者超过1年，应同时辅以内服药。②用乌梅酊（乌梅100克放入75%的酒精1000毫升中浸泡10日，过滤后分装）每日外擦白斑2次，并用手指稍加按摩。

细菌性痢疾： 用乌梅治疗菌痢，效果颇佳。取乌梅18克，再配合香附12克，加水150毫升文火煎煮，浓缩至59毫升时过滤，分2次服。服药后大便在1～5日内恢复正常。未发现毒性反应。

钩虫病： 乌梅15～30克，加水500毫升，煎成120毫升，早晨空腹1次服完；二煎在午餐前1次服下。也可用乌梅去核，文火焙干研为细末，水泛为丸，每服3～6克，每日3次，食前服。

寻常疣： 取乌梅4～6克，放入食醋20～30毫升中，装入玻璃瓶内备用。需浸泡1周。用时，令患者先用热水浸洗患部。然后用手术刀消平病变处角化组织，以渗出血为度。取胶布1块，视病变部位的大小，中间剪1小孔，贴在皮肤上，暴露病损部位，取乌梅肉研成糊状，敷贴在病变组织上，外用一层胶布盖严。3天换1次。

鸡眼： 用乌梅100克，盐水浸泡24小时，去核加醋50克，捣烂成糊状，用热水清洗并浸泡患足3～5分钟后，将乌梅糊擦于病变部位，厚度约0.2厘米，用塑料布覆盖，胶布固定，日1次，连用5日为1疗程。

慢性咽喉炎： 乌梅10克，野荞麦根30克，水煎取液300毫升，频服。

顽固性瘙痒症： 用乌梅研细末，每次6克，每日2次，开水冲服，7日为1疗程。

瘢痕： 用乌梅制成炭，研细末，用蜂蜜适量调成糊状，瘢痕处用热茶水洗净，烫软，用药敷上，再加热烘烤，半小时后，再加些乌梅细末敷于患处，外盖一层硬纸，用宽纱布缠上，松紧以适度为准，2日换药1次，每次换药，再行热烘半小时。

乌 韭

WU JIU

【别名】 金花草、雉鸡尾、蜢蚱参。

【性味】 微苦,寒。

【来源】 为鳞毛蕨的干燥全草。长江以南各省区及陕西南部出产。

【形态】 多年生草本,高30～100厘米。根状茎横生,粗壮,密生赤褐色钻状鳞片。叶柄从根状茎生出,棕褐色,除基部外无毛。叶片披针形至卵圆形,3～4回羽状分裂,小羽片长圆形或披针形,裂片楔形;叶脉2叉,每裂片有1～2个圆形的孢子囊群,生于顶端。

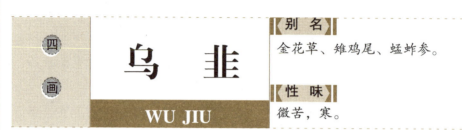

【功效】 具有清热解毒、利湿消肿、凉血止血的功效。主治赤白痢、病毒性肝炎、感冒咳嗽、扁桃体炎、白带、小儿疳积、药物中毒、乳腺炎、湿疹、刀伤、火伤。

【采制】 全年可采收,以夏秋季采收最佳,洗净,除去根茎及根,鲜用或晒干备用。

◆ 附 方 ◆

赤白痢:乌韭30克,捣烂绞汁,加冰糖适量服。

黄疸:乌韭30～60克,冰糖15克,水煎服。

血淋:乌韭90克,冰糖30克,开水炖服。

急性黄疸型肝炎，无黄疸型肝炎： 乌韭30克，茵陈、垂盆草、虎杖根、马蹄金、黄毛耳草、栀子（炒黑）各15克，青蒿、柴胡、郁金各10克，水煎服。食滞加鸡内金、神曲各10克，小便减少加车前草、通草各15克同煎服。

外伤出血： 鲜乌韭、鲜月季花嫩叶各等量，洗净，捣烂，外敷患处，每日换药1次。

食物中毒，农药中毒： 鲜乌韭、鲜梨头草各60克，共捣汁服。

细菌性痢疾，肠炎： 鲜乌韭60克，凤尾草30克，水煎分3次服。每日1剂，连服3~5天。

腮腺炎： 乌韭、鬼针草各30克，水煎服。

烫伤（Ⅰ度或浅Ⅱ度）： 乌韭适量，炒焦，研细末，植物油调涂。

下肢丹毒： 乌韭根30克，鸭蛋2个，水煎取汁，入鸭蛋煮熟吃。

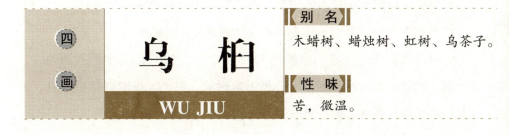

乌桕
WU JIU

【别名】木蜡树、蜡烛树、虹树、乌茶子。

【性味】苦，微温。

【来源】为大戟科植物乌桕的根皮、树皮、叶、种子。产于华东、华南及河南、陕西等地。

【形态】落叶乔木，高达12米，具乳液。树皮灰色而有浅纵裂。单叶互生，纸质；菱形至阔菱状卵形，先端长渐尖，基部阔楔形至钝形，全缘，两面均绿色,无毛,秋天变成红色;叶柄顶端有腺体2个。6~7月开花,花单性,雌雄同株;总状花序顶生,花小,绿黄色,无花瓣及花盘;果期8~10月。蒴果椭圆状球形,成熟时褐色,室背开裂为3瓣,每瓣有种子1粒。种子近球形,黑色,外被白蜡。

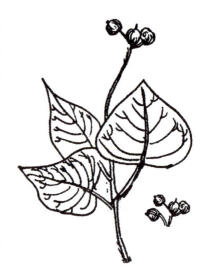

【功效】具有泻下逐水、利尿消肿、杀虫止痒的功效。主治水肿、腹水、大便秘结、病毒性肝炎、颈部淋巴结结核、痈肿疔毒、跌打损伤等。

【采制】全根或剥取二重皮切碎晒干;叶鲜用,以嫩叶为良;种子秋末冬初采摘晒干。

◆【附 方】◆

脂溢性皮炎:①鲜乌桕嫩芽60克,明矾9克,煎水洗患处。②取干乌桕嫩叶30克,明矾9克,共研末,布包浸米醋,外搽患处。

阴囊湿疹:鲜乌桕枝、叶适量,煎水熏洗。每日或隔日1次。

竹木刺入肉中:乌桕子适量,与冷饭共捣烂,外敷伤处。

一般毒蛇咬伤:鲜乌桕嫩枝梢15克,洗净,捣烂,加冷开水调匀,取汁服。同时饮大量冷开水,可延缓中毒时间。另外,可取鲜乌桕嫩叶,加盐少许,捣烂敷伤口周围肿胀处。

臌胀,便秘,水肿,雷公藤中毒:乌桕根30克,水煎服。

手足皲裂:乌桕子60克,打碎,煎水泡洗患处。

真菌性阴道炎:乌桕枝叶500克,加水煎成500毫升,冲洗阴道,每天1次。并将乌桕叶粉装好的胶囊于睡前塞入阴道内,6次为1个疗程。

五味子

WU WEI ZI

【别名】山五味、山花椒、五梅子、红铃子、香苏。

【性味】酸、甘,温。

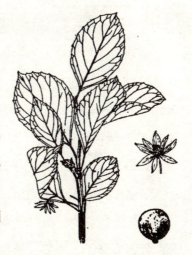

【来源】为木兰科多年生落叶木质藤本植物北五味子或中华五味子的成熟果实。前者习称"北五味子",后者习称"南五味子"。北五味子主产于东北三省。南五味子主产于湖北、山西、陕西、河南、云南等地。

【形态】落叶木质藤本,茎皮灰褐色,皮孔明显,小枝褐色,稍具棱角。叶互生,柄细长;叶子薄而带膜质;卵形、阔倒卵形以至阔椭圆形,先端尖,基部楔形、阔楔形具长梗,椭圆形,雄蕊5个,基部合生;雌花花被6~9枚,雌蕊多数,子房倒梨形,无花柱,受粉后花托逐渐延长成穗状。浆果球形,成熟时呈深红色,内含种子1~2枚。花期5~7月。果期8~9月。

【功效】五味子具有收敛固涩、益气生津、补肾宁心的功能。主要用于久嗽虚喘、梦遗滑精、遗尿、尿频、久泻不止、自汗、盗汗、津伤口渴、短气脉细、内热消渴、心悸失眠等。本品具有酸涩收敛之性,长于敛肺肾之气阴以止咳、止汗、涩精、止泻,又可收敛心气以宁心安神。其气虽温,但质地柔润,温而不燥,故对肺虚之久咳、肾虚之喘咳、阳虚自汗、阴虚盗汗、精滑不固、泄泻不止、津伤口渴及失眠多梦等证均为常用之品。

现代临床上还用于无黄疸型传染性肝炎,有明显地降低谷丙转氨酶的作用,亦可用于水稻田皮炎、小儿遗尿等。

【采制】东北地区多于霜降前后采收,其余地区多于白露后果实成熟时采收。采摘果实后,拣净果枝和杂质,晒干即可。

【鉴别】北五味子呈不规则的圆球形或扁球形,直径5~8毫米。外皮紫红色或暗红色,皱缩,显油性,果肉柔软,内含种子1~2粒,呈肾形,表面棕黄色,有光泽,种皮硬而脆,较易破碎,种仁呈钩状,黄白色,半透明,富有油性。果肉气弱,味酸;种子破碎后,有香气,味辛、微苦。

南五味子果实呈不规则形,较小,直径2~5毫米;表面暗红色或棕褐色,果皮肉质较薄,无光泽,内含种子1~2粒。种子肾形,较北五味子略小,表面黄棕色,略呈颗粒状。

附 方

哮喘:①五味子、白矾各100克,猪肺1副。先将猪肺煮熟,切碎,再把五味子、白矾研为细粉,用猪肺蘸药粉吃,每次服10克药粉,每日2次。②取五味子250克,鸡蛋20个。先将五味子加水3500毫升,煎煮30分钟,待药液放凉后,再将新鲜鸡蛋放入,浸泡7天后食之,每次1个,每日2次(食时把鸡蛋置开水中浸5分钟)。

梦遗虚脱: 五味子适量,煎熬成膏,常服用。

慢性支气管炎: 五味子60克,杏仁120克,罂粟壳250克,明矾30克。先将五味子、杏仁、罂粟壳分别用醋炒后焙干,加入明矾共研为细末,每次3克,早、晚用姜汤水送服。

五更泻: 五味子63克,吴茱萸16克。将上药炒熟,共研为细末,每次6克,每日3次,米汤送服。

白浊及肾虚腰痛: 五味子30克,炒黄,研细粉,用醋糊为丸,分3日服用,每日3次,醋汤送服。

四 画

高血压：①五味子、生山楂各15克，夏枯草30克，水煎，每日1剂，分3次服，1周为1个疗程。②五味子6克，丹参9克。每日1剂，鲜开水浸泡常服。

脚软无力，体热，食欲不振，心烦自汗等：五味子6克，枸杞子10克，共研细粉，放入保温杯中，冲入沸水300毫升左右，盖严，闷泡10分钟，代茶饮。

遗精，滑精，早泄，腰酸，神疲，盗汗：①五味子、山茱萸各5克，代茶常饮。②五味子、金樱子各5克，开水浸泡代茶常饮。

心悸，怔忡，失眠，健忘，多梦，易醒：五味子、炒枣仁、丹参、生地各5克。炒枣仁打碎与其余3味混合，开水浸泡代茶常饮。

短气羸瘦，骨肉疼痛，腰背酸痛，遗精阳痿：五味子、熟地黄、枸杞子各5克，开水浸泡代茶常饮。

久咳不已，气少懒言，痰少清稀，头晕神疲等：五味子3克，罂粟壳1克，款冬花、党参各5克，开水浸泡代茶常饮。

天麻 TIAN MA

【别名】明天麻、冬麻、赤箭。

【性味】甘，平，无毒。

【来源】为兰科植物天麻的干燥块根。主产于贵州、四川、重庆、陕西、云南等地。

【形态】多年生寄生草本，高30~100厘米，全体无叶绿素。块茎椭圆形或长圆形，淡黄色，肉质，横生，长6～15厘米，直径3～5厘米，有不明显的环节。茎圆柱形，黄褐色，单1，直立，光滑无毛，节上有鞘状鳞片。叶退化为鳞片状，淡黄褐色，长1～3厘米，膜质。6～7月开花，花黄棕色，排成总状花序长10～30厘米；花被片合生成歪斜筒状，长约1厘米，直径约7毫米，顶端5裂；唇瓣白色，3裂；发育雄蕊1枚，全蕊柱长约6毫米。7～8月结果，果实长圆形，长约1.5厘米。种子多而细小，粉末状。

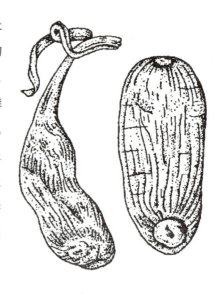

【功 效】天麻具有平肝熄风止痉的功效。主要用于头痛眩晕、肢体麻木、小儿惊风、癫痫抽搐、破伤风等。为治疗眩晕、头痛的要药。对肝虚、肝风所致的眩晕、头痛，与肝风痰湿有关的偏头痛疗效尤佳。对风寒湿痹（偏重于湿痹）引起的肢体麻木瘫痪；慢性风湿性关节炎、破伤风、流脑及乙脑引起的抽搐等也有较好的治疗作用。

【采 制】天麻基本为栽种1年收获，春季收获者为春麻；初冬至早春未萌发前（10～11月份）采为冬麻。采挖到的鲜货分等清洗，蒸透或开水烫3～5分钟后再用硫黄熏10～12小时，再烘至七八成干，压扁整形，烘至全干。

【鉴 别】呈椭圆形或长条形，略扁，皱缩而稍弯曲，长3～15厘米，宽1.5～6厘米，厚0.5～2厘米。表面黄白色至淡黄棕色，具环节，有点状痕点或膜质鳞叶，全体多纵皱。顶端有红棕色至深棕色的干枯芽苞（习称"鹦哥嘴"或"红小瓣"），或留残留茎基；另一端有至母麻脱落后的圆脐形疤痕（习称"肚脐眼"或"圆盘底"）。质坚硬，不易折断。断面较平坦，角质样，黄白色至淡棕色。未蒸透者中间略有白碴，有时显裂隙。气特异（习称"马尿味"），味淡或微甜。

以质地坚实沉重，有鹦哥嘴，断面明亮，无空心者为"冬麻"，质佳；质地松泡，有残留茎基，断面色晦暗，空心者为"春麻"，质次。

◆ 附 方

头痛：天麻、白芷各6克，羌活、独活、防风各3克。每日1剂，水煎服。

慢性头痛：天麻、大枣、枸杞子、党参各30克，羊头肉适量。加水共炖熟，食盐调味，食肉喝汤。

中风不语，半身不遂：天麻、杜仲各12克，络石藤、防风各10克，煎汤备用；另取细辛、半夏、甘草各3克，共研为细粉，取少许吹入鼻孔，男左女右，再服备用汤药。

头晕目眩：天麻、乌鸦肉各20克，米酒50毫升，上药共蒸熟，每日分2次，食肉喝汤。

产后中风：天麻、伸筋草各9克，防风6克，荆芥3克，黄酒、水各半煎服，每日1剂。

肝阳上亢之头晕目眩：天麻茎50克，水煎，每日1剂，分3次服。

产后手足拘挛：天麻6克，制川乌、制草乌各2克，全蝎2只，鸡蛋3个。先将鸡蛋分别打1个小孔，倒出蛋清，再将其他药共研为细末，分别装于3个鸡蛋内，用麻布封口，在炭火上煨熟，连皮1次吃下，共酒为引，每日1次，连服3剂。

半身不遂，眩晕：天麻、天南星、羌活、白芷、防风各30克，制白附子26克，共研为细末，每次6~9克，每日1~2次，黄酒冲服。

风湿脚气，筋骨疼痛，皮肤不仁：天麻（生用）、草乌头（炮，去皮）、藿香叶、半夏（炮黄色）、白面（炒）各250克，麻黄（去根、节）500克，上6味捣罗为细末，滴水丸如鸡头大，丹砂为衣。每次服1丸，茶酒嚼下，每日3次，不拘时。

五加皮

WU JIA PI

【别名】南五加皮、加皮、五加、香加皮、无梗五加皮。

【性味】温,辛、苦。

【来源】为五加科植物五加、无梗五加、刺五加、糙叶五加、轮伞五加等的干燥根皮。主产于东北、华北、华中等地。

【形态】落叶灌木。茎或刺或有钩刺。掌状复叶互生,叶柄细长,光滑或有小刺;小叶5片,倒卵形至披针形,中间1片较大,边缘有钝锯齿,两面无毛或叶背散小刺毛。夏季开小白色花,腋生或顶生伞形花序。浆果球形,秋季成熟,蓝黑色。

【功效】具有祛风湿、补肝肾、强筋骨的功效。主治风湿痹痛、筋骨痿软、小儿行迟、水肿、脚气、风湿性关节炎等。

【采制】夏、秋采挖根部,剥皮晒干入药。炮制分生用、酒炒、姜制3种。

生用:将本品用清水洗净,拣去骨心。切约6毫米长,晒干或文火烘干,筛尽灰屑。

酒炒:按每50克用白酒15毫升的比例,取生五加皮入锅炒热后,将酒分次淋入,炒至酒全部吸收后取出,冷却。

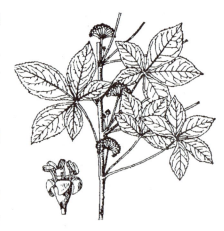

姜制：按每 50 克五加皮用生姜 10 克或 15 克的比例，先将生姜捣烂，加少许清水，去渣。再取五加皮入锅，置文火上炒热后，加入姜汁拌炒，至姜汁全部吸干后，取出。

【鉴别】五加皮呈不规则卷筒状，长 5~15 厘米，直径 0.4~1.4 厘米，厚约 2 毫米，外表面灰棕色或灰褐色，有稍扭曲的纵纹及横向的长圆形皮孔；内表面黄白色或灰黄色，有细纵纹。质轻而脆，易折断，断面略平坦，淡灰白色，于放大镜下检视可见多数淡黄棕色小油点（树脂道），并有横长的裂隙。气微香，味微辣而苦。五加皮以皮厚、整齐、淡黄棕色、气香、无木心者质佳。

附 方

风湿性关节炎：五加皮 100 克，松节 50 克，豨莶草 60 克，白酒 2500 毫升，同浸泡 7 天后，每次饮用 30~50 毫升。

风湿性膝，踝关节痛：五加皮 30 克，络石藤 15 克，牛膝 10 克，猪脚 1 只，水适量，共炖烂去药渣，酌加米酒服之。

肾虚或劳损腰痛：五加皮 100 克，地骨皮 120 克，杜仲 90 克（炒），蜂蜜 300 克。将前 3 味烘干，研细末，炼蜜（熬至滴水成珠）为丸，早、晚用米酒送服 9 克。

陈伤腰痛：五加皮 60 克，桃树细枝 20 克，杨梅根皮 30 克，母鸡 1 只（去毛及内脏）。将前 3 味药纳鸡腹内，加水炖烂，服汤食鸡。

脚气疼痛：五加皮 30 克，土牛膝 10 克，水煎，分 2 次服。每日 1 剂。

鹤膝风：五加皮 200 克，牛膝 100 克，当归 120 克，白酒 2500 毫升。将药浸泡于酒中，半个月后，每次服 15~20 毫升，日服 2 次。

肝肾虚损，腰腿疼痛：五加皮、炒杜仲、牛膝各等份，共为细末。每服 6 克，每日 2 次。

四 画

> 风湿骨痛，筋脉拘急：五加皮、木瓜、松节各 30 克，共为细末。每次 6 克，每日 2 次。
>
> 腰膝痹软，肢节困倦：五加皮、当归、牛膝等，加酒浸泡，饮服。

天南星
TIAN NAN XING

【别 名】伞南星、南星。

【性 味】苦、辛，温，有毒。

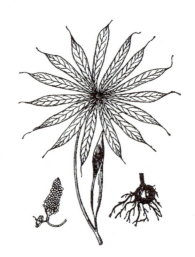

【来 源】为天南星科植物天南星的干燥块茎。全国大部分地区均有分布。

【形 态】多年生草本，高 20～35 厘米。块茎扁球形，外皮黄褐色，生有须根。叶从叶芽苞内抽出，绿色，杂有褐色或赤色斑纹；小叶片呈辐射状排列，条形、披针形，先端渐尖，并延长为丝状。夏、秋季开花，肉穗花序从叶柄下部抽出。秋季结果，果序圆柱形，如玉米棒，果实红色。

【功 效】具有祛风化痰、解毒消肿的功效。现代药理研究表明，具有抗惊厥、镇静、止痛、抗肿瘤作用。用于顽痰咳嗽、风痰眩晕、中风痰壅、口㖞眼斜、半身不遂、癫痫、破伤风、小儿惊风、痈肿、蛇虫咬伤。

四 画

【采制】 多于秋、冬两季采收，去掉残茎及须根，然后去皮干燥（去皮方法各地不同，有用刮刀刮皮者，有用麻袋或萝筐撞去皮者，亦有堆置发汗后搓去皮者）。

天南星有毒，在炮制过程中应除去毒性，以不麻舌为标准。

先用清水洗净本品，用手有烫热感的温水泡至软软的。取出后，切成约1.5毫米厚的片。再用清水漂洗，冬、春季节漂5~6天，夏、秋季节漂3~4天。每天换水2~3次，直至漂得不麻舌为止。然后按天南星10千克，甘草500克，干姜750~800克的比例，先将甘草及干姜入锅加水，煮2小时后，再加入天南星片，煮至试味时不麻舌为止。取出，用水洗清后，再晒干。

【鉴别】 块茎呈扁圆形，直径2~5厘米，表面淡黄色至淡棕色，顶端较平，中心茎痕线凹，有叶痕环纹，周围有大的麻点状根痕，但不明显，周边无小侧芽。质坚硬，断面白色粉性。气微，味麻舌刺喉。

附方

小儿口角流涎： 取天南星30克，研为细末，醋调，睡前敷足心涌泉穴，外以布条缠扎，每次敷12小时。

流行性腮腺炎： 用天南星块茎适量，研末，浸入食醋中5日后，外涂患处。

疥疮： 先用温水清洗患部，然后用棉球蘸本品（生天南星50克，陈醋500毫升，浸泡1周后）外搽。若患部有化脓感染者，用双氧水消毒清洗后，再搽本品。每日2次，连用3~10日。

顽固性癫痫： 生天南星、生半夏、生铁落、僵蚕、钩藤、石菖蒲、远志、蜈蚣、全蝎。用上述基本方随证加减，每日1剂，水煎服，治疗顽固性癫痫。

风痫： 天南星（九蒸九晒）适量，研为末，以姜汁制成丸，如梧子大小。煎人参、菖蒲汤或麦门冬汤，每次以汤送服20丸。

扁平疣：生南星15克，香附30克，红花10克，冰片5克，分别研细末，过120目筛，另将米醋500毫升，以文火浓缩至300毫升，趁热加入前3味药末，晾凉后加入冰片混匀备用。治疗时以75%的乙醇擦净创面，每日外搽治疣合剂3次，每次2~5分钟，以局部皮肤潮红，稍有热感为度，7日为1疗程。首次搽药前以手术刀片轻刮母疣表面，每次2~3个，以局部点状出血为度。

内耳性眩晕病：生天南星、半夏各12克，茯苓、泽泻、桂枝、猪苓各20克，白术15克，每日1剂，水煎服。患者服药最少者仅3剂，最多者9剂。

天冬 TIAN DONG

【别名】 天门冬、明天冬。

【性味】 甘、苦，寒。

【来源】 为百合科植物天冬的干燥块根。主产于贵州、四川、广西、浙江、云南等地，陕西、甘肃、湖北、安徽、河南、江西也产。

【形态】 多年生攀缘草木，长约2米。块根肉质，簇生，长椭圆形或纺锤形，淡黄色。茎细长，多分枝。叶状枝4~6枚簇生，线形，扁平而具棱，先端刺针状。叶退化成鳞片状。夏季开黄白色或白色花，1~3朵丛生，下垂。浆果球形，熟时红色。种子1粒。

【功效】 天冬具有养阴润燥、清肺生津的功效。主要用于肺燥干咳、顿咳痰黏、咽干口渴、肠燥便秘等。对肺热阴伤之燥热咳嗽咯血，能起到养肺阴而润肺止咳、止血兼疗虚劳咳嗽的作用。对阴虚内热、津伤消渴、肠燥便秘之证也有治疗作用。还能滋肾养阴、润燥滑肠。也常用于须发早白的配方。

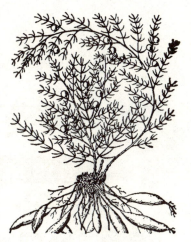

【采制】可于秋、冬采收，以冬采为好。采收时间自9月至次年3月均可。采挖后，选直径在1.3厘米以上剪下，洗去泥土，分成大、中、小3级，分别置沸水中，煮至透化，或置木甑中蒸至透心，放入清水中，将外皮剥尽后再另泡于清水中，捞出剪去蒂根，放入烘房烘至八九成干，用硫黄熏后，烘干或晒干。

【鉴别】呈长纺锤形，两端渐细，略弯曲，长5~18厘米，直径0.5~2厘米，表面黄白色至黄棕色，半透明，光滑或具细纵纹及纵沟，偶有残存的灰棕色外皮。对光透视，有1条不透明的细心。质硬或柔润，有黏性，断面角质样，中柱黄白色。气微，味甜、微苦。

◆【附方】◆

咳嗽：天冬30克，鲜鲫鱼1条。共炖熟，加少许食盐调味，每日分3次服用。

干咳：天冬60克，冰糖15克，加水共炖熟，每日2次分服。

胃溃疡：天冬、川贝母、鸡内金各150克，乌贼骨350克，共研为细末，炼蜜为丸，每丸重9克，每次1丸，每日服3次。

崩漏：天冬300克，水煎，取浓汁，加白酒15毫升，每日分2次服下。

产后贫血：天冬30克，鸡肉200克，共炖熟，食盐调味，食肉喝汤，每日2次。

天葵子

TIAN KUI ZI

【别名】 千年老鼠屎、紫贝天葵子、天葵根。

【性味】 甘、苦，寒。

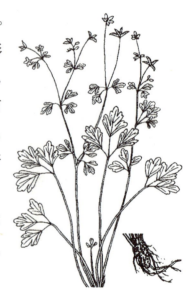

【来源】 为毛茛科植物天葵之干燥根茎。主产于四川、贵州、云南、安徽、江苏、浙江、湖南、湖北、广西等地。

【形态】 多年生小草本，高15～30厘米。根茎块状，倒卵形，灰黑色，内部肉质白色，形似"老鼠屎"。基生叶丛生，有长柄；3出复叶，各小叶再3裂，叶面绿色，背面紫色；茎生叶有短柄，比根生叶小。花单生于茎顶及叶腋，白色，外带紫红色。果熟时裂开。种子黑色。3～4月开花。果实立夏前成熟，全草随即枯死。

【功效】 具有清热解毒、消肿散结、化痰、利尿的功效。主治毒蛇咬伤、肺结核、乳腺炎、疮痈肿毒。

【采制】 多于冬季采挖其块根，洗净泥土，晒干或晾干后搓去毛须即可。有的地区将块根蒸透，晒干。

【鉴别】 呈不规则块状或纺锤形，略扁或稍弯曲，长0.8～3厘米，直径0.5～1厘米。表面暗褐色或灰黑色，略凹凸不平，有不规则纵横皱纹及须根痕；根头部常残留茎、叶残基，有的被黄褐色鞘鳞片，或根头部2～3个分

四 画

权，有的分杈呈结节状。质较软，易折断，断面皮部类白色，木部黄白色，有黄色放射状纹理，经蒸煮加工者断面呈角质样。气微，味甘，微苦。

◆ 附 方 ◆

肺结核： 天葵子30克，猪肚2段，共煮烂，服汤食猪肚。

毒蛇咬伤： 天葵子、七叶一枝花、麦冬各10克，水煎服；另取鲜天葵草适量捣烂，扩创排毒后，敷伤口周围。

乳腺炎： 鲜天葵子30克，捣烂，黄酒煮沸冲泡后去渣服。

哮喘： 乌药9克，天葵子、醉鱼草根各6克，红糖适量，水煎服，每日1剂。

小儿哮喘： 天葵子30克。将天葵子用盐水浸泡一夜，取出烘干，研细末，每次1.5克，姜开水送服。发作时每日2次。

小儿惊风： 天葵子30克，烘干，研细末，每次1.5克，开水送服。

外痔： 天葵子15克，桐油适量。取天葵子蘸桐油于陶制容器上磨烂，取汁涂患处。

月季花

YUE JI HUA

【别 名】 月季、四季花、月月红。

【性 味】 苦，平。

【来 源】 为蔷薇科植物月季花半开放的花。我国各地普遍栽培。

【形 态】 常绿直立灌木。枝圆柱形，有三棱形钩状皮刺。单数羽状行叶互生；小叶3~5片，有柄，柄上有腺毛及刺；小叶片阔卵形至卵状长椭圆形，先端渐尖或急尖，基部圆形，边缘有尖锯齿；总叶柄基部有托叶。5~9月开花，花通常数朵簇生，红色或玫瑰色，重瓣；总苞2个，披针形，先端长尾状，表面有毛，边缘有腺；花萼5个，向下反卷，有长尾状锐尖头，常羽状裂，外面光滑，内面密被白色绵毛；花瓣倒卵形，先端圆形，脉纹明显，呈覆瓦状排列。果实卵形或陀螺形。

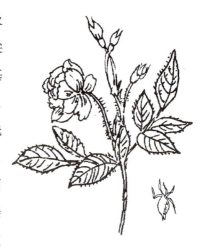

【功效】具有活血调经、消肿解毒的功效。主治：根治跌打扭伤、闭经、遗精、颈淋巴结核；叶治疔疮痈肿；花治月经不调、高血压、咯血、烧烫伤等。

【采制】花于夏、秋二季采收，在花微开时采摘，阴干或低温烘干。根于秋季采收为佳，洗净，趁鲜切片晒干备用。叶多为鲜用，随用随采。

【鉴别】月季花多呈类球形，直径1.5~2.5厘米。花托长圆形；萼片5个，暗绿色，先端尾尖；花瓣呈覆瓦状排列，有的散落，长圆形，紫红色或淡紫红色；雄蕊多数，黄色。体轻，质脆易破碎。微有清香气，味淡微苦。

月季花与玫瑰主要的区别为花托长圆，香气不及玫瑰浓郁。

月季花以紫红色、半开放之花蕾、不散瓣、气味清香者为佳，产地以苏州所产为最优。

◆ 附 方 ◆

闭经：鲜月季花、鲜大红花（木槿花）各30克，香附10克，水煎服。

淋巴结核：月季花根30克，水煎服；另取鲜月季花嫩枝叶适量，捣烂敷患处。

四 画

疮疡：月季花根、木芙蓉根皮各适量，加生盐少许，共捣烂敷患处。

隐性冠心病：①鲜月季花30克，洗净后加冰糖（或蜂蜜），沸水冲泡，加盖。待水温稍降即频频饮服，可续冲3遍。上、下午各1剂，每天总冲水量为800～1000毫升。②或以鲜橙花10克，加入月季花中泡饮，其效亦佳。

痛经：鲜月季花根、鸡冠花各30克，益母草15克，制香附10克，水煎取汁炖鸡蛋，吃蛋喝汤。

月经后期，量少，经行艰涩：月季花、醋炒香附各9克，牛膝10克，丹参30克，水煎，分3次服。每日1剂。

月经不调：鲜月季花20克，沸水冲泡，分次服之。每日或隔日1次，连服3～5次。

肺虚咳嗽咯血：鲜月季花15克，冰糖20克，水炖服。

跌打损伤，筋骨疼痛：月季花30克。烘干，研细末，每服3克，热米酒适量冲服。如系新伤，可用嫩月季花叶，捣烂外敷伤处。

淋巴结核：①鲜月季花根20克，鲫鱼1～2条，水炖服。②用月季花5克，沸水冲泡服。

车前草

CHE QIAN CAO

【别名】车前、牛甜菜、车轮菜、鸭脚板、蛤蟆草、尿不通、车轱辘菜。

【性味】全草甘，寒；子苦，寒。

【来源】为车前科植物车前的干燥全草。全国各地均产。

【形态】多年生草本，高10～20厘米。生于田野、路旁、荒坪中。叶簇生地上，卵形或椭圆形，先端尖或钝。基部狭窄成长柄，全缘或有不规则波状浅齿，通常有5~7条弧形脉。花梗从叶丛中抽出，花极小，白色，成细长花穗。果实成熟时环状裂开。种子细小，黑褐色。

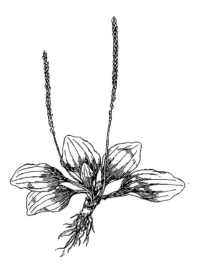

【功　效】具有清热利尿、渗湿通淋、明目、祛痰的功效。主治感冒咳嗽、肾炎水肿、脚气水肿、肺炎、咳痰咯血、百日咳、膀胱炎、下消、尿血、白浊、黄疸、热泻等。

【采　制】全草和种子入药，夏、秋采全草，鲜用或晒干。秋采种子，晒干。拣去本品杂质，用清水洗净。晾干水分后，不去苑，连苑铡1厘米长段。晒干，筛尽灰屑。

【鉴　别】车前草通常按来源不同分为：

车前须根：叶片皱缩，展平后呈卵状椭圆形或宽卵形，表面灰绿色或污绿色，具明显弧形脉，先端钝或短尖，基部宽楔形。穗状花序数条，花葶长。蒴果周裂，萼宿存。气微香，味微苦。

平车前主根：直而长，叶片较狭，长椭圆形或椭圆状披针形，长5~14厘米，宽2~3厘米。

车前草均以叶片完整、带穗状花序、色灰绿者为佳。

◆【附　方】◆

急性肾炎：车前草、白茅根、野菊花、白花蛇舌草、一点红各30克，水煎服。每日1剂。

小儿单纯性消化不良腹泻：车前草适量。将车前草炒焦，研细末，1岁以内服0.5克，1~2岁服1克，3~5岁服2克，开水或白糖开水送服，每日3次，连服3~5天。

四 画

尿路感染：车前草、白茅根各 30 克，积雪草 40 克，水煎服。每日 1 剂。

预防慢性肾盂肾炎发作：月经后、过度疲劳、性生活后容易诱发，用车前草 30 克，水煎，送服穿心莲（中成药）8 粒。

白带过多：车前草根 10 克，洗净，捣烂，淘米水适量对服。

夏季腹泻，泻而不爽：车前草 25 克，绿豆 100 克，水煎，分 2 次服。每日 1 剂。

肝炎：鲜车前草、鲜天胡荽、鲜地耳草各 30 克，栀子 10 克，水煎服。

泌尿系结石：车前草 30 克，千斤拔 60 克，穿破石、两面针根各 15 克，水煎服。

急性肾炎，肾盂肾炎：地胆草 30 克，车前草、白茅根、淡竹叶、路边青叶各 15 克，水煎服。

急性结膜炎：车前草 30 克，谷精草 15 克，水煎服。

小便赤痛：桑白皮 10 克，车前草、墨旱莲、积雪草各 15 克，加生盐少许，水煎服。

升麻 SHENG MA

【别名】周升麻、周麻、鸡骨升麻、鬼脸升麻、缘升麻、北升麻、炒升麻。

【性味】甘、辛、微苦，凉，无毒。

【来源】为毛茛科植物大三叶升麻、兴安升麻、升麻的干燥根茎。我国大部分地区有分布。

【形态】多年生草本，高1～2米。根茎为不规则块状，多分枝，呈结节状，有洞状茎痕，表面黑褐色，直径2～4厘米，须根多而细。茎直立，有疏柔毛。叶互生，基生叶和下部茎生叶为2～3回羽状复叶；小叶片长卵形或披针形，最下1对小叶常裂成3小叶，边缘有粗锯齿，叶面绿色，叶背灰绿色，两面均有短柔毛。7～8月开花，花小，黄白色，排成圆锥花序，长达45厘米，生于枝顶；9月结果，果实密生短柔毛，长圆形略扁，长0.8～1.4厘米。

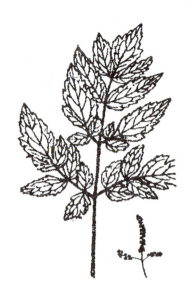

【功效】具有止痛解表、清热解毒、升阳透疹的功效。现代药理研究表明，具有抑制心脏、降血压、抑菌、升高白细胞等作用。用于头痛寒热、咽痛、喉痛、久泻久痢、痈肿疮毒、脱肛、子宫下垂、斑疹不透等。

【采制】多于春、秋季采挖，除去泥沙，晒至须根干时，用火燎去须根，晒干即可。

分生用、酒炒、蜜炒3种炮制方法：

生用：将本品用清水洗净，稍加浸泡，使其闷透。去掉非药用部分及须根，切成约1.5毫米厚的斜片。晒干、晾干或用文火烘干，筛去碎末。

酒炒：按每1000克升麻用50毫升白酒的比例，喷洒在升麻上，待酒吸收完以后，再用制麦麸拌升麻炒至微黄色为止。取出过筛即成。

蜜炒：取升麻1000克，蜜500克，入锅加热，拌炒均匀，至蜜全部被吸收后为止。取出，冷却后入药。

【鉴别】升麻多按产地、来源、性状不同分成关升麻、北升麻、西（川）升麻3种：

四 画

关升麻：呈不规则长块状，多短分枝或结节状，长8～20厘米，直径1.5～2.5厘米。表面暗棕色或黑棕色，有时皮部脱落可见网状筋脉，上有数个圆洞状茎基，直径0.5～2.5厘米，两侧及下面有少数细根断痕。质坚而轻，断面黄白色，皮部薄，木部呈放射状或网状条纹（纵切面）。气微，味微苦。

北升麻：分枝较多，直径1～1.5厘米，茎基较密，断面微带绿色。

西升麻：呈不规则块状，分枝较多，直径0.7～6厘米，茎基直径0.4～1厘米，细根较多，断面灰绿色。

3种升麻均以个头大、外皮绿黑色、须根去净、断面深绿者为佳。3种升麻均同等入药。

【贮藏】生用升麻片装入木制器具中，放干燥处，防虫霉。本品以黑褐色为佳，棕褐色次之。如变色后，药效较差，故应注意贮藏之。

◆ 附 方

子宫脱垂：取升麻4克（研为细末），鸡蛋1个。将鸡蛋顶端钻1黄豆粒大小的圆孔，把药末放入蛋内搅匀，取白纸1小块蘸水将蛋孔盖严，放蒸笼内蒸熟，去壳内服。每日1次，10日为1疗程。休息2日，再服第2疗程。

牙周炎：升麻10克，知母、黄柏各6克，水煎服。

咽喉疼痛：取升麻8克，水煎后含漱，每日3～4次。一般用药1～2剂后即可痊愈。

带状疱疹：将升麻30～50克，水煎成浓汁，用纱布蘸药汁湿敷患处，并保持局部湿润，同时应禁食生姜、大蒜、辣椒、鱼、蛋等辛辣物及发物。

风热头痛、眩晕：升麻、薄荷各6克，白术10克，水煎服。

木香

MU XIANG

【别名】云木香、蜜香、广木香、川木香。

【性味】辛、苦,温。

【来源】为菊科植物云木香、川木香等的根。原产印度,现在我国云南、广西、四川均有栽培。

【形态】多年生高大草本。主根粗壮,圆柱形,外表褐色;支根稀疏。根生叶三角状卵形或三角形,上面深绿色,被短毛,下面淡绿带褐色,被短毛,脉上尤著;叶柄较长。花茎较高,有细棱,被短柔毛;花茎上的叶长10～30厘米,有短柄。花全为管状花,暗紫色。瘦果线形,先端平截,果熟时多脱落,果顶有时有花柱基部残留。花期7～9月。果期8～10月。

【功效】具有行气止痛、健脾消食的功效。用于胸脘胀痛、泻痢后重、食积不消、不思饮食等。

【采制】一般种植2～3年后采收,于9～10月份茎叶枯黄后(霜降前)采收,挖出后(忌水洗),抖去泥,切成节段或块,晒干(雨天可小火烘干),除去须根、粗皮即可。现在有些人喜欢粉用,即将木香研制成粉。研之前应进一步晒干或烘干,才易研成粉。

【鉴别】略呈圆柱形、枯骨形或为纵剖片,长5～15厘米,直径0.5～6

厘米。表面黄棕色，栓皮多已除去，有显著纵沟及侧根痕，有时可见不规则菱形网纹。质坚实，体重，不易折断，断面略平坦，黄白色至棕黄色，有1棕色环及放射状纹理，并可见散在的褐色油点。老根中心常呈朽木状。气强烈芳香，味苦辛。

◆ 附 方 ◆

急性胃肠炎、呕吐、腹泻、舌苔黄腻： 姜竹茹10克，木香、姜川连各5克，水煎服。

木香调气散： 用于胸腹胀痛、呕逆。木香、蔻仁各5克，藿香9克，砂仁、甘草各3克，檀香、丁香各1.5克，水煎服。

胃痛： 木香、五灵脂、延胡索各9克，共研粉。每次9克，每隔3小时服黄酒或开水冲服。

中气不省人事： 用广木香研为末，冬瓜子煎汤，以冬瓜汤送服木香末10克。

宿食腹胀： 木香、牵牛子（炒）、槟榔各等份，共研为末，滴水丸如桐子大，每次服30丸。

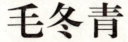

毛冬青

MAO DONG QING

【别 名】
毛披树、六月霜、细叶冬青、茶叶冬青、水火药、喉毒药。

【性 味】
苦、涩，平。

【来 源】 为冬青科植物毛冬青的根。分布于我国南方各省区。

【形 态】 常绿灌木，高2~3米。根粗壮，淡黄色。小枝近四棱形，密被粗毛，稍呈"之"字形曲折。单叶互生，柄短，叶片膜质或纸质，椭圆形或卵状长椭圆形，长3～5厘米，宽1.5～2厘米，先端渐尖，全缘或具稀疏小尖齿，上面绿色，下面淡绿色，中脉被短柔毛。夏初开淡紫或白色花。雌雄异株；花序簇生，花瓣5～6片。核果浆果状，球形，熟时红色。

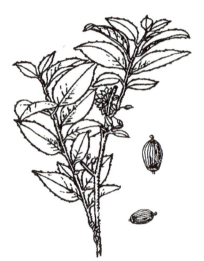

【功效】具有清热解毒、活血通脉的功效。现代药理研究表明，具有抗菌、抗流感病毒、增加冠脉血流量、镇咳、祛痰等作用。用于风热感冒、肺炎、扁桃体炎、咽喉炎、痢疾、丹毒、烫伤、冠心病、脑血管意外所致的偏瘫及血栓闭塞性脉管炎。

【采制】秋、冬采根，切片晒干备用。叶鲜用。

【鉴别】毛冬青呈长圆锥形，稍弯曲，直径1～4厘米，或块片状，大小不等。表面灰褐色或棕褐色，稍粗糙，有纵向细皱纹及横向皮孔，皮部薄，易剥离。根头部带有残留的茎枝。质坚硬，难折断。横断面木部黄白色，有致密的放射状纹理及环纹。气微，味微苦。

毛冬青以块片大小厚薄一致、外皮细、土黄色、断面多环纹者为佳。

◆附 方◆

急性心肌梗死：毛冬青根120克，水煎服，每日1剂；用时加毛冬青根针剂，每日2次，1次1支（针剂每支相当于生药8克，或提得较纯的黄酮苷20毫克）。有心力衰竭者，一般并用强心剂；合并休克的病人，应采取抗休克措施。

动脉粥样硬化症：口服毛冬青糖浆（每100毫升含生药300克），每次20毫升，每日服用3次。

唇疱： 取鲜毛冬青叶适量，捣烂后加温开水浸泡1分钟，然后用棉签蘸药汁涂搽患处，每日3~5次。治疗过程中如患处有瘙痒或干燥，勿用手抓或涂搽其他药物，特别是不能用肥皂清洗局部。

血栓闭塞性脉管炎： ①煎剂。每天用毛冬青根250~500克，加猪爪或猪骨适量（或以红糖代），加水3000毫升，煎煮4~6小时至100毫升，分2~3次饭后服。②毛冬青片剂。每天3次，每日3次，每次服5~10片（每片相当于毛冬青根0.5克）。③毛冬青糖浆。每日3次，每次服30毫升（每毫升相当于生药3克）。同时，可适当辅以中药和抗生素、维生素治疗，并结合熏洗以及外科处理。④用毛冬青根干品每日60克，水煎服。⑤毛冬青鲜品100克，水煎服，治疗脱疽。亦可给予毛冬青煎剂湿敷治疗静脉炎。

烧伤： 取毛冬青500克，水煎2次，滤液混合浓缩成50%的煎液，制成油纱布备用。每日或隔日换药1次。高烧时另给煎液内服，每次20~40毫升，每日2~3次。据观察，用药后引流好，有抗感染、创面新鲜、刺激性小等作用。有人将毛冬青制成冷霜剂，涂于暴露创面，一般在3~4日创面结痂自行脱落。

脑血栓形成： 每日用毛冬青60~90克，水煎服，并酌情加用毛冬青针剂。病情发展阶段可以用西药血管扩张剂，病情稳定后逐渐停用。或用毛冬青口服结合穴位埋线，治疗脑血管意外后遗症，也有一定的效果。

急乳蛾，急喉痹： 取毛冬青根皮20~30克，放入茶杯内，用沸水150~250毫升，浸泡10~15分钟，待水温降至温或冷时，即可饮用，慢慢吞服，服完后原药再按上法浸泡2~3次，用法同前，每天可浸泡1~2剂，隔2~3小时1次。一般3~5岁每剂用毛冬青根皮粉末20克，每日1剂，每次沸水150毫升；6~15岁，每剂用毛冬青根皮粉末25克，每日1剂，每次沸水200毫升浸泡；16岁以上，每剂用30克，每日1剂，每次沸水250毫升浸泡。如用毛冬青根、叶，用量加倍。连续用药3~6天，痊愈后还需服药1~2天，以巩固疗效。

葡萄膜炎：①毛冬青电导入疗法。用国产直流感应电疗机，以100%～200%的毛冬青煎液进行眼部电导入。用时，病人取平卧位，眼部放阴极，眼垫浸泡药液；枕骨粗隆放阳极。电流强度1～5毫安，以单眼为准，通电持续时间15～20分钟。为进一步增加药物导入眼内浓度，通电前应先在结膜囊内滴入1～2滴毛冬青煎液，部分急性病例应先在球结膜下注入3毫克毛冬青提纯液。每日电导1次，少数急性病例每日电导2次，10日为1疗程。②毛冬青肌注。每次2毫升（相当于生药8克），每日1～2次。

木鳖子

MU BIE ZI

别名

木鳖、土木鳖、壳木鳖。

性味

苦、微甘，温，有毒。

来源 为葫芦科植物木鳖子的成熟种子。分布于广西、四川、湖北、河南、安徽、浙江、福建、广东等地。

形态 多年生草质藤本，有膨大的块状根。茎有纵棱，卷须粗壮，与叶对生，单一，不分枝，叶互生，圆形至阔卵形，长7～14厘米；叶柄长3～10厘米，6～8月开花，花瓣5片，浅黄色；果椭圆形，成熟后红色，肉质，外被软刺包裹。

功效 具有消肿散结、祛毒的功效。药理实验证明，有降压作用，主治痈肿、疔疮、痔疮、无名肿毒、风湿痹痛。

四 画

【采 制】通常于10~11月间采摘,剖开果实,晒至半干,剥出种子;或拌以草木灰,吸去果肉汁液,剥出种子,晒干。

【鉴 别】呈扁类圆形,中间稍隆起,直径2~3厘米,厚约5毫米。表面灰褐色,粗糙,有凹陷的网状花纹,周边两侧有不整齐的钝齿状突起10余个,其中有1淡灰色凹点(种脐)。外种皮质坚而脆,内种皮薄膜状,其内有2片大型肥厚的黄白色子叶。气特殊,油腻样,味苦。

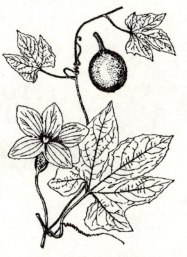

◆附 方◆

扁平疣:每次用木鳖子1个,食用醋1毫升,将木鳖子在食用醋中研磨成糊状,用竹签蘸药液点涂疣体,每日3次,2周为1疗程。

急慢性中耳炎:黄连3克,木鳖子3个,加入麻油20毫升,炸至色黑弃去,将油置入玻璃瓶中,用以滴耳,每次3滴,每2~4小时1次直至痊愈。耳中脓液多者,用3%的双氧水清洗后滴入。

脊髓压迫性尿潴留:取木鳖子仁6克,用砂炒黄后去油,加麝香1克,制成12丸,每服1丸,每日3次,4日为1疗程。

婴幼儿腹泻:除口服补液治疗脱水和失盐,口服乳酶生外,取木鳖子1个,敲碎硬壳,去壳取仁,与丁香3粒,捣烂研细,加数粒熟大米,调成丸状,直接敷在脐窝上包扎,24小时更换。

癌痛:用消癥止痛膏(阿魏、木鳖子、大黄、冰片等,制成膏剂)涂在棉筋纸上,按肿瘤疼痛范围大小敷上膏药,用纱布密封固定。视疼痛程度日1~2次、日1次或2日1次,连敷7日为1疗程,疗程间隔1~3日。

木槿花

MU JIN HUA

【别名】白槿花、土槿皮花、白玉花、朝开暮落花。

【性味】甘,平。

【来源】为锦葵科植物木槿的干燥花。主产于江苏、河北、河南、陕西、四川、湖北等地。

【形态】落叶灌木或小乔木。树皮灰褐色,无毛。嫩枝上有绒毛。叶菱状卵形或卵形,叶基楔形,边缘具圆钝或尖锐的齿,主脉3条明显,两面均疏生星状毛,后变光滑;花单生于叶腋;小苞片6~7枚,线形,萼片5裂,卵状披针形,有星状毛和细短软毛;花瓣5片,淡红色、白色或紫色。蒴果长椭圆形,先端具尖嘴,全体被绒毛。种子黑褐色,背部有长棕色毛。

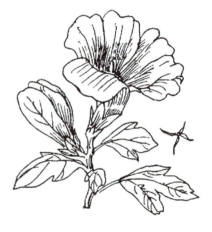

【功效】具有杀虫疗癣、清热利湿的功效。主治牛皮癣、疥疮、阴囊湿疹、白带、肠风下血、痢疾、脱肛。

【采制】夏季大暑至处暑间采收。过早花未开,过迟花开过盛,花瓣脱落,均不合质量。选择晴天早晨,花半开时采摘,摊放在竹匾内,置烈日下暴晒,经常翻动,约晒3天即可。不宜用火烘干,否则色会变黄,影响质量。

【鉴别】木槿花皱缩,呈卵状。长约3厘米,宽约1.5厘米。基部有短花梗,苞片6~7枚,线状。花萼钟状灰绿色,先端5齿裂,花梗、苞片、花萼外面均被有细毛及星状毛。花瓣皱缩卷折,白色,其底部有白毛,单瓣或重瓣;中间有雄蕊多数,花丝基部连合成筒状。香气微弱,味甘。木槿花以身干、朵大、个完整、色白者为佳。

◆ 附 方 ◆

支气管炎,咳嗽多痰:木槿花、胡枝子花、桑白皮、地胆草各10克,水煎服。

痢疾,肠炎:①木槿花30克,水煎,调糖服。②木槿花研细粉,每次服6克,日服2次,开水送服。

妇女白带病:木槿花30克(或木槿根60克),水煎,冲黄酒少许服。伴腰痛者加紫茉莉(胭脂花)根10克,小槐花根(或葫芦茶)10克;带色黄稠加臭椿根皮(椿皮)15克,色赤加红鸡冠花15克,同煎服。

手足癣,体癣:木槿皮、蛇床子、徐长卿各30克,土茯苓、苦参各25克,枯矾20克,水煎30分钟,取药液趁温热时浸泡患病手足。每日浸泡2次。

顽癣,牛皮癣:木槿皮30克,斑蝥6克,烧酒90毫升,浸7日滤过,再加硫黄、樟脑各5克,混合外搽。

木 瓜
MU GUA

【别名】宣瓜、川瓜、铁脚梨、贴梗海棠。

【性味】酸,温。

【来源】为蔷薇科植物贴梗海棠或木瓜的干燥成熟果实。分布于华东、华中及西南,主产于安徽、浙江、四川、湖北等地。

【形态】灌木，高2～3米。枝棕褐色，有刺，皮孔明显。叶柄长3～15毫米；托叶近半圆形，往往脱落，叶片卵形至椭圆形状披针形，边缘有腺状锐锯齿，有时有不整齐的重锯齿，上面绿色，下面淡绿色。花数朵簇生，绯红色，也有白色或粉红色，花梗极短；梨果卵形或球形，黄色或黄绿色，芳香。花期3～4月。果期9～10月。

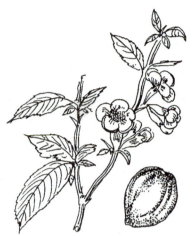

【功效】具有舒筋活络、和胃化湿的功效。主治风湿性关节炎、腓肠肌痉挛、急性胃肠炎、腰肌劳损等。

【采制】9～10月采收成熟果实，置沸水中煮5～10分钟，捞出；晒至外皮起皱时，纵剖为2或4块，再晒至颜色变红为度。若日晒夜露经霜，则颜色更为鲜艳。

【鉴别】外表紫红色或棕红色，有多数不规则的深皱纹，剖面周边均向内卷曲，果肉红棕色，中心部分可见凹陷的棕黄色子房室，种子常脱落，脱落处表面平滑而光亮。种子形似橘核，稍大而扁，表面红棕色，有皱纹。质坚实。果肉微有清香气，味酸微涩。

◆附 方

风寒湿痹：木瓜12克，羌活、独活、桂枝、川芎、威灵仙各10克，水煎服。

湿脚气，腿足麻木肿痛：木瓜、陈皮各30克，槟榔7个，吴茱萸6克，苏叶9克，桔梗、生姜各15克，水煎服。

霍乱吐泻：木瓜15克，藿香9克，苏叶、吴茱萸、生姜各6克，水煎服。

木贼

MU ZEI

【别名】 木贼草、节节草、无心草。

【性味】 甘、苦,平。

【来源】 为木贼科植物木贼的干燥地上部分。东北、华北、西北各省区及四川省有出产。

【形态】 多年生草本。根状茎横走。茎多分枝,呈轮状,节明显,节间中空,表面有纵棱。叶退化,轮生,下部连成筒状鞘。孢子囊穗长圆形,顶生,黄褐色;孢子叶帽状六角形,盾状着生,排列紧密,下生5~6个长柱形孢子。

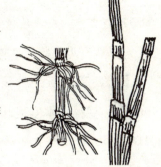

【功效】 具有疏风散热、解肌、退翳的功效。主治目生云翳、迎风流泪、肠风下血、血痢、脱肛、疟疾、喉痛、痈肿。

【采制】 多在秋季采收,割取地上部分,采后按粗细分别捆成小捆,竖起晒干备用。

【鉴别】 木贼茎呈圆管状,表面灰绿色,有节,节间表面粗糙,气无,味淡,嚼时有砂石感。

◆ 附 方

目赤肿痛流泪: 木贼、车前草各15克,九里明10克,水煎服。

急性结膜炎: 木贼、桑叶、菊花、黄芩、蒲公英各10克,水煎服。

肠风下血: 鲜木贼60克,鲜马鞭草、松树二层皮各30克,共炒焦,水煎服。

牛黄

NIU HUANG

【别名】心黄、丑宝、丑黄、各一旺、犀黄。

【性味】辛、苦,凉。

【来源】为牛科动物牛干燥的胆结石,习称"天然牛黄"。全国各地屠宰场均有生产。东北地区产者,习称"东牛黄";西北地区产者,习称"西牛黄"。现在有用牛胆汁或猪胆汁经人工提取制造而成者,称为"人工牛黄"。

【形态】黄牛体长1.5～2米,体重在250千克左右。体格强壮结实,头大,额广,鼻阔,口大。上唇上部有2个大鼻孔,其间皮肤硬而光滑,无毛,称为鼻镜。眼、耳都很大。头上有角1对,左右分开,角之长短、大小随品种而异,弯曲,无分歧,中空,内有骨质角髓。四肢匀称,4趾,均有蹄甲,其后方2趾均不着地,称悬蹄。尾较长,尾长1米左右,有丛毛。毛色大部为黄色,无杂毛掺混。另有水牛体态较大,体色大多为黑色,也有白色和黄色。

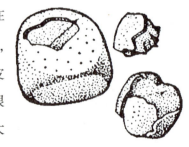

【功效】牛黄具有清心、豁痰、开窍、凉肝、熄风、解毒的功效。主要用于热病神昏、中风痰迷、惊痫抽搐、癫痫发狂、咽喉肿痛、口舌生疮、痈肿疔疮等。本品苦凉气香,主入心肝,故能清心开窍豁痰,凉肝熄风定惊。治疗由于心火肝风内盛、风火相搏、痰气壅塞而出现神昏谵语、惊风抽搐、中风痰迷等证,均有良效。其开窍之力虽不如麝香,而解毒之力却胜之,素以清热解毒之功著称。故为治疮痈咽痛之要药,不论内服外用皆有良效。

四 画

现代临床上还用于小儿感冒、喉炎、肺炎等引起的高热及乙型脑炎、脑血栓、食道癌等。

【采制】宰牛时注意牛的胆囊有无硬块（结石），如有即为牛黄，应立即滤去胆汁，将牛黄取出，除净外部薄膜，用灯芯草包裹，再包以白布，置阴凉处阴干。切勿暴晒。

【鉴别】牛的胆结石呈卵形、类球形或三角形。表面金黄色或黄褐色，有光泽，质松脆。断面棕黄色或金黄色，有自然形成层。气清香，味微苦后甜。大小块不分，间有碎块。

人工牛黄多数为土黄色疏松的粉末，也有制成不规则球形或方形的。浅棕黄色或浅金黄色，质轻松，水溶液亦能"挂甲"。气微清香而略腥，味微甜而苦，入口后无清凉感。

◆ 附 方

高热烦躁，神昏谵语： 牛黄、犀角、黄连、郁金、朱砂、栀子、雄黄、黄芩各30克，珍珠15克，冰片、麝香各8克，共研粉，炼蜜为丸。每服3克，日服2~3次。

热甚惊厥抽搐： 牛黄0.3克，朱砂3克，麝香0.1克，天竺黄9克，钩藤15克，蝎尾2克，共研粉。每服2~3克，日服1~2次。

痈疽肿毒： 牛黄3克，银花60克，草河车30克，生甘草15克，共研末，水泛丸。每服3克，日服3次。

小儿惊风，抽搐呕吐： 牛黄0.3克，琥珀、郁金各3克，朱砂0.5克，共研为细末，1岁以下小儿1次0.15克；1~3岁小儿1次0.3克，每日2次，开水送服。

温病邪入心包，神昏谵语，卒厥，五痫，中恶： 牛黄、郁金、犀角、黄连、朱砂、山栀、雄黄、黄芩各50克，珍珠25克，梅片、麝香各12.5克，上为极细末，炼老蜜为丸，每丸5克，每次服1丸。

新生儿破伤风：①牛黄0.6克，朱砂0.5克，大黄9克，巴豆霜2克，共研为细末，每次0.3克，每日3次，开水送服。②牛黄、朱砂、蝎尾各0.5克，钩藤1克，天竺黄1克，麝香0.025克，僵蚕1.5克，共研为细末，分为8份，早、晚各用乳汁调服1份。③牛黄0.3克，全蝎2只（去头、尾刺），共研为细末，分为12份，每次1份，每日3次，开水送服。

食道癌：牛黄4克，麝香6克，三七、海藻、水蛭、壁虎各60克，共研为细末，每次4克，每日2次，黄酒送服。

喉痹，喉喑：人工牛黄1克，鼠妇虫3只（焙干），朱砂0.5克，冰片0.3克，共研为细粉，每次取少许吹喉部，每日3次。

牛 膝
NIU XI

【别名】怀牛膝、怀膝、淮牛膝。

【性味】苦、酸、甘，平。

【来源】为苋科植物牛膝的干燥根。主产于河南。山东、江苏、浙江、江西等地亦有栽培。

【形态】多年生草本，根细长，外皮土黄色。茎直立。四棱形，具条纹，疏被柔毛，节略膨大，节上对生分枝。叶对生，叶柄长约5～20毫米；叶片椭圆形或椭圆状披针形，先端长尖，基部楔形或广楔形，全缘，两面被柔毛。穗状花序腋生兼顶生；花皆下折贴近花梗；花被绿色，直立，披针形，有光泽，边缘膜质；子房长圆形，花柱线状，柱头头状。胞果长圆形，光滑。种子1枚，黄褐色。花期7~9月。果期9~10月。

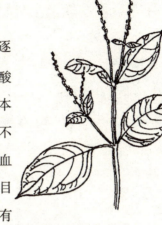

【功效】牛膝具有补肝肾、强筋骨、逐瘀通经、引血下行的功效。主要用于腰膝酸痛、筋骨无力、经闭癥瘕、肝阳眩晕等证。本品还可治疗血瘀经闭腹痛、恶露不尽、胎衣不下、跌打伤痛、痹痛关节不利，以及热淋、血淋等。取其引血下行，对血热上炎之头痛、目赤、牙痛、吐血、衄血等也用其为引导药。有"无牛膝不过膝"之说，凡足膝之病，或用药欲其下行者，常用牛膝作引经药。现代临床上还用于高血压、慢性肾炎、麻疹合并喉炎、妇女扩宫引产、小儿幽门痉挛症等。

【采制】一般于小雪至冬至期间采收（在畦一端开沟，依次采挖，防止损伤根部）。鲜牛膝去泥，后晒干切去芦头，捆成把，熏2次，分级晾晒至干即可。

【鉴别】牛膝呈细长圆柱形，有时稍弯曲，上端较粗，长30~60厘米，直径0.2~1厘米。表面灰黄色或淡棕色，有细纵皱纹及侧根痕。质硬脆，受潮变柔韧，易折断，断面淡黄色，角质样，有黄白色小点（异常维管束）断续排列成数轮同心环。气微，味微甜涩。

野生牛膝： 亦有药用，但功效与栽培品略有不同，为"土牛膝"的一种，其性状特征为：根茎呈圆柱状，长1~3厘米，直径5~10毫米，灰棕色，上端有茎基残留，周围着生多数粗细不一的根，根呈长圆柱形，略弯曲，长多在15厘米以下，较细，直径最大可达4毫米；表面淡灰棕色，有细密细纵纹。质稍柔软，干后易折断，断面黄棕色，可见成圈状散列的维管束。

◆ 附 方

高血压：怀牛膝、豨莶草各20克，桑寄生、杜仲各25克，夏枯草50克，水煎，每日1剂，分3次服。

慢性肾炎：怀牛膝15克，莲须、泽泻各10克，五加皮6克，水煎，每日1剂，分3次服。

尿血：怀牛膝150克，生绿豆适量，水煎至绿豆烂，每日1剂，分3次服用。

眩晕：怀牛膝、炒白术各20克，泽泻50克，水煎，每日1剂，分3次服。

中风后半身不遂：怀牛膝、丝瓜络各25克，当归、黄芪各10克，水煎，每日1剂，分3次服。

风湿腰痛：怀牛膝、石南藤、大伸筋草各20克，绣花针30克，鸡血藤15克，水煎，每日1剂，分3次服。

风湿性关节炎：怀牛膝、川牛膝各60克，木瓜120克。用白酒500毫升浸泡，5天后酌情服药酒。

风湿之邪客于经络的痹痛，证见手、足、腰疼痛不适，不能举动：怀牛膝、木瓜、桂心、吴茱萸、巴戟各5克。吴茱萸砸碎，其他药切成小碎块，一起置入茶杯内，倒入刚沸的开水，盖严杯盖，浸泡20分钟左右即可代茶饮，可反复加入沸水浸泡数次，直至无味，每日上、下午各泡服1剂。

肝肾亏虚，精血不足，不能濡养筋骨，证见两脚痿软无力，行走困难，腰脊酸软的痿证：怀牛膝、当归、熟地黄各5克，黄柏3克。各药切成小块，并置入茶杯内，倒入刚沸的开水，盖严杯盖，浸泡20分钟左右即可代茶饮，可反复加入沸水浸泡数次，直至无味，每日上、下午各泡服1剂。

经闭：怀牛膝、当归、川芎、香附各30克。共研为细末，每次6克，每日2次，温开水送服。

肝阳上亢型高血压病，证见引起的头晕目眩，头痛，眼球胀痛，耳鸣耳聋，心悸烦躁，手指麻木：怀牛膝、双钩藤、白芍、生地黄各5克。牛膝、白芍、生地切成小碎块与钩藤一起置入茶杯内，倒入刚沸的开水，盖严杯盖，浸泡20分钟左右即可代茶饮，可反复加入沸水浸泡数次，直至无味，每日上、下午各泡服1剂。

牛蒡子

NIU BANG ZI

【别名】恶实、大力子、鼠黏子、牛子、炒牛子。

【性味】辛、苦，寒。

【来源】为菊科植物牛蒡的干燥成熟果实。全国各地均有出产。

【形态】2年生草本，高1~1.5米。主根肥大肉质。根生叶丛生，阔心脏卵形，长40~50厘米；茎上部的叶逐步变小，叶片表面有纵沟，反面密生灰白色短绒毛，边缘稍带波状或齿牙状。头状花紫色，生枝梢，苞片披针形或线形，先端延长而成钩状针刺，多列，向四方开散，成为钩刺的圆球。瘦果长圆形，稍弯曲，略呈三棱形，灰褐色。

【功效】具有疏风散热、宣肺透疹、解毒利咽的功效。主治流感、急性咽炎、喉炎、扁桃体炎、腮腺炎、荨麻疹、疮疖肿痛等。

四 画

【采制】通常于秋末采收，采收时间过早则果实瘪瘦。将全株割下或剪取果穗晒干，打下果实除去杂质即可。

炮制时将牛蒡子先筛去灰屑，装入沥水的竹筐中，再放入水中淘洗。来回推拉，使牛蒡子随水漂出，沙子沉积在筐底。如此反复洗净泥沙。取出，晒干或烘干。再将牛蒡子放入已烧热的锅中，不停地拌炒。至牛蒡子发出微香，体形增大，大爆炸声稍稀时，立即取出，摊冷，过筛即成。开盐炒时，按每50克牛蒡子用盐1克。将盐先溶于水中，喷洒在牛蒡子上，不停地拌炒，炒香为度。取出，过筛。

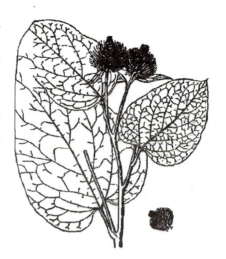

【鉴别】牛蒡子呈倒长卵形，稍弯曲，长5～7毫米，直径2～2.5毫米。表面灰褐色或灰棕色，散有不规则紫黑色斑点，具较明显的纵脊5～8条，中肋有时明显突出。两端平截，较粗大的一端圆盘状，有1凹窝，为果柄痕。果皮坚硬，种皮淡黄白色，中央的胚具肥厚的子叶3枚，胚根位于子叶基部的接合面之间。富油性，味苦后微辛而稍麻舌。

◆ 附 方 ◆

咽喉肿痛：牛蒡子10克，板蓝根15克，桔梗6克，薄荷、甘草各3克，水煎服。

感冒：牛蒡子研细粉，每次5克，每日服3～4次，开水送服。

麻疹初期：牛蒡子、芫荽子、前胡各3克，浮萍5克，芦根15克，水煎服。

麻疹出疹不透：牛蒡子6克，芫荽、金银花各5克，蝉衣2克，水煎，分2次服。

热毒疱疹：牛蒡子、野菊花各9克，犁头草20克，金银花6克，水煎服。

预防猩红热：牛蒡子20克，炒至微黄色，略鼓起并有香气，发出响声时，取出摊凉，研成细末。2～5岁每次1克，5～9岁每次1.5克，10～15岁每次2克，成人每次3克，每天3次，饭后温开水送服，连服2天。一般应在接触病人后3日内服药，预防效果较好，6日后服药的预防效果不理想。如再次接触要重新服药2天。流行期间，除服药外，还应采取综合预防措施。

火麻仁 HUO MA REN

【别名】大麻仁、麻子、麻子仁。

【性味】甘，平。

【来源】为桑科植物大麻的干燥成熟果实。全国各地均有栽培。

【形态】1年生草本，高1～3米。茎直立，有纵沟槽，密生灰白色细柔毛。叶互生或下部的对生，单叶。叶片掌状全裂，裂片3～11片，叶裂片披针形或线状披针形，长7～15厘米，宽0.5～2厘米，边缘有锯齿，叶面有糙毛，叶背通常有灰白色细伏毛；叶柄长4～15厘米；叶柄基部有线形托叶。5～6月开花，花绿色或黄绿色，单性，雌雄异株，雄花排成圆锥花序生于枝顶或叶腋；雌花丛生于叶腋，每朵花有1枚叶状苞片；花被片5片；雄蕊5枚。7～9月结果，果实卵形，长4～5毫米，直径3～4毫

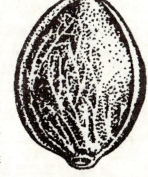

米，单个生于黄褐色苞片内，果皮薄而脆，外面有棕褐色微细网纹。

【功效】具有润燥、滑肠、通便的功效。主治习惯性便秘、老年性便秘等。

【采制】秋收果实成熟时采收，用筛筛去灰屑，簸净空壳，除去杂质即成。如未去壳者，应先打碎，去壳取子。然后放入缸内，加清水淘洗干净取出，晒干，簸去灰屑。处方上如开炒火麻仁时，按处方取净火麻仁，置锅中用文火贴锅净炒，炒爆为度。如临时炮制，为了赶用也可先用武火炒热，至将爆时，退火，改用文火，炒爆为止。取出，冷却。

【鉴别】火麻仁呈扁卵形，长4~5毫米，直径3~4毫米。表面灰绿色至灰黄色，微有光泽，有浅色网状纹理，两侧边有棱线，基部有圆形果柄痕。果皮薄而脆。内有种子1枚，类圆形，种皮薄，暗绿色，常黏附于内果皮上，不易分离。胚乳灰白色，包围着弯曲的胚，子叶2片，肥厚，富油质。无臭，味淡。

火麻仁以身干、色黄、颗粒饱满而均匀、种仁乳白、无杂者、无破碎者为佳。

◆ 附 方 ◆

肠胃燥热，便秘胀痛：火麻仁、熟大黄各300克，厚朴、枳实、芍药、炒杏仁各150克，共研末，炼蜜为丸。每次6克，每日1~2次。

老人及妇女产后血虚津亏之便秘：火麻仁12克，肉苁蓉30克，当归、苏子各9克，水煎服。

热病后肠燥便秘：火麻仁15克，杏仁、柏子仁各10克，枳壳6克，水煎服。

大便秘结：火麻仁、大黄、枳实、白芍各30克，厚朴、杏仁各15克，共研细粉，炼蜜为丸，每丸重10克，每日服1~2次，每次服1丸，开水送服。

妇女产后血虚便秘：火麻仁、生地黄各15克，当归、柏子仁各10克，水煎服。

五 画

白 果
BAI GUO

【别名】
银杏、白果仁、白果肉。

【性味】
苦、甘、涩,平,有毒。

【来源】为银杏科植物银杏的干燥成熟种子。主产于广西、四川、河南、山东、湖北、辽宁等地。以广西产者为佳。

【形态】落叶乔木,高可达30米。树干直立,树皮灰色。叶在短枝上簇生,在长枝上互生。叶片扇形,叶柄长2~7厘米。花单性,雌雄异株;雄花呈下垂的短柔荑花序,有多数雄蕊,花药2室,生于短柄的顶端;雌花每2~3个聚生于短枝枝上,每花有1长柄,柄端两杈,各生1心皮,胚珠附生于上,通常只有1个胚珠发育成熟。种子核果状,倒卵形或椭圆形,淡黄色,被白粉状蜡质;外种皮肉质,有臭气;内种皮灰白色,骨质,两侧有棱边;胚乳丰富,子叶2。花期4~5月。果期7~10月。

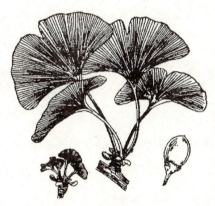

【功效】白果具有敛肺定喘、止带浊、缩小便的功效。主要用于痰多喘咳、带下白浊、遗尿、尿频等。因其苦甘涩而性沉降,能敛肺气、平喘咳、止带浊、缩小便,故对痰多咳喘、带下淋浊、小便频数等证有治疗作用。本品为亦药亦食之品,但有毒,故不宜多食。现代临床上还用于神经性头痛、

五 画

肺结核、痤疮、美尼尔综合征、慢性支气管炎、糖尿病等。另外，近年来用8～9月采收的白果树叶片，晒干，每日1剂，煎服5～10克。用于冠心病、心绞痛、高血压、高脂血症及脑血管痉挛等病。

【采制】通常于10～11月份果实成熟时采收，收集种子，堆放地上或浸入水中，使外种皮腐烂或除去肉质外种皮，洗净，将种子置于沸水中稍煮或稍蒸一下，然后晒干（至剥开种仁无浆汁呈粉性方可，需数月）。

【鉴别】略呈椭圆形，一端稍尖，另一端钝，长1.5～2.5厘米，宽1～2厘米，厚1厘米。表面黄白色或淡棕黄色，平滑，具2～3条棱线。中种皮（壳）骨质，坚硬。内种皮膜质，种仁宽卵球形或椭圆形，一端淡棕色，另一端金黄色，横断面外层黄色，胶质样，内层淡黄色或淡绿色，粉性，中间有空隙。无臭，味甘、微苦。以身干、粒大、壳色黄、种仁饱满、肥壮充实、断面色淡黄者为佳。

附 方

白带异常：白果5个（去皮，炒黄），黑豆90克，大枣20枚（去核），共炖熟。每日分2次食完，连服3剂。

白带异常，小便过多：白果10枚（去皮），研为细末。每日分3次服，用米汤冲服。

赤白带：白果120克，硫黄6克。置锅内共炒熟，去壳，再放入炼好的白蜜中浸泡，每日早上空腹食白果10枚，淡盐汤送服。

白带过多，腥臭，腰酸腿痛：白果仁10克，硫黄5克，面粉500克，上药共研为细末，加入面粉，做成4个饼，烤熟后食之，每日2次，每次1个，连服5天。

妇女虚弱赤白带下：白果仁、莲子肉、糯米各15克，研为细末。乌骨鸡1只，去内脏装药，炖烂熟，空腹调味食之。

五 画

白带异常： 白果 10 克，粳米 30 克，共煮成粥。1 次服完，连服 7 天。

热淋，小便白浊，白带异常等： 白果 50 克，冬瓜子 25 克，莲子 20 克，胡椒粉 15 克，白糖适量。白果去皮、心，冬瓜子洗净，莲子去心，放入锅中，加水适量，煎煮 40 分钟，过滤取汁，加入胡椒粉和白糖，搅匀即可食用。

妇女腰酸带下多，更年期综合征等： 白果 15 克，豆浆 500 毫升。白果取仁砸碎，与豆浆同用小火煎煮熟饮用。

咳喘，肺结核咳嗽： 白果 10 克（去壳），加水煮熟，对砂糖或蜂蜜，连汤食，常服用。

神经性头痛： 鲜白果（带果肉）30 克。将鲜白果连果肉一起捣碎，水煎服。本方有毒，应在医生指导下使用。

肺结核： 白果仁适量，用菜油浸泡 1 月之后，少量服用。

痤疮： 生白果仁适量，去外壳，切片，外搓面部。

头癣： 白果仁适量，捣烂，外敷患处。

癫痫： 白果适量，烧炭存性，内服。

哮喘： ①白果 4 个，蜂蜜 25 克。先用水煎白果，取汁，后加蜂蜜调匀，每晚睡前服，连服 5 日。②白果仁 9 克，炙麻黄 6 克，射干、陈皮各 10 克，桑白皮 15 克。每日 1 剂，水煎，分 2~3 次服。

胃痛： 白果仁 10 枚，生姜 3 片，鲜藕 250 克，梨 1 个，甘蔗汁 50 毫升，竹沥 10 克，白萝卜 1 个，蜂蜜 250 克，共捣烂，绞取汁，每日分 2 次服。

遗精： ①生白果仁 20 克，生龙骨 50 克，共研为末，炼蜜为丸，每丸重 9 克，每次 1 丸，每日 2 次，开水冲服。②取白果 3 个，五味子 15 克。水煎，每日 1 剂，分 2~3 次服。

慢性支气管炎： 白果仁、杏仁各 6 克，葶苈子、甘草各 9 克。每日 1 剂，水煎，分 2～3 次服。

糖尿病： 白果 15 粒，鸡冠花、臭椿树皮各 15 克，童子鸡 1 只。共用水炖熟，酌加食盐调味，每日分数次食鸡喝汤，2 日 1 剂，连服 3 剂。

癫痫： 白果、甘草各 10 克，夏枯草、豆腐各 50 克，水煎喝汤及食可食之药，每日 1 剂。

漆疮： 白果（去壳）100 克，用水煎汤洗患处。

酒糟鼻： 白果、白果叶各 15 克，木兰皮 60 克，共置 100 毫升陈醋内浸泡 7 日后，取药液每日晚上涂患处。

白及

BAI JI

【别名】白根、羊角七、利知子、白给、连及草、紫兰根。

【性味】苦、甘，凉，无毒。

【来源】为兰科植物狭叶白及或白及的块根。主产于华东、华南、华中、西南等地。

【形态】多年生草本，高 30～50 厘米。块茎扁球形，直径为 2 厘米，上面有数圈同心环节，肉质，白色，有线状须根，有 2～3 个爪状分枝，断面有黏性。茎粗壮，直立。叶互生，4～5 片；叶片狭长圆形或披针形，先端渐尖，基部有管状鞘抱茎，边缘全缘，两面均无毛。4～5 月开花，花玫瑰紫色或淡红色，花茎从叶的中央抽出，总状花序有花 3～8 朵，花被片 6 片，长 28～30 毫米；

7~9月结果，果实长柱形，长约3.5厘米，直径约1厘米，有6条纵棱。种子多数，细小如粉末状。

【功效】 具有补肺止血、消肿生肌的功效。现代药理研究表明，具有抑菌、止血、促进伤口愈合、抑制肿瘤血管生成的作用。用于肺伤咳血、衄血、金创出血、咯血、痈疽肿毒、烫火灼伤、手足皲裂。

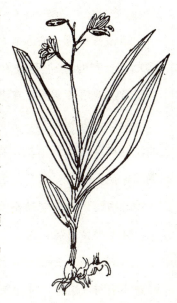

【采制】 夏、秋季采收，除去地上茎叶及须根，洗净，立即加工（否则易变黑色），置沸水中煮或蒸至无白心，取出，晒至半干，除去外皮，晒干。

【鉴别】 白及呈不规则扁圆形或菱形，有2~3个分歧似掌状，长1.5~5厘米，厚0.5~1.5厘米。表面灰白色或黄白色，有细皱纹，上面有凸起的茎痕，下面有连接另一块茎的痕迹；以茎痕为中心，有数个棕褐色同心环纹，环上残留棕色点状的须根痕。质坚硬，不易折断，断面类白色，半透明，角质样，可见散在的点状维管束。无臭，味微苦，嚼之有黏性。

◆附 方◆

百日咳： 白及粉适量，口服。1岁以内0.1~0.15克/千克体重，1岁以上0.2~0.25克/千克体重。

胃及十二指肠溃疡急性穿孔： 先用胃管抽尽胃内容物，然后拔去胃管，用冷开水快速吞服白及粉9克，冷开水用量以不超过90毫升为宜。1小时后再重复以上剂量1次。第2天可少量饮水或给流质。第3天开始可恢复半流质饮食。治疗过程中，抗休克、补血及抗生素的使用等与一般常规处理相同，同时必须强调严格观察全身和局部症状的演变。

结核性瘘管： 白及粉局部外敷，根据分泌物多少每日敷药 1 次或隔日 1 次，分泌物减少后可改为每周 1~2 次。一般敷药 15 次左右即渐趋愈合。药粉需送入瘘管深部并塞满，如瘘管口狭小可先行扩创，清除腐败物。

烧伤，外科创伤： 新鲜白及削去表皮，用灭菌生理盐水洗净，按 1∶10 的比例加入无菌蒸馏水，冷浸一夜，次日加热至沸，经灭菌处理的 4 号玻璃漏斗减压过滤。滤液分装于安瓿或玻璃内，熔封。15 磅高压蒸气灭菌 30 分钟。用时先以生理盐水作创面清洁，涂药后用凡士林纱布覆盖，包扎固定。如无严重感染，可在 5~7 天后换敷。感染创面需隔日换药 1 次。

肛裂，痔： 白及粉用蒸馏水配成 7%~12% 的液体，待溶解后稍加温，静置 8 小时，过滤，成为黄白色胶浆再加入石膏粉 100 克，搅匀，高压消毒即成。用时，先以温水或低浓度高锰酸钾液行肛门坐浴，然后用无齿镊夹上药从肛门插入约 2 厘米，来回涂搽 2~4 次，取出。再以此药蘸一棉球留置于肛门内 2~3 厘米处，另取 1 个蘸药棉球从肛门插入约 2 厘米，来回涂搽 2~4 次。每日换药 1 次，10~15 天为 1 疗程。采用白及粉与止痛消炎膏调匀制成的丸剂塞肛，能在创面上覆盖形成薄膜，达到止血的目的，能抑制纤溶酶，增加血小板Ⅲ因子活性，能形成人工血栓而止血。

上消化道出血： 用基础治疗无效后，将白及 50 克水煎后，每次取滤液 50 毫升口服，4~6 小时 1 次，连服 48~72 小时。

鼻衄： 用无菌凡士林纱条（或碘伏纱条），将由高温高压消毒后的白及粉末均匀撒在纱条上，把纱条直接填敷于出血处，48 小时更换 1 次。

口腔黏膜病： 白及 40 克，研成细末后加入白糖 60 克，搅拌均匀备用。用时，患处先用过氧化氢（双氧水）点洗，再用盐水洗净，然后涂搽白及糖末，用棉球压迫 15~30 分钟。涂药后一定时间内不能咳嗽或进食。

肺癌咯血： 白及 50 克，浓煎取汁 30 毫升，过滤去渣，患者超声雾化吸入。

白芍

BAI SHAO

【别名】白芍药、杭芍、川芍、毫芍。

【性味】苦、酸,微寒。

【来源】为毛茛科植物芍药的干燥根。全国大部分地区有分布。

【形态】多年生草本,高40～80厘米。根肥大,圆柱形,表面黑褐色或棕黄色,茎直立,光滑无毛。叶互生,下部茎生叶,小叶片狭卵形、椭圆形或披针形,顶端尖,基部楔形,叶面无毛。5～6月开花,花朵大而美丽,白色,有时有深紫色或红色斑块,数朵生于枝顶或枝端,花瓣倒卵形。8月结果,果实由3～5个小分果组成,无毛,先端钩状向外弯。

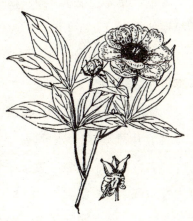

【功效】具有滋补肝肾、益精明目、养血的功效。主治贫血、慢性肝炎、动脉硬化、腓肠肌痉挛、胃肠痉挛疼痛等。

【采制】于栽种后3～4年采收。采收期各地不同,浙江为6月下旬至7月上旬;四川、安徽等地为8月间;山东则为9月间(过早采收影响产量;过迟则根内发生淀粉转化,干燥后即不坚实)。加工时,将白芍按大、小分档后在沸水中烫煮5～15分钟,烫至皮白无生心时,捞出浸入冷水,取出刮去外皮,切齐两端,依粗细晒干,晒时反复堆晒(即早起晒3小时,中午堆放3

小时，下午再晒 3 小时，晚上再堆起"发汗"，直至全干）。亦有先刮皮，后煮、晒的。浙江所产为使其条直，晒时用竹夹夹住或绑于竹片上干燥。

【鉴别】 白芍呈圆柱形，干直或稍弯曲，两端平截，长 5～18 厘米，直径 1～3 厘米。表面浅棕色或类白色，光滑，隐约可见横长皮孔及纵皱纹，有细根痕或残留棕褐色的外皮。质坚实，不易折断，断面类白色或微红色，角质样，形成层环明显，木部有放射状纹理。气微，味微苦而酸。

◆ 附 方 ◆

血虚抽搐，肌肉痉挛疼痛： 白芍、甘草各 12 克，水煎服。

痢疾腹痛，里急后重： 白芍 18 克，黄芩、当归各 9 克，大黄、木香、槟榔各 6 克，黄连 4.5 克，肉桂 2 克，甘草 3 克，水煎服。

胃痉挛疼痛： 白芍、甘草各 10 克，桂枝、生姜各 6 克，大枣 5 枚，水煎，饴糖 30 克冲服。

血虚所致月经不调，崩漏，经行腹痛： 白芍 12 克，熟地黄、当归各 15 克，川芎 10 克，水煎服。

赤白痢疾，里急后重： 白芍 30 克，铁苋菜、辣蓼、马齿苋各 15 克，木香 3 克，水煎服。

肝旺头痛，眼花头晕，高血压： 白芍、荠菜各 15 克，罗布麻根 6 克，水煎服。

腓肠肌痉挛疼痛（小腿筋），腹肌痉挛疼痛： 白芍 15 克，甘草 5 克，水煎服。

慢性肠炎，腹痛、腹泻： 白芍、防风、白术各 10 克，陈皮 6 克，水煎服。

习惯性便秘： 生白芍 24～40 克，加生甘草 10～15 克，水煎。口服，每日 1 剂。

白术

BAI ZHU

【别名】冬术、于术、野于术、野术、天生术、生白术、漂术、漂白术。

【性味】苦、甘，温，无毒。

【来源】为菊科植物白术的干燥根茎。主产于浙江、安徽、湖南、湖北、福建等地。

【形态】多年生草本，根茎粗大，呈拳状。茎直立，上部分枝，基部木质化。单叶互生；茎下部叶有长柄。叶片3深裂，中间裂片较大，椭圆形，叶缘均有刺状齿，上面绿色，下面淡绿色。花多数，着生于平坦的花托上；花冠管状，下部细，淡黄色，上部稍膨大，紫色，瘦果长圆状椭圆形，微扁，被黄白色绒毛，顶端有冠毛残留的圆形痕迹。花期9~10月。果期10~11月。

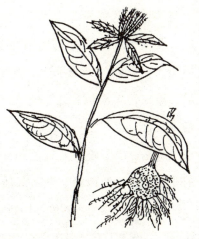

【功效】具有补脾益胃、燥湿和中的功效。现代药理研究表明，具有利尿、强壮、抑菌、抑制子宫收缩、抗肾衰、抗贫血、增强免疫功能、抗衰老、促进胃肠道运动、降血糖的作用。用于脾胃气弱、不思饮食、倦怠少气、虚胀、自汗、痰饮、水肿、黄疸、湿痹、小便不利、胎气不安等。

【采制】白术于立冬前后，当植株茎株变黄褐，下部叶片枯黄、上部叶片硬化时采收，有烘干和晒干2种办法。

烘干方法为"烘术"或"炕术"，要以3次烘炕，方得成品：第1次烘炕，温度约80℃，4~6小时后上下翻动1遍，使细根脱落；再以60~70℃的温度炕至八成干时，取出堆置6~7天，使内部水分外溢，外皮软化，再以50~60℃的温度烘干。烘炕时，关键在于视白术的干湿程度掌握火候，既要防高温急干而烘泡烘焦，又不能低温久烘，致油闷霉枯。

晒干所得商品为生晒术，将鲜白术反复晒干即可，但所需时间较长，且应防冻。因加工时，已为冬季，故又名冬术。但冬术易油，不易保存，有将冬术切片再上矿灰者（因白术晒干不易，亦有切片晒干而得冬术片者，以使晒干较快）。

【鉴别】白术呈不规则肥厚团块状，长6~13厘米，直径1.5~7厘米。表面灰黄色（生晒术）、黄棕至棕褐色（炕术），一端常有一短段木质中空的地上茎或渐细，俗称"术腿"或"鸡腿"，从"术腿"一端至另一端，逐渐粗大，并有不规则瘤状突起及断续的纵皱纹及须根痕，至底部明显膨大，形似"如意头"，俗称为"云头"。质坚硬，不易折断。断面不平坦，黄白色至淡棕色，棕色的点状油室散在。气清香，味甜、微辛，嚼之略带黏性。

烘术：质坚硬，外表色深（较生晒术），断面略呈角质样，有裂隙，略显菊花纹，主产地浙江、湖南等地大部分商品加工为烘术商品，是主流品种。

生晒术：质地较糯软，切断面类白色或黄白色。致密无裂隙或裂隙甚细，呈油润性，该加工方法多在安徽、湖南及浙东余姚、宁海、仙居、奉化等地应用。

◆ **附 方** ◆

脾胃虚弱，食停腹胀：炒白术90克，枳实、砂仁、木香各30克，共研粉为丸。每服6~9克。

胎动不安，妊娠水肿：白术、陈皮、茯苓各10克，大腹皮6克，生姜5片，水煎服。

儿童流涎：生白术研为细末，加水和食糖，放锅上蒸，每次3克，每日3次。一般服药1周即可治愈。

顽固性便秘：白术30～60克，水煎，早、晚2次分服，每日1剂，服药3～5日可显效或痊愈。结肠蠕动功能减退引起的便秘患者，口服生白术60克水煎液，连续2周。具有较好的疗效，尤其对气阴两虚证更明显。

溃疡性结肠炎：焦白术90克，炒白芍60克，防风30克，炒陈皮45克，升麻18克，共研粉，每服10克，日服3次。

白茅根
BAI MAO GEN

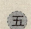

【别 名】茅根、丝茅根、地筋根、黄茅根、茅草根。

【性 味】甘，寒。

【来 源】为禾本科植物白茅的根茎。各地均产，以四川、云南、贵州、江西、广东、广西、湖北、湖南等地较多。

【形 态】多年生草本。秆丛生，直立，高30～90厘米，具2～3节。叶多丛集基部；叶鞘无毛，老时基部或破碎呈纤维状；叶舌干膜质，钝头；叶片线形或线状披针形，先端渐尖，基部渐狭，根生叶长，茎生叶较短。圆锥花序柱状，分枝短缩密集；小穗披针形或长圆形，基部密生长丝状柔毛；第一外稃具长短不等的小穗柄；两颖相等，除背面下部略呈草质外，余均膜质。边缘具纤毛，背面疏生丝状柔毛，稃卵状长圆形，先端钝，内稃缺如；第二外稃披针形，先端尖，两侧略呈细齿状；内稃长，先端截平，具尖钝大小不同的数齿；雄蕊2枚，花药黄色，长约3毫米；柱头2枚，深紫色。颖果。花期夏、秋季。

【功效】具有清热利尿、凉血止血的功效。用于血热吐血、衄血、尿血、热病烦渴、黄疸、水肿、热淋涩痛、急性肾炎水肿等。

【采制】多于春、秋两季苗未出土或苗枯萎时采收，亦有夏季采收者。采挖后，除去地上部分，抖去泥土，用清水洗净，晒干后搓去细根及皮膜或切成短段再簸去皮膜即可。

【鉴别】白茅根呈细长圆柱形，通常不分

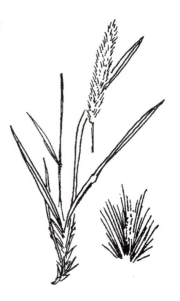

枝，长30～60厘米，直径2～4毫米。表面黄白色或浅棕黄色，有光泽，具纵皱纹，环节明显，略隆起，节上可见残留的鳞叶、根及芽痕，节间长1.5～3厘米。质轻而韧，不易折断，折断面纤维性，黄白色，皮部有多数空隙如车轮状，易与中柱剥离，中心一小孔，气微，味微甜。

附 方

病毒性肝炎：白茅根60克，水煎2次，分2次服，每天1剂。

三叉神经痛：白附子100克，全蝎150克，川芎、白芷、僵蚕各200克，共研粉。每次2克，热黄酒调服。10天为1疗程。

中风口眼㖞斜：制白附、全蝎、僵蚕各等份，共为末。每服3克，日服2次，温黄酒送服。

肺结核咳血：鲜白茅根60克，藕节炭、栀子炭、仙鹤草各15克，侧柏叶炭20克，水煎服。

黄疸性肝硬化腹水：鲜白茅根300克，水煎，分2次服，每天1剂。

血尿：白茅根100克，水煎2次，早、晚空腹服，15天为1疗程。

乳糜尿：鲜白茅根250克，荠菜30克，马鞭草20克，水煎服，每日1剂，连服3~5日。

肾小球肾炎：白茅根干品250克，加水800毫升，煎至300毫升，分早晚2次口服。

刀伤出血：取白茅花适量，干敷伤口，轻轻加压后包扎。

麻疹疹透后身热不退：鲜白茅根50克，水煎，代茶饮。

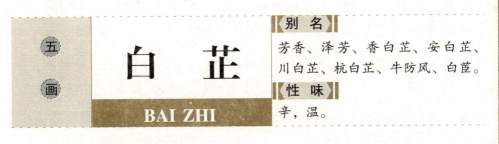

白芷 BAI ZHI

【别名】 芳香、泽芳、香白芷、安白芷、川白芷、杭白芷、牛防风、白茝。

【性味】 辛，温。

【来源】 为伞形科植物白芷的干燥根。主产于东北的白芷，称兴安白芷或安白芷；产于四川的，称川白芷；产于浙江、江西等地的，称杭白芷；产于云南的，称牛防风、白茝。

【形态】 多年生高大草本，高1~2米。根圆柱形或圆锥形，有分枝，表面黄褐色。茎中空，有纵长沟纹，基部粗大，无毛，通常紫色。叶互生，呈羽状分裂，先端尖急，边缘有不规则的锯齿。7~8月开花，花白色，排成复伞形花序生于枝顶或侧生。8~9月结果，果实长圆形或卵圆形，近海绵质，侧棱翅状。

【功效】 具有散风除湿、通窍止痛、消肿排脓的功效。主治风寒感冒、头痛、妇女白带过多、疮疡红肿等。

【采制】白芷种植有秋播和春播2种，以秋播为好。采收时间：春播者，河北地区在白露前后，河南地区在霜降前后收获；秋播者，四川在播种后第2年小暑至大暑，浙江在大暑至立秋，河南在大暑至白露，河北在处暑前后叶片变黄或茎叶枯萎时收获。采收过早，根部粉性不足；采收过迟，则易发新芽，影响质量且粉性亦差。

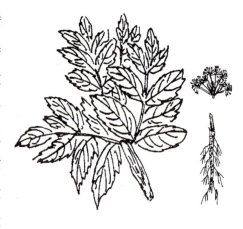

先用清水洗净本品，捞起后摊放在木板上，再喷洒一点水，润透一下，每天上午与下午各翻动与洒水1次，至柔软为止。粗的一头切开时，无干的白心为最好。切成约1.5毫米厚的圆片，晒干后筛去灰末，拣去伤腐变色的即可使用。近些年来，对白芷的炮制工艺也有一些改进，即先用清水洗净，捞起，换上清水，稍加浸泡，然后放入蒸锅中蒸软为止。取出后趁热切片，再晒干。这个方法是借热的作用，使白芷变软，与润透原理是一致的，时间要短些，于药效来说并无损害，可以采用。

【鉴别】白芷呈长圆锥形，长10～25厘米，直径1.5～2.5厘米。表面灰棕色或黄棕色，根头部钝四棱形或正圆形，具纵皱纹，支根痕及皮孔样的横向突起，习称"疙瘩丁"。顶端有凹陷的茎痕。质坚硬，断面白色或灰白色，显粉性皮部散有多数棕色油点，形成层环圆形，木质部约占断面的1/3。气香浓烈，味辛、微苦。

杭白芷与白芷相似，主要不同点为横向皮孔样突起，多4纵行排列，使全根呈类圆锥形而具4纵棱，一般无侧根，形成层环略呈方形，木质部约占断面的1/2。

附方

感冒头风头痛：白芷100克，研细粉，制成水丸每服6克。

下肢溃疡：白芷、白及、硫黄、枯矾、炉甘石各15克，月石（硼砂）10克，共研细粉，桐油调匀涂患处，涂药前用干葛煎水洗。

虫牙痛：白芷3克，冰片1克，共研细粉，吹入鼻腔内。

颜面神经麻痹：白芷、白僵蚕、白附子、荆芥穗各10克，川芎、全蝎各6克，水煎服。

膝关节积水：生白芷适量，研为细末，用黄酒调敷于患处，每天换药1次。

肝硬化腹水：新鲜白芷全草（越鲜越好，最好随用）60~70克，水煎服，每日1剂，15日为1个疗程。

烧伤：白芷、忍冬藤（金银花藤）、紫草、白前、冰片各适量，共研细粉，香油调敷患处。

感冒风寒，眉棱骨痛：白芷、黄芩（酒炒）各10克，水煎服。

腰麻后头痛：白芷30克，水煎，分2次服，每天1剂。

白附子
BAI FU ZI

【别名】禹白附、独角莲、野半夏、禹附片。

【性味】辛，温。

【来源】为天南星科植物独角莲的块根。主产于河南、湖北、山东、山西、四川、江西、陕西等地。

五 画

【形态】多年生草本。块茎卵圆形或卵椭圆形，外被黑褐色小鳞片，块茎上端有须根。叶根生，戟状箭形，大小不等，先端渐尖，基部箭形，叶脉平行，侧脉伸至边缘时连成网状；叶柄圆柱形，肉质，花梗长8～16厘米，肉质，绿色，常带紫色细纵条斑点；肉穗花序，顶端延长成紫色 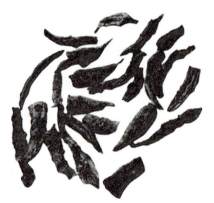 棒状附属物，不超出佛焰苞；佛焰苞长约12～15厘米，紫色；花单性，雌雄同株，雄花序在上部，雌花序在下部，中间有无花地带，上有肉质条状突起；无花被；雄花有雄蕊1～3枚，花药无柄，药隔略突出；雌花子房1室，柱头无柄。浆果长约1厘米。花期6～8月。果期7～9月。

【功效】具有祛风痰、定惊搐的功效。主治脑血栓、面神经麻痹、癫痫、破伤风、淋巴结核等。

【采制】春、秋两季均可采收，但以9～10月份所采质佳，挖出块茎后，先用清水漂，春季漂3～4天，秋冬季漂5～6天，夏季漂2天，每天换水2次。取出后，按每10千克白附子用甘草500克，皂角1千克，将甘草与皂角装入布袋中，加7～8倍的水煮开后，再加入白附子拌均匀之后，再煮3小时，待透心不麻舌为止。另取明矾，春、夏季用15～20克，秋、冬季用12克。将明矾放入锅内溶解后，加入白附子，一同拌均匀后，再煮10分钟。取出后，晒至七八成干，装入陶器中，密封，闷一昼夜。待充分回潮，闷润透心后，取出切约1.5毫米厚的薄片。晒干，用筛筛去灰末。

【鉴别】呈椭圆形或卵圆形，长2～5厘米，故又名"鸡血白附"。表面白色或黄白色，有环纹及根痕，顶端具茎痕或芽痕。质坚硬，难折断，断面类白色，富粉性。无臭，味淡，嚼之麻辣刺舌。白附子以个大肥壮、色白粉足、质坚实无外皮者为佳；个小身瘦，未去粗皮者均质次，以河南禹县所产最佳。

五 画

【附方】

三叉神经痛：白附子100克，全蝎150克，川芎、白芷、僵蚕各200克，共研粉，每次2克，热黄酒调服。10天为1疗程。

中风口眼㖞斜：制白附、全蝎、僵蚕各等份，共研为末。每服3克，日服2次，温黄酒送服。

玉 竹
YU ZHU

【别名】 葳蕤、萎蕤、玉马、地节、虫蝉、乌萎、女萎。

【性味】 甘，微寒。

【来源】 为百合科植物玉竹的干燥根茎。主产于河南、湖南、浙江、江苏、辽宁等地。东北产者习称"关玉竹"。浙江新昌等县产者习称"本山玉竹"，奉为道地药材。

【形态】 多年生草本，地下根茎横走，黄白色，密生多数细小的须根。茎单一，光滑无毛，具棱。叶片略带革质，椭圆形或狭椭圆形，上面绿色，下面淡粉白色，叶脉隆起。4～5月开花，花被筒状，白色，先端6裂，裂片卵圆形或广卵形，带淡绿色；雄蕊，着生于花被筒的中央，花药狭长圆形，黄色；子房上位，具细长花柱，柱头头状。8～9月结果，浆果球形，成熟后紫黑色。

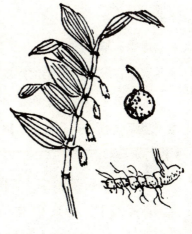

125

【功效】具有养阴润燥、生津止渴的功效。主要用于肺胃阴伤、燥热咳嗽、咽干口渴、内热消渴等。有补而不腻，补而不恋邪的优点。还可用于阴虚之体感受外邪发热咳嗽之证。生用清热养阴较好，熟用专于滋补养阴。现代临床上还用于去面皱及消老年色素斑、脑力不足、记忆力减退、冠心病、肺心病、风心病、脂溢性脱发等。

【采制】于秋季采挖为佳，晒软后反复揉搓，晾晒至无硬心，再晒干备用；或蒸透后，揉至半透明，晒干备用。

【鉴别】玉竹呈长圆柱形，略扁，少有分枝，粗细均匀，长4～18厘米，直径0.3～1.6厘米。表面黄白色或淡黄棕色，半透明，具纵皱纹及微隆起的环节，节上残留白色圆点状的须根痕，偶有圆盘状的地上茎痕。质硬而脆或稍软，易折断，断面角质样或显颗粒性，受潮变柔软。无臭，味甘，嚼之发黏。以条长、肥壮、黄白色者为佳。

◆ 附 方 ◆

心力衰竭：以玉竹为主治疗风湿性心脏病、冠状动脉粥样硬化性心脏病、肺源性心脏病等引起的Ⅱ～Ⅲ度心力衰竭者，5～10日内心衰得到控制。方法为玉竹15克，水煎服，每日1剂。

糖尿病：玉竹、山药各18克，何首乌12克，黄芪、天花粉各9克，水煎服。

虚咳：取玉竹15～30克，与猪肉适量一同水煎，每日1剂，分早、晚2次服。一般用上药治疗虚咳患者，服2～3剂可愈。

加减葳蕤汤：用于阴虚外感，头痛发热，微恶风寒。玉竹12克，白薇、淡豆豉各9克，桔梗、薄荷各6克，炙甘草3克，生葱白3寸，大枣3枚，水煎服。

胃及十二指肠溃疡，消化道出血：玉竹30克，两面针、虎杖各15克，地榆12克，白及10克，水煎服，每日1剂。

高血压病：肥玉竹500克，加水13碗，文火煎至3碗，分多次服用，1日服完。

热病伤阴，或夏天多汗口渴：玉竹、北沙参、石斛、麦冬各9克，乌梅5枚，冰糖适量，水煎，代茶饮。

心绞痛（肝肾阴虚型）：玉竹、黄精各20克，党参、柏子仁、红花、郁金、川芎各15克，水煎服。

心绞痛：玉竹25克，党参15克，丹参10克，水煎服。

风湿性心脏病：玉竹、芭蕉头、小龙胆草各9克，酸枣仁7粒。上药炖鸡，酌量食鸡肉喝汤，每日2次。

糖尿病：①玉竹9克，蚕茧6克。每日1剂，水煎，分2~3次服。玉竹、天花粉各30克，葛根15克。每日1剂，水煎，分2~3次服。

小儿鹅口疮：玉竹10克，焙干，研为细末，用适量醋调成糊状，敷双足足心。

老年性眩晕：玉竹、夏枯草各30克，水煎，每日1剂，分2~3次服。

神经衰弱：玉竹、黄精各20克，共蒸熟后食之，隔日1剂。

玉米须 YU MI XU

【别名】包谷须、包粟须、玉麦须。

【性味】甘，平，无毒。

【来源】为禾本科植物玉蜀黍的花柱。全国各地均有栽培。

【形态】1年生草本，高1~3米。秆粗壮，直立，节间有髓，基部各节生有气根。叶片长大，剑形或披针形。雄性圆锥花序顶生，雌花序腋生，为多数鞘状苞片所包，雌小穗孪生，成 8～18 行排列于粗壮的穗轴上，雌蕊具丝状花柱，长约 30 厘米，鲜时黄绿色至红褐色。颖果略呈球形。

【功效】具有利尿清热、平肝利胆、止血的功效。现代药理研究表明，具有利尿、降压、利胆、止血、抗癌、降血糖、免疫调节、抗衰老的作用。用于肾炎水肿、水肿性脚气、高血压、糖尿病、胆囊炎、胆结石、吐血、血崩、衄血、荨麻疹、风疹等。

【采制】秋季玉米成熟时收集，除去杂质，晒干备用。

【鉴别】玉米须为紫红色的细线须，以鲜者为佳。

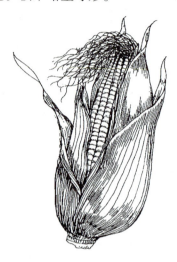

◆附　方◆

急性肾炎：玉米须 60 克（干品），西瓜皮 30 克（干品），生地黄 15 克，蝼蛄 7 只，肉桂 1.5 克（另开水冲服），水煎服，隔日服 1 剂，连服 5 剂后，改服济生肾气丸（中成药）250 克。

肾病综合征：用干玉米须 60 克，水煎，分早、晚服。同时服氯化钾 1 克，每日 3 次。

糖尿病：①玉米须 60 克，天花粉、楤木根白皮、芭蕉根各 30 克，水煎服。②取玉米须 30 克，水煎，每日 1 剂，分早、晚 2 次服，连用 2 个疗程。又报道，玉米须 20 克，煎水代茶饮，同时服优降糖 5 毫克，每日 1 次，2 个月为 1 疗程。

小便不利：玉米须 30 克，通草 10 克，水煎服。

五 画

慢性肾炎：取干燥玉米须50克，加温水600毫升，以文火煎煮20～30分钟，药液煮至300～400毫升，过滤后口服，每日1次或分次服。

晚期血吸虫病腹水：用玉米须煎汤代茶，配合泻水、理气健脾、疏肝化瘀等复方。

高反应性鼻病：用玉米须晒干卷成烟卷，如吸烟一样熏鼻或闻烟熏鼻，每日2次，每次1支烟卷，对频繁发作者，可酌情增至每日3～4次，2周为1疗程，间隔1周进行第2疗程，2个疗程无效者改用其他疗法，有效者可间隔治疗半年。治疗变应性鼻炎、血管运动性鼻炎、非变应性嗜酸细胞增多性鼻炎有较为满意的疗效。

水肿：用鲜玉米须60克，煎汤服用，每日服2次（早、晚饮用），1次100毫升，24日为1个疗程。

半边莲
BAN BIAN LIAN

【别名】鱼尾花、急解索、细米草、蛇舌草、箭豆草。

【性味】甘，平。

【来源】为桔梗科植物半边莲的干燥带根全草。各地均产，主产于安徽、江苏、浙江等地。

【形态】多年生小本草，高10～30厘米。全株光滑无毛，有乳汁。茎细弱，直立或匍匐，基部横卧地上，节上生根。叶互生，条形或条状披针形，先端尖，基部渐狭，全缘或有微锯齿；叶柄短近于无柄。5～8月开花，花单生于叶腋，花柄细长；萼筒倒三角状圆锥形，萼齿5个，披针形；花冠淡红色或紫红色，花冠只有半边，一侧深裂，裂片5枚，白色、淡红色或淡紫色，无毛或内部有细毛。8~10月结蒴果，蒴果2瓣裂。

【功效】具有清热解毒、利尿消肿的功效。主治毒蛇咬伤、水肿、野蕈中毒、肾炎加慢性肝炎等。

【采制】夏季采收为佳，洗净，除去杂质，鲜用或晒干备用。

【鉴别】半边莲多皱缩成团，根细长，圆柱形，带肉质，表面淡棕黄色，光滑或有细纵纹，生有须根。茎细长多节，灰绿色，靠近根茎部呈淡紫色，有皱缩的纵沟纹理，节上有时残留不定根。叶互生，狭长，表面光滑无毛，多皱缩或脱落。花基部筒状，花瓣5片。微臭，有刺激性，味初微甘，后稍辛辣。半边莲以身干、茎叶色绿、根黄、洗净泥沙杂质者为佳。

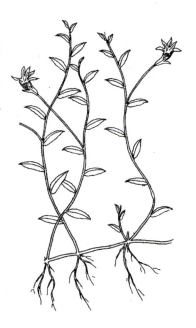

◆附 方

百日咳： 半边莲30克，煎汤。煮猪肺1只，饮汤吃肺。

疔疮： 鲜半边莲、鲜犁头草各适量，加生盐少许，共捣烂敷患处。

疮疡肿痛： 半边莲、旱莲草、红花、桃花、大木青各适量，共捣烂，敷患处。

毒蛇咬伤： 半边莲、田基黄各90克，共捣烂，取汁冲酒服，药渣敷伤口四周。

口腔癌，肝硬化： 半边莲30克，水煎，代茶喝，连服30日。

腹水，水肿：鲜半边莲、鲜田边菊各 30 克。将鲜草洗净，捣烂，绞汁内服。

急性胃肠炎腹痛：半边莲 15~30 克（鲜品 60 克），水煎服。

野菌中毒：半边莲 60 克，捣烂，取汁冲开水服。

野草中毒：鲜半边莲 100 克，捣烂，取汁冲开水服。

实证水肿：半边莲 100 克，水煎服或冲糖服。

胃癌：半边莲、兖州卷柏、姜三七、水田七各 15 克，水煎服。

肝硬化腹水，肾炎水肿：①半边莲 60 克，水煎服。②半边莲、马蹄金各 30 克，马鞭草 15 克，红枣 10 枚，水煎服。

半支莲

BAN ZHI LIAN

【别名】 并头草、小韩信草、牙刷草、金挖耳、野夏枯草、四方草。

【性味】 辛、苦，寒。

【来源】 为唇形科植物半支莲的干燥全草。陕西、河南、广东、海南、四川、贵州、山东、安徽、台湾、湖北、云南等省区有出产。

【形态】 多年生草本，高 30 厘米左右。方茎，下部匍伏生根，上部直立。叶对生，卵状椭圆形至线状披针形，有波状钝齿，大小不一。花单生于叶腋。青紫色，外面有密柔毛。果实卵圆形。5~10 月开花，6~10 月结果。

【功效】 具有清热解毒、化瘀利尿、消肿止痛、抗癌的功效。主治疮痈肿毒、肝炎、肝肿、肝硬化腹水、蛇虫咬伤、癌肿等。

【采制】 夏、秋两季茎叶茂盛时采收最佳。洗净，除去杂质，鲜用或晒干备用。

【鉴别】 半支莲干燥全草，叶片多已脱落，为带有花穗的茎与枝，长15～25厘米，四棱形，表面黄绿色或紫棕色，光滑，质柔软，折断面纤维状，中空，残留的叶片深黄绿色，多破碎不全，皱缩卷曲，质脆而易脱落，花穗着生在枝端，黄绿色，臭微弱，味微咸苦。

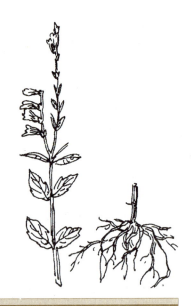

◆ 附 方 ◆

早期肺癌，肝癌，胃癌，直肠癌： 半支莲、白花蛇舌草、莪术各30克，水煎服。

乳房纤维瘤，多发性神经纤维瘤： 半支莲、六棱菊、野菊花各30克；或加当归尾15克，象皮、穿山甲各10克，全蝎6克，蜈蚣2条，水煎服，连服20～30剂。

肝炎，阑尾炎，食管癌，胃癌，咽喉肿痛： 半支莲30克，水煎服。

恶性葡萄胎： 半支莲60克，龙葵30克，紫草15克，水煎服。

急性黄疸肝炎： ①鲜半支莲、鲜溪黄草、栀子根各30克，水煎服。②半支莲、赛葵各30克，水煎服。③半支莲、茵陈、虎杖、凤尾草、栀子各30克，水煎服。

肺脓疡： 半支莲120克，瘦猪肉200克，加水久煮（不放盐），饮汤吃肉。

慢性肾炎腹水： 鲜半支莲30克，切碎捣烂，同鸡蛋拌匀蒸熟，做成蛋饼，待冷敷脐部，每日1次，约敷6小时。

早期肺癌：半支莲、白英各30克，水煎服。

天泡疮：鲜半支莲、鲜墨旱莲各适量，共捣烂，用第2次洗米水调匀搽患处。

急性腹痛：鲜半支莲、鲜鱼腥草各30克，共捣烂，开水冲服。

疔疮，急性乳腺炎（早期）：鲜半支莲适量，加食盐少许，共捣烂敷患处。

吐血，咯血，血淋，外伤出血：半支莲60克，水煎去渣，加蜜糖调服，伤处用药渣外敷。

肝硬化腹水：半支莲30克，开水泡，代茶饮。

跌打损伤：鲜半支莲60克，捣烂，加热甜酒擂汁服，药渣敷患处。

肝炎：半支莲30克，红枣10枚，水煎服。

毒蛇咬伤，蜈蚣咬伤：半支莲叶、红乌桕叶、白花蛇舌草叶、排钱树叶（排钱木）、漆大姑叶（毛果算盘子）各30克，假花生叶（异果山绿豆）15克，共研细粉，装瓶密封备用，每次服6克，日服3次，开水冲服（酒冲服效果更好）；另取药粉敷患处。

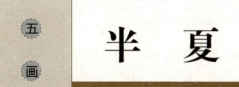

半夏

BAN XIA

【别名】
地八豆、地文、和姑。

【性味】
辛，温、平，有毒。

【来源】为天南星科植物半夏的干燥根。主产于四川、湖北、安徽、江苏、河南、浙江等地。

【形态】 多年生草本,高15~20厘米。根部块茎球形或扁球形,叶出自块茎顶端;叶柄下部内侧生1白色珠芽。5~7月开花,肉穗花序顶生,花序顶端的附属体延长伸出绿色或带淡紫色佛焰苞外,呈鼠尾状,雄花生于肉穗花序上部,雌花生于下部,二者之间有一段不育部分。8~9月结果,果实卵状椭圆形,熟时红色。

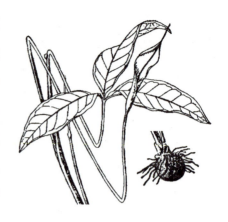

【功效】 具有燥湿化痰、降逆止呕、消痞散结的功效。现代药理研究表明,具有镇咳祛痰、止吐、解毒、防治实验性矽肺、降血压、抗肿瘤、增加心脏冠脉流量、镇痛、抗溃疡、抗血栓、抗腹泻、抗炎、抑制血小板聚集的作用。用于湿痰冷饮、咳喘痰多、痰厥头痛、头晕不眠、呕吐、反胃、胸膈胀满、痈肿不消、梅核气、瘰疬痰核等病证。

【采制】 一般农历五六月份采挖,采收直径大于0.7厘米以上者,过小者留种。收获后的半夏先堆放10~15天,使外皮稍腐易脱。分大、中、小3档分别放于筐中,于流水中踩去外皮(亦有用其他方法去皮者),晒干。为使半夏色洁白且防虫蛀,很多地区还用硫黄熏的方法。

生半夏:将半夏先除去杂质,放入缸内,用清水洗净泥沙,分大小后分别放入缸内,加清水浸泡,至切开中心无白心时止。取出,沥干水分,切约3毫米厚的片,晒干或用文火烘干,筛去灰屑即可生用。

法半夏:又称法夏、制半夏、制法夏、制地八豆、制地文、制和姑。现在常用的炮制方法是:

取半夏10千克,分出大小,筛去灰屑,分别放入缸内,用清水洗净泥沙后,取出。换上清水,浸泡2天,每天换水1次。泡后取出,再换上清水20千克,加石灰1000克,配成5%的浓度后加入半夏,拌均匀后漂浸2天。然后取出,用清水洗净石灰水。再换上清水浸泡2天,每天换水2~3次,取出

五　画

后，晒至七八成干。另取生姜 1500 克（比例为 15%）捣烂后，加入等量清水，搅成汁液，过滤去渣。再将姜汁加入明矾粉 37 克（生姜与明矾的比例为 100∶2.5）一同放入缸内拌均匀后，再加入半夏，以水能浸没为限。过滤剩下来的生姜渣，用布袋装好，捆紧口后，放在半夏中间共同浸泡一昼夜。每隔 8 小时搅动 1 次；至半夏中间的姜汁呈黄色为止。取出后，切成薄片。晒干或烘干，筛去灰屑即成。

【鉴别】半夏呈类球形，有的稍扁斜，直径 1～1.5 厘米。表面白色或浅黄色，顶端有凹陷的茎痕，周围密布麻点状根痕，习称"棕眼"，下面钝圆，较光滑。质坚实，断面洁白呈肾形，富粉性，无臭，味辛辣，麻舌而刺喉，嚼之发黏。

附方

急慢性化脓性中耳炎：生半夏研末，溶于米酒或 50% 的乙醇中（1 份半夏，3 份乙醇），浸泡 24 小时以上，取上层澄清液滴耳。用时，先用过氧化氢洗涤外耳道，然后滴入药液数滴，每日 1～2 次。

疟疾：半夏治疗疟疾，可控制发作。生半夏 6 克，捣烂置于胶布上，于发作前 3～4 小时贴于脐部。

支气管炎：半夏治疗支气管炎、恶阻、痰核、痰厥、头痛等症，均收到良好效果。口服生半夏 9～18 克。作为煎剂不会引起中毒，但必须配以生姜，或将生半夏打碎，以生姜汁拌渍 10 分钟亦可。在止呕作用中，强调服用方法——每隔 10～15 分钟呷 1 口，徐徐咽下，是重要步骤。

硅沉着病（矽肺）：姜半夏口服或喷雾给药，剂量一般为每日 21 克。治疗持续 1～10 个月不等，大多在 3～5 个月。对主观症状有不同程度的改善，个别病例的血清黏蛋白下降和血矽增高。

牙痛：生半夏 30 克，捣碎后置于 90% 的乙醇 90 毫升中浸泡 1 天后即可使用。同时，以棉球蘸药液塞于龋齿洞中，或涂搽痛牙周围。

鸡眼：半夏治疗鸡眼，效果颇佳。方法：用药前先洗净患处，消毒后用手术刀削去鸡眼的角化组织，使呈一凹面，然后放入半夏末于患处，外贴胶布。

寻常疣，跖疣：患处用温水泡洗10~20分钟后，用刀片轻轻刮去表皮角化层，取7~9月间采挖的鲜半夏（洗涤去皮），在疣体局部涂擦1~2分钟，每日3~4次。一般只涂搽初发疣（民间称母疣）即可。若继发疣较多较大时，可逐个进行涂搽。

急性咽炎：制半夏500克，砸碎后加入食醋2500毫升内浸泡24小时，再入锅内加热煮3~4沸后，捞出半夏，加入苯甲醇（按药量的5%），过滤，分装100毫升瓶内备用，每日2~3次，每次10毫升，白开水冲服。

宫颈糜烂：将生半夏粉撒于带线棉球上敷塞子宫颈，24小时后由患者自行取出，月经后上药，隔日1次，4次为1疗程，3个疗程后判断疗效。重者辅以内服中药当归芍药散等治疗。

瘢痕疙瘩：生半夏末、三七末各等份，调匀密贮。每取适量，醋调敷患处，每日1~2次，治疗因外伤而留瘢痕疙瘩，疗效较佳。

小儿流涎：生半夏末适量，加陈醋调成稠糊，睡前贴于两足心，纱布覆盖，胶布固定，次晨去掉，连用3~5次。

颈部淋巴结炎：生半夏50克，研细末备用。治疗时取生半夏粉3份与面粉1份混合，再加陈醋半匙及温开水调匀，每晚1次敷患处，次晨取下。5~7次为1疗程。

小儿腹泻：生半夏细末适量，用白酒调湿，贴敷于双侧天枢穴处（天枢穴位于脐旁2寸），覆盖纱布，外用胶布固定，每日更换1次，一般3次即愈。

瘀斑：生半夏末加醋调成糊状，涂敷患处，每天1次。用1天瘀消近半，共3次，瘀肿消尽。

五 画

癫痫：制半夏研末装入胶囊，每粒胶囊含半夏粉1克。每次1~2粒，每日2~3次，连服1~2年。

顽固性呃逆：制半夏20克，水煎频服，服后症状改善。

外伤出血：生半夏末3克，撒满伤口，不足2分钟血止。又撒少许，纱布包，3天换药时伤口渐合，数日后伤口愈合，瘢痕细小。

产后尿潴留：生半夏15克，大蒜2瓣，加水少许，捣烂为糊状，敷于脐及关元穴（脐下3寸），上面敷盖胶布，用热水袋热敷其上方，觉热气入腹，即有便意。如有灼痛，可先将热水袋去掉。一般1~2小时即可见效，小便自解之后，可继续保留1小时以巩固疗效。

腰肌劳损：制半夏研细末，每次3克，每日3次口服。

流行性腮腺炎：生半夏末与蛋清调糊外敷患处，每日2次。板蓝根20克，僵蚕10克，水煎内服，每日3~4次。2天后腮腺肿势渐消，体温恢复正常。继治6天，腮腺肿大消失。

乳腺炎：生半夏末加蛋清调糊敷患处，每日2次。一般用药2次疼痛减轻，肿块缩小，3天后即痊愈。

石菖蒲 SHI CHANG PU

【别名】 菖蒲、水剑草。

【性味】 辛，微温，无毒。

【来源】 为天南星科植物石菖蒲的干燥根茎。主产于长江流域以南各省，以四川、浙江、江苏等地较多。

【形态】多年生丛生草本。生于山谷溪沟旁石上,有栽培。根茎横卧,直径0.5～0.8厘米,弯曲、分枝、密生环节。叶基生,长10～30厘米,宽0.5～0.7厘米,剑形条状,基部对折,中脉不明显。肉穗状花序圆柱形,叶状苞(佛焰苞)长5～15厘米。花小,黄绿色。浆果倒卵形。

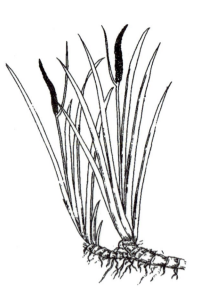

【功效】具有开窍豁痰、理气活血、祛风除湿的功效。现代药理研究表明,具有抑菌、镇静、抗抑郁、兴奋中枢神经系统、益智、气管解痉、抑制缺血再灌注脑损伤、神经细胞凋亡、抗癫痫、保护心血管等作用。用于癫痫、痰厥、昏迷、心悸怔忡、神志不安、心脑烦闷、胃痛、腹痛、跌打损伤、风湿痹痛、痈疽肿毒、腰腿疼痛等。

【采制】冬、春采根,去泥沙,晒干。

炮制方法:去掉石菖蒲上的毛,其方法可以揉擦或用刷子刷,再用筛筛去灰屑后,放入缸内,加清水洗净泥沙后取出,去掉污水,放入清水,将石菖蒲稍加浸泡,取出,润透,切片,晒干或用文火烘干。再用筛筛去灰屑或放入簸箕中,簸去毛须即成。处方上开炒菖蒲或炒石菖蒲时,取石菖蒲片放入锅中净炒,至呈黄色为止;开酒石菖蒲时,取菖蒲片入锅炒热,按本品30克用白酒6克的比例,拌炒均匀,至炒干后,取出冷却。

【鉴别】石菖蒲呈扁圆柱形,多弯曲,常有分枝,长3～20厘米,直径0.3～1厘米。表面棕褐色,粗糙,有疏密不均的环节,节间长0.2～0.8厘米,具细纵纹,一面残留须根或圆点状根痕;叶痕呈三角形,左右交互排列,有的其上有毛鳞状的叶基残余。质硬,断面纤维性,类白色或微红色,可见环状的内皮层及棕色的油点。气芳香,味苦,微辛。石菖蒲以条粗大、节密、质坚实、断面色类白、香气浓者为佳。

五 画

◆ 附 方 ◆

癫痫：石菖蒲9克，水煎，分3次服，每日1剂，30天为1疗程，可连续服用。

中暑腹痛：鲜石菖蒲10～15克，磨冷开水服。

耳鸣如风水声：石菖蒲9克（淘米水泡一夜），猪腰子1对（去筋膜，切片），葱白10根，粳米30克。先将石菖蒲煎水去渣，加入猪肾、葱白、粳米同煮粥，1次或分2次食之。

小儿流口水：石菖蒲10克，水煎去渣，少量多次频服。每日1剂。

小儿急惊风，喉间痰涎壅盛者：鲜石菖蒲适量，地龙7条，竹沥40毫升。将鲜石菖蒲洗净，捣烂绞汁20毫升；再将地龙洗净，加白糖适量化水，与竹沥共调匀，分数次灌服。每日1剂。

跌打损伤：取石菖蒲鲜根适量，加入甜酒糟少许，捣烂外敷患处，每日1次，一般1～3次肿消痛止。

耳鸣：取石菖蒲60克，每日1剂，水煎分2次口服。左耳及双耳耳鸣者，同服六味地黄丸，每日2次，每次1丸；右耳鸣者同服金匮肾气丸，每日2次，每次1丸；药毒性耳鸣者加生甘草20克，注意石菖蒲少于30克者，效果不佳。

手癣：取石菖蒲30克，放置盆内加水适量，煎煮15～20分钟，然后倒入1两食醋，煮沸，晾至温后浸泡洗涤患处，每天2次，每次15～20分钟，洗后用干净毛巾拭干晾干，7日为1疗程，轻者1疗程即治愈，重者最多用2个疗程。

癫痫：石菖浦、山莨菪碱、硝苯地平等。每克含石菖蒲干品8克。成人每次5克，儿童5岁以下每次1～2克，5～10岁每次2～3克，10～15岁3～4克，均日3次口服。如果是症状性癫痫则同时针对病因给予相应的病因治疗。

偏头痛：鲜石菖蒲根适量，白酒 20～30 毫升。将鲜石菖蒲根洗净，切碎，捣烂取汁 50 毫升，加入白酒调匀，分 2 次服。如无鲜菖蒲，可用干菖蒲 15 克，煎水冲白酒服。

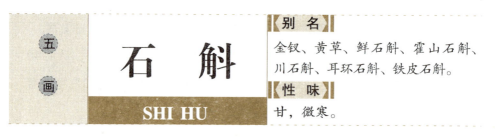

石斛

SHI HU

别名：金钗、黄草、鲜石斛、霍山石斛、川石斛、耳环石斛、铁皮石斛。

性味：甘，微寒。

来源：为兰科植物环草石斛、马鞭石斛、黄草石斛、铁皮石斛或金钗石斛的新鲜或干燥茎。铁皮石斛剪去部分须根后，边炒边扭成螺旋形或弹簧状，烘干，习称"耳环石斛"。主产于四川、云南、贵州、广东、广西、湖北等地。

形态：多年生附生草本，高 30～50 厘米。茎丛生，直立，黄绿色，多节，叶无柄，近革质，叶脉平行，叶鞘紧抱于节间，总状花序自茎节生出，通常具花 2～3 朵。苞片膜质，小，卵形。花甚大，下垂，花萼及花瓣白色，末端呈现淡红色。花瓣卵状长圆形或椭圆形，蒴果。花期 5～6 月。

功效：石斛具有益胃生津、滋阴清热的功效。主要用于阴伤津亏、口干烦渴、食少干呕、病后虚热、目暗不明等。温热病中每将本品视为要药。鲜石斛清热生津之力较胜，霍石斛滋阴生津之力为佳，所以热病伤津、燥渴当用鲜石斛；病后阴虚津亏、虚热不退用霍石斛；一般津少用干石斛。现代

五 画

临床上还用于萎缩性胃炎、鼻咽癌（近年有人以本品配玄参、党参、白术等为基本方用于治疗鼻咽癌）、糖尿病、扁桃体炎等。

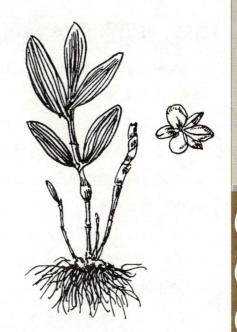

【采制】根全年均采挖，但以秋后采挖者质量最好。

环草石斛：将石斛去泥杂，除去叶片、芦头、须根，置于85℃热水中烫1~2分钟，摊晒至身软时边晒边搓，搓去叶鞘，每日1次至足干，亦可不烫直接加工。

黄草石斛、马鞭石斛、金钗石斛、有瓜石斛：除去泥杂、叶片、芦头、须根，沸水烫5分钟，摊晒至软，晒搓去叶鞘至足干。加工成黄草节方法为切成1~1.5厘米长小段再加工。

【鉴别】**鲜石斛**：呈圆柱形或扁圆柱形，长约30厘米，直径0.4~1.2厘米。表面黄绿色，光滑或有纵纹，节明显，色较深，节上有膜质叶鞘。肉质，多汁，易折断。气微，味微苦而回甜，嚼之有黏性。

环草石斛：呈细长圆柱形，常弯曲或盘绕成团，长15~35厘米，直径0.1~0.3厘米，节间长1~2厘米。表面金黄色，有光泽，具细纵纹。质柔韧而实，断面较平坦。无臭，味淡。

马鞭石斛：呈长圆柱形，长40~120厘米，直径0.5~0.8厘米，节间长3~4.5厘米。表面黄色至暗黄色，有深纵槽，质疏松，断面呈纤维性。

黄草石斛：长30~80厘米，直径0.3~0.5厘米，节间长2~3.5厘米。表面金黄色至淡黄褐色，具纵沟。体轻，质实，易折断，断面略呈纤维性。嚼之有黏性。

五 画

◆ 附 方

胃阴不足之慢性胃炎： 川石斛、北沙参各15克，玉竹12克，川楝子10克，平地木30克，水煎服。

虚热口渴，烦闷： 石斛、黄芪、麦冬、生地黄、玄参各9克，茯苓6克，远志、甘草各5克，水煎服。

内障目暗，视物昏花： 主要成分有石斛、羚羊角、枸杞子、决明子、黄连等，每服6克。

老年血崩： 石斛、木耳炭各10克。焙干，研为细末，每日2次，每次10克，开水冲服。

口干思饮，恶心，食欲不振： 鲜石斛、北沙参各15克，玉竹、麦冬各12克，山药10克，甘蔗汁250毫升。前5味加水煎，取汁，合甘蔗汁代茶饮。

急性喉喑，咽喉肿痛： 石斛30克，扛板归75克，一枝黄花15克。每日1剂，水煎代茶频频饮用。

血热所致月经先期： 石斛、生地黄、赤芍、丹皮、茯苓、麦冬各10克，黄芩5克。每日1剂，水煎分2~3次服。

乳痈，中耳炎： ①石斛、菊花参各15克，水煎服。②上药水煎取汁外洗患处。每日1剂。

牙龈出血，溃烂： 石斛、地骨皮、骨碎补各12克，槐花6克，甘草3克。每日1剂，水煎，代茶饮。

肺阴耗伤，肺气上逆的咳喘证，证见咳嗽喘逆，日久不愈，干咳无痰，舌光无苔： 石斛、沙参各5克，川贝母3克。将川贝母砸碎，沙参切成小碎块，与石斛一起置入茶杯内，倒入刚沸的开水，盖严杯盖，浸泡20分钟左右即可代茶饮用，可反复加入沸水浸泡数次，直至无味，每日上、下午各泡服1剂。

石榴

SHI LIU

【别名】酸榴、石安榴、金罂。

【性味】酸、涩,温,有毒。

【来源】为石榴科植物石榴的干燥皮或种子。南方各省区均有出产,以四川、云南、贵州、广西、广东、湖北等地较多。

【形态】落叶灌木或乔木,高2~4米。树皮青灰色。幼枝近圆形或微呈四棱形,枝端通常呈刺状,无毛。叶对生或簇生;叶片倒卵形至长椭圆形,先端尖或微凹,基部渐狭,全缘,上面有光泽,无毛,下面有隆起的主脉,具短柄。5~6月开花,

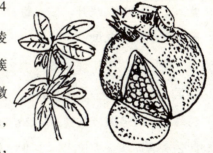

花1至数朵,生小枝顶端或腋生,萼筒钟状,肉质而厚,红色,裂片6个,三角状卵形;7~8月结果,浆果近球形,果皮肥厚革质,熟时黄色,或带红色,内具薄隔膜,顶端有宿存花萼。种子多数,倒卵形,带棱角。

【功效】具有涩肠止泻、止血驱虫的功效。现代药理研究表明,具有抗菌、抗病毒、抗氧化、降血脂等作用。用于久泻、久痢、脱肛、便血、崩漏、疥癣、虫积腹痛、绦虫、钩虫、蛔虫等。

【采制】习惯认为以未全熟的酸石榴皮入药为佳,故当果实即将成熟时采收,采摘果实后,剥开果皮,除去种子及隔膜或食用石榴子时收取果皮,将果皮切成数瓣晒干即可。

五 画

【鉴别】 石榴皮呈瓢形或不规则的切片。大小不等,果皮厚1.5~3毫米。外表红棕色、棕黄色或棕紫色,略有光泽,粗糙有麻点。有的有突起的筒状宿萼,有的有粗壮的果柄或果柄痕。内表面黄色或黄棕色,有隔瓢及种子脱落后的凹凸不平。质坚脆,易碎,折断面黄色。无臭,味苦涩。石榴皮以身干、个大、皮厚、外表整洁者为佳。

◆ 附 方 ◆

急性菌痢,慢性阿米巴痢疾等:取干燥石榴果皮1000克,清水洗净加水5000毫升,放入缸中微火煮沸30分钟后,用纱布滤过,然后另加温水照上法重煎1次。将2次滤液混合浓缩至2000毫升相当于50%的石榴果皮煎剂。每6小时给药1次,每次20毫升。用石榴皮60克,加水200毫升,煎成100毫升,成人每日3次,每次20毫升,饭后服,治疗慢性阿米巴痢疾及菌痢。

绦虫病:取干燥石榴根皮25克,加水300毫升,浸泡1日后用文火煎至100毫升,于上午9时服,服药前1天不进晚餐,服药当日早晨及服药后2小时各服硫酸镁20~25克。如绦虫头部未排出,隔3~4周再进行第2次治疗。绦虫排出后应进软食,暂时禁食油脂类食物。

蛲虫病:用石榴皮(红色者为佳)30克,研粗末,加水500毫升,煮开后加食醋15克,适当温度(避免烫伤),熏洗肛门,每晚睡前1次。

多种感染性炎症:将石榴皮制成100%煎液,烘干研粉装胶囊口服,每日3次,每次1~2粒。治疗肺部感染、急慢性气管炎、肠炎、胆道感染、慢性阑尾炎、淋巴结炎、多发性疖肿、外伤感染等。

蛔虫,绦虫:石榴皮、槟榔各12克,烘干,共研细末,每次6克,每天2次,开水送服,连服2天。

小儿消化不良:鲜石榴皮30克,捣烂,敷小儿肚皮,胶布固定,每天换1次。

烧伤：取石榴皮 500 克，加水 500 毫升，文火煎成 250 毫升，过滤，加少许防腐剂备用。用时，以上药液浸湿的纱布块多块贴于创面（纱布之间留 1 毫米间隙）。如无渗液，不用换药，痊愈时纱布自行脱落。

石 韦

SHI WEI

【别名】庐山石韦、有柄石韦、肺心草、会金草、小木鸭、金星草、石兰。

【性味】甘、苦，微寒。

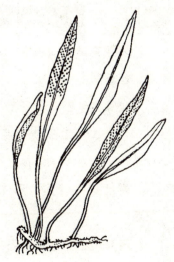

【来源】为水龙科植物庐山石韦、石韦、有柄石韦、北文石韦或西南石韦的干燥叶。各地均有出产。

【形态】多年生草本，高达30厘米。根茎沿地面横走，密生许多深褐色披针形小鳞片。叶疏生在根茎上，叶片披针形或卵状披针形，长8～20厘米，宽2～5厘米，叶面绿色，有少数星状毛，有散在的多数小凹点，叶背密生灰棕色星状毛，叶基部楔形；叶柄与叶片近等长或短于叶片。夏季在叶背面生有许多颗粒状小点，即孢子囊群，布满侧脉间隙，初时由星状毛包被，秋季成熟时孢子囊群开裂即露出，无囊群盖。

【功效】具有利尿通淋、清热止血的功效。

五 画

主治泌尿系感染、泌尿系结石、功能性子宫出血、肾炎、肾盂肾炎、慢性气管炎等。

【采制】夏、秋季采收为佳,除去根茎及根,洗净,鲜用或晒干备用。

【鉴别】庐山石韦(大叶石韦):叶片略皱缩,展平后呈披针形,长10~25厘米,宽3~5厘米。先端渐尖,基部耳状偏斜,全缘,边缘常向内卷曲。上表面黄绿色或灰绿色,散布有黑色圆形小凹点,下面密生红棕色星状毛,有的侧脉间布满棕色圆点状的孢子囊群。叶柄具4棱,长10~20厘米,直径1.5~3厘米,略扭曲,有纵槽。叶片厚、革质。气微,味微涩苦。

石韦(也叫大叶石韦):叶片披针形或长圆披针形,长8~12厘米,宽1~3厘米,基部楔形对称。孢子囊群在侧脉间,排列紧密而整齐。叶柄长5~10厘米,直径约1.5毫米。

有柄石韦(小叶石韦):叶片多卷曲呈筒状,展平后呈长圆形或卵状长圆形,长3~8厘米,宽1~2.5厘米。基部楔形对称。下表面侧脉不明显,布满孢子囊群。叶柄长3~12厘米,直径约1毫米。

附 方

泌尿道结石:石韦12克,蒲黄6克,滑石、车前草各9克,木通5克,水煎服。

泌尿系结石:①石韦、车前草各30克,生栀子15克,甘草9克,煎水,代茶饮。②石韦40克,车前草30克,制香附、甘草各10克,水煎,代茶饮。

慢性支气管炎:石韦、蒲公英、佛耳草、一枝黄花各10克,水煎服。

膀胱炎,尿道炎:石韦15克,野菊花9克,白花蛇舌草20克,金银花6克,水煎服,每日1剂。

放射治疗引起的白细胞减少：石韦30克，红枣15克，仙鹤草20克，水煎服，每日1剂。

急性肾盂肾炎：石韦15克，车前草30克，金银花6克，水煎服，每日1剂。

慢性肾炎蛋白尿：石韦12~15克，水煎服，每日1剂，可长期服。

支气管哮喘急性发作：石韦45克，冰糖适量。将石韦浓煎，去渣，加入冰糖溶化，分3次服，每日1剂，连服3天。

尿血（尿中含大量红细胞）：石韦30克，蒲黄10克，当归15克，水煎，分2次服。

吐血：石韦30克，地榆、大蓟各20克，水煎服。

痢疾：石韦全草适量，水煎，调冰糖25克，饭前服。

便前有血：用石韦研为末，以茄子枝煎汤送服10克。

气热咳嗽：石韦、槟榔各等份，研为末，每服10克，姜汤送下。

生姜 SHENG JIANG

【别名】姜。

【性味】辛，温，无毒。

【来源】为姜科植物姜的根茎。全国各地均产，以南方的四川、贵州、湖南等地较多。

【形态】多年生草本，高50~100厘米。根茎肉质，扁圆横走，分枝，具芳香和辛辣气味。叶互生，2列，无柄，有长鞘，抱茎；叶片线状披针形，先端渐尖，基部狭，光滑无毛。叶膜质。花茎自根茎抽出，穗状花序椭圆形，稠密，苞片卵圆形，先端具硬尖，绿白色，背面边缘黄色，花萼管状，长约1厘米，具3短齿；花冠绿黄色；管长约2厘米，裂片3，披针形，略等长，唇瓣长圆状倒卵形，较花冠裂片短，稍为紫色，有黄白色斑点；雄蕊微紫色，与唇瓣等长；子房无毛，3室，花柱单生，为花药所抱持。蒴果3瓣裂。种子黑色。花期7～8月（栽培的很少开花）。果期12月至翌年1月。根块可入药。

【功效】具有发表散寒、止呕化痰、镇痛杀虫的功效。现代药理研究表明，具有抗菌、抗滴虫、升血压、兴奋呼吸、促进消化、抗凝血、抗氧化、对食品污染菌的协同抗菌作用。用于治疗风寒感冒、风湿痹痛、呕吐、痰饮、喘咳、胀满、泄泻、肠疝痛、头痛、蛇虫咬伤、百虫入耳、跌扑损伤疼痛、牙齿疼痛等。

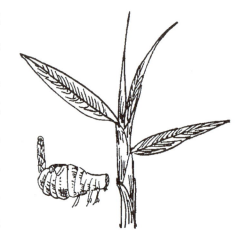

【采制】秋、冬采挖，除去茎叶及须根，用湿沙堆放以保鲜。刮取的皮叫生姜皮。洗净后打烂绞取的汁叫生姜汁。将生姜晒干或烘干，即为干姜。取干姜切段，油沙拌炒，使之膨胀，即炮姜。将炮姜清炒，至表面焦黑，内部焦黄，即为姜炭。

【鉴别】干姜呈不规则块状，略扁，具指状分枝，长3～7厘米，厚1～2厘米，表面灰棕色或浅黄棕色，粗糙，具纵皱纹及明显的环节。分枝处常有鳞叶残存，分枝顶端有茎痕或芽。质坚实，断面黄白色或灰白色，显粉性和颗粒性，有1明显圆环（内皮层），有筋脉点（维管束）散在，可见黄色

五 画

油点。气香，味辛辣。另有去皮干姜，习称"白干姜"，形状与前者相同，但表皮已刮去，呈淡黄白色，较光滑。

生姜大多于夏、秋二季采挖新鲜的根茎供药用。形状似干姜，但较大，表面浅黄棕色，具明显的环节，折断时有液汁渗出，纤维性较强，具刺激香气和辣味。

◆附 方◆

感冒：取鲜姜90克，捣成泥状，炒热至皮肤能忍受为度，摊贴于大椎穴，下加热袋保温仰卧，服热粥1碗，用单布罩头和面部，微汗即可去罩布，继续热敷40分钟即可，避风2小时。

风湿性关节炎：取生姜适量洗净，晾干去皮，捣成泥浆，挤出姜汁。用适量脱脂棉将其吸附，将药棉均匀敷在患处，用洁净薄膜做成圆筒套在关节处，包扎药棉，用松紧带扎紧两端，防止姜汁流出和挥发。一般敷疗5~7天，早、晚各换药1次，连续外敷。

痔疮：在腌萝卜的酱缸内取上面清酱汤50~100毫升，加热至36℃，用2毫米厚的生姜片蘸大酱汤轻轻涂于患处，涂时患者可有烧灼样疼痛或痒痛，每次反复涂搽30分钟，每日2~3次，连用3~5日。治疗期间卧床休息，忌食生冷与辛辣食物。

小儿尿频：将生姜切为末，包于纱布中蒸至生姜成为姜泥，冷却至40~45℃，将生姜泥敷于脐及关元穴上，约15分钟后取去，每日1次，5日为1疗程。

胃及十二指肠溃疡：鲜生姜50克，洗净切碎，水煎服，每日3次。

急性细菌性痢疾：鲜生姜75克，红糖50克，共捣为糊状，每日分3次服，7天为1疗程。

消渴饮水：干生姜末50克，以鲫鱼胆汁和，丸梧子大。每次服7丸。

虎伤人疮：内服生姜汁。外以生姜汁洗患处，再用白矾末敷上。

咳嗽：用生姜 50 克，捣烂挤汁，加蜂蜜 150 克，盛于瓷器中调匀，隔水炖热约 8 分钟，使药液热度为 60～80℃，分 2 次口服，用 2～3 日。小儿酌减。

臀部肌注致疼痛：用新鲜质嫩丰满黄姜，横切直径 1 厘米，厚度 0.5 厘米，置于环跳穴和阿是穴上，用大拇指呈现回旋按压揉动 5～10 分钟。

顽固性呃逆：用洗净生姜置于患者口中咀嚼，10 分钟后汁渣吞服，即获显效。

慢性阑尾炎、阑尾周围脓肿：生姜芋头膏外敷治疗慢性阑尾炎及阑尾周围脓肿的 11 例，疗效满意。生姜、芋头各 50 克，捣烂成泥状敷于右下腹部阑尾区，用宽胶布包扎固定，每日更换 1 次。同时在局部行微波热疗，每次 30 分钟。经 10～16 日治疗，均治愈。

腹胀：将鲜生姜捣碎或切成细丝或末，填满脐眼，外敷伤湿止痛膏，局部热敷，可用热水袋或热毛巾，并配合轻柔的顺时针腹部按摩，以促进局部血液循环，6～12 小时换 1 次。有人用此方法治疗脊柱压缩骨折后腹胀，疗效满意。或用鲜生姜、葱白各 1 份，研细备用。1 岁内每次 10～20 克，1～5 岁每次 20～30 克，大于 5 岁每次 30～50 克，用纱布包裹，敷脐，每 12 小时更换 1 次，最多不超过 2 日。

妊娠呕吐：用 75% 的酒精反复涂擦内关穴，以皮肤发红，触之有温热感为宜。再用艾条以雀啄灸的方法灸约 5 分钟（以皮肤承受热力为准），后用姜片或捣烂之姜泥外敷内关穴 20 分钟，每日 1 次，10 日为 1 疗程。若该处有瘢痕不宜灸者，可用塑料纸敷盖姜片或姜泥后，以绷带外固定，用热水袋热敷，水温以 80～100℃ 为宜，并用姜汁滴舌尖。

急性踝关节扭伤：生姜适量捣烂，加食盐少许混匀，外敷患处。对于急性踝关节扭伤患者 2～3 次可治愈。

五 画

冬 瓜
DONG GUA

【别名】杀瓜、白瓜、枕瓜。

【性味】甘,凉。

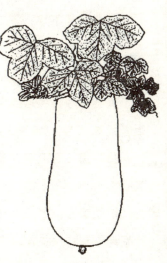

【来源】为葫芦科植物冬瓜的果实。分布于全国各地。

【形态】1年生攀缘草本。茎长大粗壮,密被黄褐色刺毛,卷须分枝。单叶互生,具长柄,叶片阔卵形或近于肾形,花单性,雌雄同株,单生于叶腋;花萼管状,5裂,裂片三角状卵形,花冠黄色,瓣外展,长3~5厘米,瓠果肉质,椭圆形或长方状椭圆形,有时近圆形,果皮淡绿色,表面具1层白色蜡质的粉末,果肉白色肥厚;果梗圆柱形,具纵槽。种子多数,白色或黄白色,花期5~6月。果期6~8月。

【功效】具有清热、利水、消痰、解毒、润肺化痰、消痈排脓、护肝美容的功效。主治水肿、肺脓疡、咳嗽等。

【采制】果实于夏秋间成熟时采摘,鲜用。于食用冬瓜时,收集削下的外果皮,洗净,晒干备用。种子于食用冬瓜时收集起来,洗净,选饱满的晒干备用。

【鉴别】冬瓜子:种子呈扁平卵圆形或长椭圆形,长1~1.3厘米,宽0.6厘米。外表黄白色,略粗糙,一端钝圆,另一端钝矢,并有2个小突起,较大的突起上,有1明显的小珠(珠孔),较小的突起为种脐,边缘光滑。剥

五　画

去种皮，可见乳白色肥厚子叶 2 片。体轻，具油性，气微弱，味微甜。单边冬瓜子为长形冬瓜的种子。

冬瓜皮：系冬瓜干燥外层果皮。亦为食用或加工冬瓜时，收集削下果皮，晒干即可。常呈不规则碎片，向内卷曲，大小不一。外表皮灰绿色或黄白色，被有白霜，有的较光滑不被白霜；内表面较粗糙，有的可见筋脉状维管束。体轻，质脆易折断。气无，味淡，均为统货，不分等级，以皮薄、块条长大、色灰绿、外有粉霜、干燥无杂质者为佳。

◆ 附 方

产妇乳汁不足：冬瓜皮适量，鲜鲫鱼 1 条，共炖服。

水肿：冬瓜 250 克，鲤鱼 500 克，葱白 5 茎。鲤鱼去鳞及内脏，洗净，煮熟入冬瓜、葱白至熟，饮汤吃鱼和冬瓜。

美容养颜：冬瓜仁 150 克，桃花 120 克，白杨树皮 60 克，共为细末。饭后服 1~2 克，每日 3 次。据《本草纲目》记载，本方可使皮肤红润。

肺脓疡：冬瓜子、芦根、薏苡仁各 30 克，金银花、桔梗各 9 克，水煎服。

护肤美容：冬瓜 1 只，竹刀去皮切片，以酒、水各 500 毫升，煮烂滤汁熬膏作皮肤保护剂。每夜间睡前取膏擦面。

运化失调，全身水肿：冬瓜 2000 克，大蒜 60 克，将冬瓜切下盖去瓤，放入去皮大蒜，再盖好，炖熟，调味食用。

中暑：①冬瓜 100 克，莲叶 1 张，大米适量，加水适量，煮粥吃。②冬瓜 500 克，薏苡仁 30 克，活鸭半只，将鸭子宰杀去毛及内脏，洗净切块，冬瓜去皮，洗净切块，与薏苡仁同放锅中，加水适量，煮汤吃。

消渴不止，小便多：①冬瓜子、麦门冬、黄连各 6 克，水煎服。②干冬瓜子、麦门冬、黄连各 50 克，水煎饮之。

男子白浊，女子白带：陈冬瓜子炒为末，空腹时服 15 克。

五 画

延年益寿： 冬瓜仁500克，以绢袋装好，放进沸水中煮片刻，取出晒干，反复3次，用清苦酒浸一夜，晒干为末。每日服1~2克。据《本草纲目》记载，常服此方"令人肥悦明目，延年不老"。另据唐代孟诜介绍，以冬瓜仁300~500克，去皮制成丸剂，空腹时服30丸，可"令人白净如玉"。

冬瓜瓤水煎洗脸、洗澡： 可使人皮肤白皙有光泽。

湿热泻痢： 冬瓜叶（嫩叶心）适量，拖面煎饼食之。

白带： 炒冬瓜子120克，研细粉，每次服15克，日服3次，开水送服。

急性肾炎水肿： 冬瓜皮30克，鲜白茅根60克，水煎服，连服10~15日。

小便不利，少腹胀满： 鲜冬瓜（去皮）250克，赤小豆120克，水煎服。

水肿胀满： 冬瓜皮30克，茯苓皮15克，莱菔子12克，楮实子2克，水煎服。

冬葵子
DONG KUI ZI

【别名】冬葵果、葵子、滑菜、冬苋菜、苘麻子。

【性味】寒，甘。

【来源】为锦葵科植物冬葵的干燥成熟果实的种子。分布全国各地，主产于内蒙古等地。是蒙古族的习用药。

【形态】1年生或多年生草本,高0.5～1米。全株被柔毛。叶互生,圆肾形或近圆形,5～7掌状浅裂,边缘有锯齿。花簇生于叶腋,花梗短,花萼钟状,5裂,花瓣5片,淡红色。

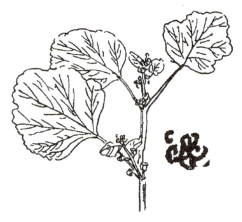

【功效】具有清热利湿、消肿的功效。主治小便不通、泌尿感染、泌尿系结石、产后乳汁不下等。

【采制】一般于10～11月间果实成熟后采取。割取地上部分,晒干后用木棒敲打,使种子落出,筛除果皮及杂质即可。

【鉴别】冬葵子呈三角状或卵状扁肾形,一端较尖,长径3.5～6毫米,短径2.5～4.5毫米,厚1.1～2毫米。表面暗褐色或灰褐色,有不明显稀疏短毛,肾形凹陷处有线形种脐,淡棕色。种皮坚硬,剥落后可见胚根圆柱形,下端渐矢,子叶心形、2片重叠,然后再褶曲。气微,味淡。以身干、子粒饱满、色灰褐、无杂质者为佳。

附 方

大便秘结:冬葵子15克,烘干,研细末,牛乳调服。如无效,可再服。

尿路感染:冬葵子30克,车前草、海金沙藤各25克,水煎服,每日1剂,连服5～7天。

乳汁不足:冬葵根60克,瘦猪肉90克,加水共炖烂,加食盐少许,分2次服。

风热咳嗽:冬葵菜100克,鸡蛋1～2枚,加水共煮熟,加食盐少许,吃蛋喝汤。

五 画

难产（子宫收缩无力）：冬葵菜60克，水煎服。

胎盘滞留：冬葵子30克，红牛膝25克，水煎，分2次服。

泌尿系结石：冬葵子10克，土牛膝9克，积雪草、玉米须各30克，水煎，分2次服。每日1剂。

水肿：冬葵子15克，冬瓜皮30克，水煎服。

盗汗：冬葵子10克，浮小麦30克，水煎服。

淋证，水肿：冬葵子10克，茯苓12克，水煎服。

产后乳少，乳汁不通：冬葵子、王不留行各12克，漏芦、黄芪各15克，猪蹄2个，水煎，吃蹄喝汤。

乳汁不行：冬葵子12克，砂仁6克，水煎服。

玄 参
XUAN CAN

【别名】元参、黑元参、重台、玄武精、黑玄参、四棱麻、北玄参、浙玄参。

【性味】甘、苦、咸，微寒。

【来源】为玄参科植物北玄参、浙玄参的干燥根。主产于浙江、湖北、安徽、山东、四川、河南、江西等地。

【形态】多年生草本，根圆柱形，下部常分杈，外皮灰黄褐色。茎直立，四棱形，光滑或有腺状柔毛。叶对生；叶片卵形或卵状椭圆形，先端渐尖，基部圆形或近截形，边缘具钝锯齿，聚伞花序，呈圆锥状；花梗长1~3厘米，花序和花梗都有明显的腺毛；萼片5裂，卵圆形；花冠暗紫色，管部斜壶状，有5裂片，雄蕊4枚；花盘明显；子房上位，2室，花柱细长。蒴果卵圆形，先端短尖，深绿或暗绿色，萼宿存。花期7～8月。果期8～9月。

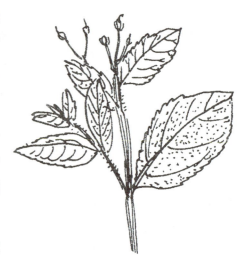

【功效】具有泻火解毒、凉血、滋阴、生津润肠的功效。主治咽喉肿痛、便秘、急性黄疸型肝炎、慢性咽炎、麻疹、关节扭伤、食道癌等。

【采制】冬季茎叶枯萎时采挖为佳，洗净，除去杂质，鲜用或晒干或烘（火力不宜过猛）至半干后，堆放3～6天，待其心部变黑时，再晒至或烘至干备用。

【鉴别】呈圆锥形，中部略粗，或上粗下细，有的微弯似羊角状，长6～20厘米，直径1～3厘米，表面灰黄色或棕褐色，有明显的纵沟和横向皮孔，质坚硬，不易折断，断面略平坦，乌黑色，微有光泽。具焦糖气，味甘、微苦。以水浸泡，水呈墨黑色。

◆【附 方】◆

咽喉肿痛：玄参、板蓝根各15克，桔梗10克，薄荷、甘草各6克，水煎服。

急性黄疸型肝炎：玄参12克，茵陈、板蓝根各15克，泽泻、青皮各10克，水煎服。

食道癌：玄参20克，甲酸钠（化学药）80克，混合研粉，每次服2克，每日服2～3次。

麻疹：玄参10克，水煎服。

五 画

小儿鹅口疮：鲜玄参适量，捣烂取汁涂患处。

关节扭伤：鲜玄参、鲜山姜各适量，捣烂敷患处。

下肢慢性溃疡：玄参、当归各30克，金银花、炙黄芪各15克，赤芍、川芎、牛膝各10克，甘草3克，水煎服。

甘草
GAN CAO

【别名】国老、粉草、灵草、蜜草、甜草、粉甘草。

【性味】甘，平。

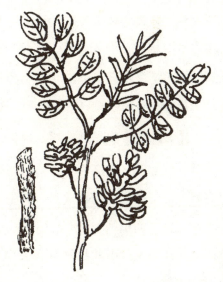

【来源】为豆科植物甘草、胀果甘草或光果甘草的干燥根茎。主产于辽宁、内蒙古、新疆、青海、宁夏等地。

【形态】多年生草本，高约30~70厘米。根茎圆柱状；主根甚长，粗大，外皮红褐色至暗褐色。茎直立，稍带木质，被白色短毛及腺鳞或腺状毛。单数羽状复叶，托叶披针形，早落；小叶片卵圆形、卵状椭圆形或偶近于圆形，先端急尖或近钝状，基部通常圆形，两面被腺鳞及短毛。花期6~7月，总状花序腋生，花密集，花萼钟形。7~9月结果，荚果线状长圆形，镰刀状或弯曲呈环状，通常6~8毫

五 画

米，密被褐色的刺状腺毛。种子扁圆形或肾形，黑色光滑。

【功效】 具有补脾益气、祛痰止咳、清热解毒、缓急止痛、调和诸药的功效。主治溃疡病、肝炎、癔病、心律不齐、上呼吸道感染、支气管炎、支气管哮喘、胃痉挛、腓肠肌痉挛、疮疖脓肿、咽喉炎、泌尿道炎症等。

【采制】 秋末采集最佳，洗净、晒干备用。甘草的炮制方法，常用的有生甘草、煨甘草和炙甘草3种方法。

生甘草：先用清水洗净泥沙，去掉污水。换上清水，放入甘草，稍加浸泡，一般泡2～4小时。捞出后，堆放在木板上，润至透心为止。然后切约1.5毫米厚的斜片，用文火烘干或晒干，筛去灰屑，即可应用。

煨甘草：用稻草纸，将甘草包着，再用清水将稻草纸浸湿，放热灰中去煨，待稻草纸上的水煨干后，取出，切成3毫米厚的斜片。现在多烧煤，很少烧柴，放入热灰中煨一般难以办到，可放在煤火炉上去烤，至稻草纸的水分全部烤干并开始燃烧时止。此法与在热灰中煨是一样的。

炙甘草：每千克甘草用蜜350克，先将蜜放入锅中加水少许溶解后，再加入甘草拌炒。拌炒至蜜水全部吸干为止。取出甘草后，用文火放在铁丝细网上烘干，至不粘手为度。这是一种炙法；另一种炙法，是先将蜜入锅，加少许水溶解后，加入甘草，拌均匀后取出，盛在瓷盆中，放在通风处。第2天，蜜全部渗入甘草内后，取出再烤。烤至甘草呈金黄色为止。此法在大量加工炮制与备用时可以采取。加工炮制的数量，视药的销量而定。

【鉴别】 根呈圆柱形，长30～120厘米，直径0.6～3厘米。外皮松紧不等，红棕色、暗棕色或灰褐色，有明显的皱纹、沟纹，习称"抽沟洼垄"，有稀疏的细根痕，皮孔横长，两端切面中央稍下陷。切口当中抽缩如胡椒眼大小，称"胡椒眼"。质坚实而重，断面纤维性，黄白色，有粉性，具明显的形成层环纹及放射状纹理，有裂隙。根茎表面有芽痕，横切面中央有髓。气微，味甜而特殊。

五 画

附 方

气血两虚，心悸失眠：炙甘草、党参、生姜、火麻仁各9克，大枣、桂枝各3克，生地15克，阿胶6克，水煎服。

过敏性紫癜：生甘草30克，加水煎煮2次。分2次服，每天1剂。

咳嗽多痰，胸满呕吐，目眩心跳：甘草6克，姜制半夏、茯苓各10克，陈皮5克，水煎服。

尿崩症：甘草适量，焙干，研为细末，口服，每次5克，每天4次。

脾虚食少或腹泻：炙甘草、党参、白术、茯苓、陈皮各10克，水煎服。

链霉素中毒：生甘草15克。取上药，水煎代茶频饮，每天1剂。

咽喉肿痛，或有寒热咳嗽：金银花15克，甘草、桔梗、牛蒡子各10克，水煎服。

臁疮：炙甘草适量，研为极细末，加麻油调匀。外敷患处，每天换药1次。

烧伤：甘草适量，研为极细末，加麻油调成软膏，用100℃流动蒸汽灭菌30分钟后贮存备用。用时将软膏外敷患处。

艾 叶
AI YE

【别名】 祈艾、洋艾、艾、艾蒿、觅草、蕲艾、香艾、艾蓬。

【性味】 苦、辛，温，无毒。

【来源】 为菊科植物艾的干燥叶。全国各地均产。

【形态】 多年生草本。茎直立，圆形，质硬，基部木质化，被灰白色

五 画

软毛,从中部以上分枝。单叶,互生;茎下部的叶在开花时即枯萎;中部叶具短柄,叶片卵状椭圆形,羽状深裂,裂片椭圆状披针形,边缘具粗锯齿,上面暗绿色,稀被白色软毛,并密布腺点,下面灰绿色,密被灰白色绒毛;近茎顶端的叶无柄,叶片有时全缘完全不分裂,披针形或线状披针形。花黄褐色,顶生头状花序排成总状圆锥花丛,总苞密被灰白色绒毛。瘦果长圆形,无冠毛。茎叶有芳香气。

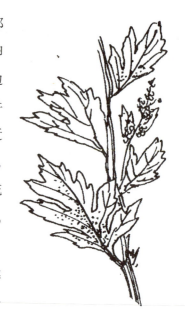

【功效】具有理气止血、逐寒安胎、解毒杀虫的功效。现代药理研究表明,艾叶具有消毒、抗菌、抗病毒、兴奋子宫、抗过敏作用;抑制心血管,促凝血和解热作用;扩张支气管、镇咳和祛痰作用。用于产后惊风、久痢、吐衄、崩漏、心腹冷痛、胎动不安、痈疡、霍乱、咽喉痹痛、热壅、小儿脐疮、面疮、湿疹、疥癣等。

【采制】春末夏初花未开时采叶,除去杂质,晒干备用。

生用:将本品拣去梗,筛去灰屑,晒干。由于本品易着火,且燃烧后又不易熄灭,故很少用烘干的方法。

醋炒:按每100克艾叶用醋15毫升的比例,取艾叶入锅置火上边炒边淋醋,至拌炒均匀,呈老黄色时取出。筛去灰,摊开,冷却。

炒炭:取艾叶入锅,置文火上炒至黑色,取出,冷却。

【鉴别】艾叶干燥的叶片多皱缩卷曲,破碎不全,有短柄。完整的叶片展平后呈卵状椭圆形,羽状深裂,裂片椭圆状披针形,边缘具不规则粗锯齿。叶上面灰绿色或黄绿色,有稀疏的短绵毛,密布白色腺点,下面密生灰白色的绒毛。质柔软,气清香,味苦。

五 画

◆ 附 方 ◆

急性细菌性痢疾：取20%的艾叶煎剂，每日服4次，每次40毫升。治疗中同时补充维生素B_1、维生素C，个别病例可给予输液。

疟疾：干艾叶1.5～30克（最好用30克），切碎，用文火煎2小时左右，过滤，加入少许糖，于发作前2小时顿服，连服2天。药液须现配现用。

肺结核喘息症：取10%的艾叶汁每次服30毫升，每日服3次，饭前30分钟服用。同时内服异烟肼。有心力衰竭时，加用毒毛苷治疗。对肺部无严重纤维增生或肺气肿存在者效果较佳。

慢性气管炎：取干艾叶60克，红糖15克，加水煎成100毫升，为1日剂量，分3～4次口服，1周为1疗程。

经漏（子宫出血，月经过多）：取艾叶适量，置锅内煮沸30分钟，趁热倒入盆内，病人坐熏其蒸汽，并注意防止蒸汽外漏，熏洗出汗后擦干，避风卧床。

小儿阴茎肿大：取艾叶10克，用清水洗净泥土，加水约200毫升，煎1～2分钟后，去渣取汁，置于广口瓶中，加盖，待其自然冷却。用上液浸洗阴茎，每次10～15分钟，间隔20～30分钟再浸洗。

鸡眼：先用2.5%的温盐水浸泡患足，软化鸡眼局部，后用小刀清除硬结及周围角化皮肤，以不出血为度。取艾叶50克，老棕树皮200克，松香30克，放小缸内混匀，点燃，将患处放在缸口上熏烤，以能耐受为度，直至患处潮润出汗，每晚1次。

妊娠呕吐：取中脘、天突、内关、巨阙、神门、足三里等穴位。点燃艾条（2年以上陈艾250克，苍术50克。将苍术研成细末，再将艾叶揉搓成团状，混合。用细麻纸卷裹成20～25厘米艾条，直径约1.2厘米）对准穴位，靠近但不接触皮肤上下熏灸，至皮肤呈潮红色为止，日1次。

五　画

滑胎（先兆流产，先兆早产）：用艾叶15克，鸡蛋2枚，用砂锅文火同煮，清水2碗煎至1碗，剥去蛋壳后再煎片刻，饮水食蛋。孕2个月者5日服1次，孕3个月者7日服1次，孕4个月者14日服1次，孕5个月至足月者1月服1次。

婴幼儿腹泻：艾叶、白胡椒、猪苓、透骨草各15克，水煎15分钟，取汁倒入盆中，温度约42℃左右，将双足浸入盆中液内，以擦拭器蘸液反复擦洗膝关节以下部位，并按摩足三里、三阴交、止泻穴（外踝垂线与足趾底皮肤相交处）、涌泉穴等，每次15～20分钟，日3次。伴脱水者用补液盐口服补液，1疗程5日。

中期妊娠皮肤瘙痒症：用艾叶100克，加水1000毫升，文火久煎30分钟取汁，待水温达35～40℃时，以汁熏洗皮肤瘙痒处，每次10～15分钟，日1～2次。

会阴部伤口感染：用艾叶100克，加水300毫升，煎沸5分钟。于产妇会阴切开缝合术2小时并下床排空膀胱后，用药液熏洗会阴伤口处1次，次日再熏洗2次。

咳嗽：艾叶30～50克，放入约1500毫升沸水中煎煮约15分钟，捞去艾叶，将煎出的药液倒入稍小的脚盆，趁热将双脚置于盆沿上接受熏蒸。为避免药气一下被蒸发掉，可在双脚上蒙上一块稍大于脚盆的布料。待水温稍低，双脚能够忍受时，可直接将双脚置于盆内浸泡。每晚1次（以临睡前为佳），每次15～20分钟，一般连续熏蒸3～5次即能治愈咳嗽。

空气消毒：消毒前开窗通风30分钟，取2支长25厘米、直径3厘米、重20克的艾条点燃，置于房间中央熏蒸，即刻关闭门窗，40分钟后即能达到与紫外线消毒一样的规定要求。

仙鹤草

XIAN HE CAO

【别名】龙茅草、龙牙草、脱力草、母子草、地仙草、毛鸡草、狼牙草。

【性味】苦、辛，平，无毒。

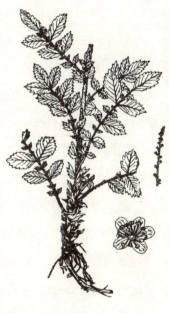

【来源】为蔷薇科植物龙牙草的干燥全草。各地均产，主产于浙江、江苏、湖北等省。

【形态】多年生草本，高40～120厘米。全株有白色长毛。茎出自根端，圆形。叶互生，奇数羽状复叶，小叶大小不等，顶生小叶和1～3对侧生小叶较大，长约6厘米，边缘有锯齿，在大型小叶之间有数对小型小叶；叶柄基部有2片卵形、叶状托叶，抱茎。夏季，枝梢叶腋开黄色小花，总状花序。瘦果小，包在有钩刺的宿存花萼内。

【功效】具有止血作用及清热解毒的功效。现代药理研究表明，具有抗菌、抗寄生虫、抗血栓形成、增强免疫功能、促凝血、降血糖、抗癌、降压、抗炎镇痛的作用。用于咯血、吐血、尿血、便血、赤白痢疾、崩漏带下、跌打、创伤出血、痈肿、疮毒、瘰疬、肝脓疡、疟疾、蛇虫咬伤等。

【采制】夏、秋两季茎叶生长茂盛时采收，割取全草，除去杂质，切断，晒干。

【鉴别】 仙鹤草全体被白色柔毛，茎下部圆柱形，直径4~6厘米，红棕色，上部方柱形，四面略凹陷，绿褐色；体轻，质硬，易折断，断面中空。气微，味微苦。

◆ 附 方 ◆

各种出血病证： 将仙鹤草制成止血粉，用于外伤出血、内脏手术时出血或渗血（包括颅内手术、胸腹部手术等）。

绦虫： ①成人用仙鹤草全粉30克，小儿15~21克，早晨空腹时，用温开水冲服。②提取物，除酒精提取物用量为10克外，其余石油醚提取物、石灰乳温浸物、石灰乳冷浸物的剂量分别为1.5克、0.3~3.2克及0.8~1.7克。服后均用泻药（双醋酚汀）。

口腔炎： ①仙鹤草根（干）30克水煎15分钟，漱口内服，每日2次。以上为1日量，5天为1疗程。急性发作者1疗程内即能好转，慢性患者2~3疗程即愈。②仙鹤草根研末，吹入口腔内，特别是炎症部位，每日4~5次，3日为1疗程。宜用于儿童和不愿口服药物者。

副溶血性弧菌感染性食物中毒： 取仙鹤草30克，加水煎至100毫升，每日1次口服（小儿酌减，灌服），并配合输液及对症治疗。

急、慢性痢疾： 取仙鹤草30~60克，洗净水煎服，每日3次，轻者服药1~2次痊愈，重者服药4~5次可愈。

滴虫性阴道炎： 取仙鹤草嫩茎叶制成200%的浓缩液，按妇科操作，以新洁尔灭棉球彻底搽洗阴道后，将蘸满浓缩液的棉球均匀地涂搽在整个阴道，然后再塞以蘸满药液的特制带线大棉球，放置3~4小时后，令患者自行取出，每日1次，7次为1疗程。用仙鹤草煎剂外用治疗孕妇阴道毛滴虫病，可代替甲硝唑治疗孕妇阴道毛滴虫病。

梅尼埃病： 用仙鹤草60克，加水500毫升，文火慢煎至300毫升，每次100毫升，每日3次口服，连用5日为1疗程。

咯血： 仙鹤草 120 克，鲜生地黄 30 克，先捣生地黄取汁，余渣与仙鹤草浓煎，过滤去渣，与生地黄汁和匀，分 2 次服。

胃溃疡出血： 仙鹤草、旱莲草、大紫珠各 30 克（若用鲜品用量加倍），水煎服。

功能性子宫出血（崩漏）： 仙鹤草 30 克，益母草、当归、生地、白芍、阿胶、荆芥炭各 12 克，茜草 10 克，艾叶炭 9 克，三七粉 2 克，水煎服。

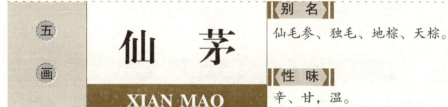

仙茅
XIAN MAO

【别　名】 仙毛参、独毛、地棕、天棕。

【性　味】 辛、甘，温。

【来　源】 为石蒜科植物仙茅的干燥根茎。各地都有出产，以南方出产较多。

【形　态】 多年生草本，高 10～40 厘米。根茎长，可达 30 厘米，圆柱形，肉质，外皮褐色；根粗壮，肉质。叶基生，3～6 片，狭披针形，长 10～25 厘米，基部下延成柄，向下扩大成鞘状，有散生长毛。花茎极短，藏于叶鞘内，花被下部细长管状。上部 6 裂，黄白色。蒴果椭圆形，种子球形。

【功　效】 具有补肾壮阳、散寒除痹的功效。主治性功能减退、风湿性关节炎、更年期高血压等。

【采　制】 早春或秋季采根茎去须根，晒干或烘干，再用黄酒（药每 500

克用黄酒50毫升）拌匀，润透后炒至微干，取出晾干。处方上开酒炒仙茅时，可按每千克仙茅用白酒100～150毫升拌炒，炒至酒干时止，取出，冷却后入药。也有先将酒与仙茅拌均匀后，再炒一下，至酒干为止。炒时均以文火炒为宜。

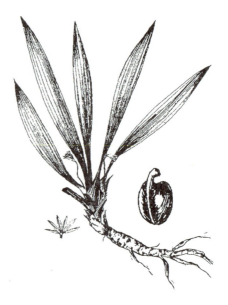

【鉴别】仙茅为大小不等的薄片。呈长圆形、圆形或带有分枝的不规则形。长3～7厘米，宽1.5～2厘米，厚1～4厘米。外皮灰黄色，粗糙、皱缩，有明显的环节及坚硬的须根。切断面不平整，黄白色，可见到1圆环纹（内皮层），质坚实，有粉性及筋丝。气芬香，味辛而凉。

附方

肾虚腰痛：制何首乌30克，墨旱莲15克，仙茅、巴戟天各10克，水煎服。

阳痿遗精：仙茅10克，金樱子30克，黄精、狗脊各15克，水煎服。

白带：鲜仙茅60克，鲜五指毛桃30克，同瘦肉适量煲服。

阳痿：仙茅6克，淫羊藿、枸杞子各15克，菟丝子30克，水煎服。每日1剂。

腰痛，下肢冷痹：仙茅30克，研末，每次3克，酒调服，每日1次，连服10日。

老人小便不禁：仙茅6克，金樱子30克，桑螵蛸、枸杞子各15克，水煎服。每日1剂。

五 画

产后虚咳：仙茅 10 克，猪肺 250 克。将猪肺切碎，与仙茅同蒸服。

肾虚腰痛：①仙茅 10 克，盐肤木根 30 克，水煎服。②仙茅加猪腰子 1 只，切碎，共炖服。

滑精、白浊：仙茅 10 克，莲子心 6 克，水煎服，每日 1 剂。

风湿性关节炎，患处冷痹：仙茅 10 克，薏苡仁 30 克，木瓜、桂枝、当归各 15 克，上药共煎汁，冲鸡蛋吃。

龙 胆
LONG DAN

【别名】胆草、龙胆草、坚龙胆、东北龙胆。

【性味】苦，寒，无毒。

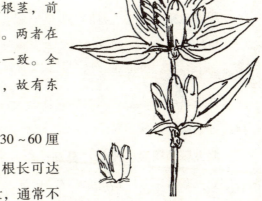

【来源】为龙胆科植物条叶龙胆、龙胆、三花龙胆或坚龙胆的干燥根及根茎，前 3 种习称龙胆，后 1 种习称坚龙胆。两者在内部结构上略有差异，但功能基本一致。全国各地均有出产，以东北出产较多，故有东北龙胆之称。

【形态】多年生草本，高 30～60 厘米。根茎短，簇生多数细长的根，根长可达 25 厘米，淡棕黄色。茎直立，粗壮，通常不分枝，粗糙，节间常较叶为短。叶对生，无柄，基部叶甚小，鳞片状；中部及上部叶卵形、卵状披针形或狭披针形。花无梗，数朵成束簇生于茎顶及上

五 画

部叶腋。蒴果长圆形，有短柄，成熟时2瓣裂。种子细小，线形而扁，褐色，四周有翅。花期9~10月。果期10月。

【功效】具有泻火除热、解毒止痛的功效。现代药理研究表明，具有抗菌、双向影响胃功能、抑制肝脏对皮质醇的灭活、保肝等作用。用于肝经风热、惊痫狂躁、乙脑、热痢、黄疸、目赤、痈肿疮疡、阴囊湿痒、咽痛、头痛、风湿疼痛等。

【采制】多为秋季采收，尽量挖取全根，去地上茎及杂质，晒至半干，捆把晒干。

【鉴别】表面淡黄色或黄棕色，上部多有显著的横皱纹，下部较细，有纵皱纹及支根痕。质脆，易折断，断面略平坦，皮部黄白色或淡黄棕色，木质部色较淡，中心有数个筋脉点（维管束）。气微，味甚苦。以粗大饱满、顺直、根上部有环纹、黄色、质柔软、味极苦者为佳。

附 方

暴赤目疼痛或翳膜： 生龙胆、细辛、防风各100克，砂糖1小块，同煎服。

急性黄疸型肝炎： 龙胆、茵陈各12克，郁金、黄柏各6克，水煎服。

目赤肿痛： 龙胆6克，生地15克，黄芩、菊花、栀子各10克，水煎服。

高血压： 龙胆9克，夏枯草15克，水煎服。

胆道感染： 黄柏、龙胆各9克，茵陈30克，水煎服。

急性结膜炎： 取龙胆草15克，食盐极微量。将上药加水250毫升，煎煮成150毫升，冷后洗眼，每日3~4次，每次5~10分钟。

女性避孕： 取龙胆草500克，每于月经干净后连续煎服3天，分3个月经周期服完。

睾丸鞘膜积液，阳痿，鼻衄： 取龙胆草30克，水煎服，每日1剂。治疗睾丸鞘膜积液时需用龙胆草30克，煎水300毫升，去渣，令微温浸泡阴囊约30分钟，每日3次。

防风

FANG FENG

【别名】 北风、苏风、屏风、铜芸、茴芸、百蜚、白毛草。

【性味】 辛、甘,温。

【来源】 为伞形科植物防风的干燥根。主产于东北各省和新疆、河北、山东、河南、陕西、山西、湖南等地。

【形态】 多年生草本,高30~80厘米。根粗壮,细长圆柱形或圆锥形,直径5~20毫米,表面淡黄棕色,根头处有纤维状叶残基和明显密集的环纹。茎单生,无毛,自基部分枝较多,有扁长的叶柄,基部有宽叶鞘。叶互生,长1.5~3厘米,宽2~7毫米,边缘全缘,两面均无毛;茎生叶与基生叶相似,但较小。8~9月开花,花白色,排成复伞形花序多数,生于枝顶;

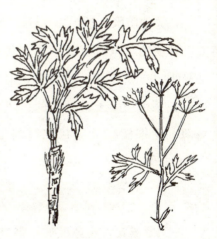

花瓣5片,无毛,先端有内折小舌片;雄蕊5枚。9~10月结果,果实狭圆形或椭圆形,嫩时有疣状突起,成熟时渐平滑。

【功效】 具有祛风解表、祛湿止痛、祛风止痉的功效。主治伤风感冒、风湿性关节炎、荨麻疹、破伤风等。

【采制】 种植2~3年后春、秋两季在植株未抽薹前采挖。已抽薹的根老质硬,称为"公防风",不能药用。挖取后,除去茎叶及须根,抖净泥土,切片或切段，晒干。置阴凉干燥处保存，防潮。炮制时先将防风根上的毛刮去，再放缸内，加入清水洗净灰沙。取出，晾干水分。去掉须根，润透后再用片刀切成1.6厘米长的筒片，然后晒干或烘干，用筛筛去灰屑，除去虫伤片，即可使用。开炒防风时，取防风片，置锅内微炒，至呈淡黄色，取出，冷却后入药。

【鉴别】**野生防风**：根呈长圆柱形至圆锥形，下部渐细，有的略弯曲，长15～30厘米，直径0.5～2厘米。根头部有明显密集的环纹，习称"蚯蚓头"或"旗杆顶"，环纹上有的有棕褐色毛状残存叶基，有的秃净则呈钝尖状。表面灰棕色，粗糙，有纵皱纹、多数横长皮孔及点状突起的细根痕。体轻、质松，易折断，断面不平坦，皮部浅棕色，有裂隙，木质部浅黄色，见放射状纹理，俗称"菊花心"。气特异，味微甘。

抽薹的防风：顶端具竹枝样中空的茎基，根硬不松软，近木质，余同上。

种植的防风：由于播种方法和土壤不同，其性状也略有不同。在防风主产地（如黑龙江）呈半野生状态，8～10年生，性状同野生防风；而垄种或白浆土和黑土地种植的防风因生长快，其根皮为黄白色或灰白色，多纵皱，少细横纹及疣状突起的根痕，裂隙和放射状线纹少，质坚实，无"菊花心"。

◆ **附　方** ◆

风寒感冒，头身疼痛：荆芥、防风、白芷各9克，羌活、甘草各3克，生姜3片，葱白1段，水煎服。

破伤风：防风、南星、白芷、天麻、羌活、白附子各等份，共为末，每服6～9克。每日2～3次，黄酒送服。

感冒风寒，头痛发热无汗：防风、荆芥、紫苏叶、生姜各5克，水煎服。

解中附子毒：防风煎浓汁。

风湿性关节炎：防风、独活各5克，寄生、秦艽各10克，水煎服。

上呼吸道感染：防风、荆芥各12克，苍耳子、大枣各8克，生姜10克，水煎服。

老人大肠秘塞：防风、枳壳（麸炒）各50克，甘草25克，研末，每次10克。

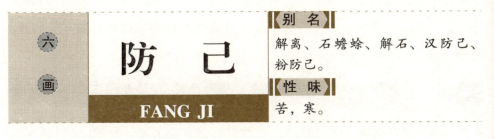

防己 FANG JI

别名：解离、石蟾蜍、解石、汉防己、粉防己。

性味：苦，寒。

【来源】 为防己科植物粉防己的干燥根茎。主产于浙江、安徽、湖北等地。有的书上记载，广防己为防己科，木防己为马兜铃科。由于产地与基原的差异，在药物的功效上也有一点差异，特别是木防己，但在炮制方法上是一致。

【形态】 多年生草质藤本，主根圆柱状，肉质，直径1~5厘米，表面淡棕色或淡灰黄色，切断面白色，干后呈灰白色，粉性。嫩茎通常紫红色，无毛。叶互生，单叶；叶片盾状着生，阔三角形或三角状近圆形，两面或仅叶背有密生贴伏状短柔毛，叶边全缘，叶背灰绿色或粉白色。夏季开花，花小，黄白色或淡黄色，组成头状花序，秋季结果，果实近球形，成熟时红色，直径3~4毫米。

六 画

【功效】具有利水消肿、祛风止痛的功效。用于水肿脚气、小便不利、湿疹疮毒、风湿痹痛、高血压等。

【采制】秋季采挖，洗净泥土，浸泡4~6小时，捞出，沥干，润透，刮去粗皮，截段或纵剖成瓣，或切3~5毫米块片，晒干。置干燥处，防霉，防蛀。

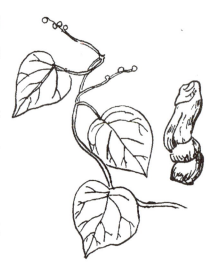

【鉴别】呈不规则圆柱形、半圆柱形或块片状，常屈曲不直，长5~10厘米，直径1~5厘米。表面淡灰黄色，弯曲处有深陷的横沟。质坚实而重，断面平坦，灰白色，有粉性，木部占大部分，有稀疏的放射状纹理，显车轮纹状。气微，味苦。

◆ 附 方 ◆

关节炎或类风湿性关节炎： 木防己适量。取上药，与60度白酒以1：10比例混合浸泡60天，制成木防己酒。每次10~20毫升，每天2~3次，口服，10天为1个疗程。

毒蕈中毒： 生木防己全草150克，洗净，与大米250克放入冷开水1000毫升中，用双手混合搓转1000次，滤液。分2次服，重者每天用4次，轻者服2次，连服3天。

跌打伤痛： 防己、当归各15克，红花、桃仁各5克，共研细粉，冲酒服，每服3克。

老伤： 防己10克，威灵仙、大血藤根各30克，白酒500毫升，浸5~7天可用，每服15~30毫升，早、晚各服1次。

毒蛇咬伤： ①鲜防己适量，捣烂敷伤口周围。②防己6克，水煎服。

痧气腹痛：鲜防己刮去外皮，晒干，一半炒至黄色，另一半生用，共研细粉，每服 3 克，开水送服。

对口疮（生在颈后发际下正对口处，初起小粒，继则红肿疼痛）：鲜防己、鲜金银花、鲜苦瓜嫩茎叶、鲜洋金花叶各等量。捣烂敷患处。

肉 桂
ROU GUI

【别名】企边桂、桂皮、玉桂、油桂、官桂、牡桂。

【性味】辛、甘，热。

【来源】为樟科植物肉桂的干燥树皮。国内主产于广西、广东及云南、海南、台湾等地。国外产于越南、印度等国，其中以越南为主要产地。以越南产的"交趾桂"为最佳，奉为道地药材。

【形态】常绿乔木，高 10～15 米。枝、叶、树皮干时有浓烈肉桂香气；树皮灰色或灰褐色，枝无毛，嫩枝略呈四棱形。叶互生，单叶，鲜叶嚼之有先甜后辣的浓郁的肉桂特有香味；叶片长圆形或近披针形，6～8 月开花，花小，黄绿色，排成圆锥花序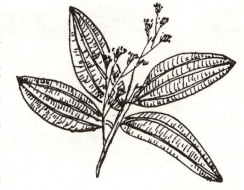生于叶腋，花序与叶片等长，有黄色短绒毛；花被裂片 6 片；发育雄蕊 9 枚。10～12 月结果，果实长圆形，成熟时紫黑色。

【功效】肉桂具有补火助阳、引火归源、散寒止痛、活血通经的功效。用于阳痿、宫冷、腰膝冷痛、肾虚作喘、阳虚眩晕、目赤咽痛、心腹冷痛、虚寒吐泻、寒疝、经闭、痛经等。是一味常用的温里药，以治中下焦阳虚、阴寒内盛、寒邪凝滞于经脉所致之症为主。

现代临床上还用于支气管哮喘、化脓性疾病（如绿脓杆菌感染引起的烧伤感染、骨髓炎）、小儿流涎、高山性低血压等。

【采制】树皮（肉桂）多于秋季剥取，阴干备用。嫩枝（桂枝）于春、夏两季采收，除去叶，晒干或切片晒干备用。叶于秋季剥取桂皮时采收，阴干备用。未成熟果实（肉桂子）于10～11月间采摘，晒干备用。肉桂粉，先捣碎后，放入研槽中研制成粉，过筛。

【鉴别】呈板片状、槽状或卷筒状，长30～40厘米，宽或直径3～10厘米，厚0.2～0.8厘米。外表灰棕色，稍粗糙，有不规则的细纵纹及横向突起的皮孔，有的可见灰白色的地衣斑纹；内表面红棕色，略平坦，有细纵纹，用指甲刻划之显油痕。质硬而脆，易折断，断面不平坦，外层棕色而较粗糙，内层红棕色而油润，两层间有1条黄棕色的线纹。有气香浓烈的特殊香气，味甜、辣。以体重、肉厚、油性大、香气浓厚、嚼之少渣者为佳。

◆【附方】◆

哮喘：肉桂、干姜各60克，皂荚30克。先将干姜、皂荚切碎，焙干，肉桂去粗皮，再把3味药共研为粗末，炼蜜为丸，如黄豆大，每次10丸，每日2～3次，开水送服。

胃寒呕吐：肉桂30克，草果6克，将上药共研为细末，每次3克，每日3次，开水送服。

胃痛：肉桂6克，艾叶、石菖蒲、樟树根皮（去粗皮）各10克，水煎服。

六 画

胃溃疡：肉桂、荜拨、地不容各10克，木香、台乌各15克，金丝岩陀5克。将上药共研为细末，每次5克，每日3次，开水冲服。

寒性泄泻：肉桂、丁香各15克，膏药1张。将前2味药共研为细末，用膏药将药末固定在肚脐上。

消化不良：肉桂、山楂各6克，草豆蔻、槟榔各9克，鸡内金3克，干姜5克。隔日1剂，水煎服。

寒证腹痛：肉桂、高良姜各6克，胡椒3克，丁香1.5克。上药共研为细末，分为2包，每次1包，每日2次，盐开水冲服。

肾阳虚水肿：肉桂5克，土茯苓、陈葫芦各30克，水煎，每日1剂，分3次服。

癃闭：肉桂5克，茯苓皮18克，水煎服。

尿闭：肉桂10克，蝼蛄30只，共研为细末，每次2克，每日3次，开水冲服。

产后水肿：肉桂10克，红花15克，水煎服，甜酒为引。

遗尿：肉桂6克，鲜猪肝适量，用水煮熟，食盐调口味，酌情食肝饮汤。

痛经：肉桂15克，蒲黄、五灵脂各30克，上药共研为细末，于月经来潮前6天开始服，每次10克，每日2次，开水送服。

阳痿：肉桂15克，肉苁蓉30克，五倍子10克，水煎服。

夏季受暑烦渴：肉桂3克（去粗皮研细粉），蜂蜜30克。用冷开水250毫升，于瓶内密闭浸泡，每日转摇数分钟，7日后分服。

小儿遗尿：肉桂1克，雄鸡肝1具。肉桂研细粉，鸡肝切片，拌肉桂粉放入碗内蒸数分钟，低盐调味。

胃脘冷痛，风湿身痛：肉桂3克，生姜9克，红糖适量，煎服。

高山性低血压症：肉桂、桂枝、甘草各10克。共稍煮片刻，倒入茶杯中，加沸水反复浸泡代茶饮，每日1剂。

水火不济所致的怔忡，证见心神不安，失眠不寐，心烦口燥，腰膝酸软：肉桂3克，黄连3克。将肉桂砸成小碎块，与黄连一起置入茶杯内，倒入刚沸的开水，盖严杯盖，浸泡20分钟左右即可代茶饮，可反复加入沸水浸泡数次，直至无味，每日上午和晚上睡前各泡服1剂。

肾阳不足的阳痿，证见阴茎不举，或举而不坚，腰膝酸软，肢冷畏寒：肉桂3克，山茱萸5克。将肉桂砸成小碎块，与山茱萸一起置入茶杯内，倒入刚沸的开水，盖严杯盖，浸泡20分钟左右即可代茶饮，可反复加入沸水浸泡数次，直至无味，每日上午和晚上各泡服1剂。

肉豆蔻

ROU DOU KOU

【别　名】
肉果、玉果、顶头肉。

【性　味】
辛、微苦、涩，温。

【来　源】为肉豆蔻科植物肉豆蔻的干燥种仁。主要产于马来西亚、印度、巴西等国。

【形　态】常绿乔木，高可达20米。叶互生，椭圆状披针形或长圆状披针形，革质，先端尾状，基部急尖，全缘，上面淡黄色棕色，下面色较深，并有红棕色的叶脉；花雌雄异株；雄花的总状花序长2.5～5厘米；小苞片鳞片状；花疏生，黄白色，椭圆形或壶形，下垂；花药9～10个，连合成圆柱状有柄的柱。果实梨形或近于圆球形，下垂，淡红色或黄色，成熟后纵裂成2

六 画

瓣，显出绯红色假种皮，种子长球形，种皮红褐色，木质。

【功 效】 肉豆蔻具有温中行气、涩肠止泻的功效。主要用于脾胃虚寒、久泻不止、脘腹胀痛、食少呕吐等症。本品用于涩肠止泻多煨用，行气止痛多生用。现代临床上还用于肝硬化腹水、新生儿吐乳等病证。

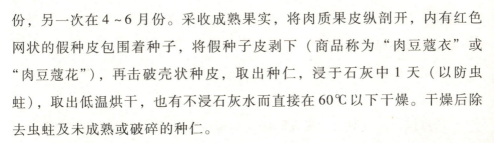

【采 制】 通常于栽培后约7年开始结果。每年采收2次，一次在11~12月份，另一次在4~6月份。采收成熟果实，将肉质果皮纵剖开，内有红色网状的假种皮包围着种子，将假种子皮剥下（商品称为"肉豆蔻衣"或"肉豆蔻花"），再击破壳状种皮，取出种仁，浸于石灰中1天（以防虫蛀），取出低温烘干，也有不浸石灰水而直接在60℃以下干燥。干燥后除去虫蛀及未成熟或破碎的种仁。

【鉴 别】 肉豆蔻呈卵形或椭圆形，长约3厘米，直径约2厘米，表面灰色或灰黄色，或被有白色石灰粉，表面有网状沟纹，一侧有明显的纵沟（种脊的位置），较宽的一端有浅色的圆形隆起（种脐的位置），在狭端有暗色凹陷（合点的位置）。质坚实，难破碎，断面不平坦，纵剖面可见外面有1层暗棕色的外胚乳向内伸入，与类白色的内胚乳交错，形成类似槟榔样纹理，故名"玉果"。气芳香而强烈，味辛辣而微苦。

◆ 附 方 ◆

胃溃疡： 肉豆蔻5克，黄连1.5克，水煎服，每日1剂。

五更泻： 煨肉豆蔻30克，木香、煨诃子各9克，共研为细末，用枣肉泥为丸，每次3克，每日3次，米汤送服。

六　画

虚寒泄泻：肉豆蔻、破故纸各9克，水煎常服。

久泻不止：煨肉豆蔻60克，乳香30克，共研为细末，加米粉调糊为丸，如梧桐子大，每次30粒，每日2次，空腹时用米汤送服。

慢性泄泻：肉豆蔻30克，山药500克，鸭子1只。先将鸭子宰杀去毛和内脏，洗净，再把肉豆蔻、山药装入鸭腹腔内，外用线缝好，炖熟，每日2～3次服食，食量酌定。

虚寒水泻：肉豆蔻末2克，鸡蛋1只，大蒜2瓣。将鸡蛋打一小孔，纳入肉豆蔻末及大蒜，外用浸透水的草纸包裹4～5层，置火灰中煨熟，每日早晨空腹时服1个。

肝硬化腹水：肉豆蔻、甘遂、大戟、广木香各12克，白酒500毫升，猪膀胱1个。先将4味药捣烂，与白酒共装入洗净的猪膀胱内，再把猪膀胱敷于患者脐部2～3日。

呕吐，纳差：肉豆蔻1粒。将肉豆蔻炒后研为细末，每日分2次，用米汤送服。

慢脾风，久泻不止，面黄肌瘦，抽搐：肉豆蔻、诃子、炙甘草各3克，茯苓、山药、芡实各6克。先将肉豆蔻去油，再与余药共用水煎取药汁，每日分3次服，连服3～4剂。

寒邪中胃，胃气上逆引起的呕吐频作，脘腹冷痛，喜温喜按：肉豆蔻、生姜、陈皮各5克。将肉豆蔻砸碎，其他药切成小碎块，一起置入茶杯内，倒入刚沸的开水，盖严杯盖，浸泡15分钟左右即可代茶饮，可反复加入沸水浸泡数次，直至无味，每日上、下午各泡服1剂。

寒凝气滞中焦所致的胃肠神经官能症出现的脘腹胀痛，不思饮食，食入反胀等：肉豆蔻3克，木香、大枣各5克。将肉豆蔻砸碎，其他药切成小碎块，一起置入茶杯内，倒入刚沸开水，盖严杯盖，浸泡15分钟左右即可代茶饮，可反复加入沸水浸泡数次，直至无味，每日上、下午各泡服1剂。

新生儿胃寒吐乳： 肉豆蔻3克。将肉豆蔻研为细末，每次0.5~1克，每日2次，开水冲服。

寒性腹泻： 肉豆蔻、丁香各1.5克，白术3克，生姜3片，水煎服。

脾肾虚寒，脾虚不运的五更泻： 肉豆蔻、吴茱萸各2克，补骨脂3克，五味子5克。将上药物砸碎，一起置入茶杯内，倒入刚沸的开水，盖严杯盖，浸泡20分钟左右即可代茶饮，可反复加入沸水浸泡数次，直至无味，每日上午和晚上各泡服1剂。

脾胃虚寒，水湿不运的慢性肠炎： 肉豆蔻3克，白术、茯苓各5克，甘草2克。将肉豆蔻砸碎，其他药切成小碎块，一起置入茶杯内，倒入刚沸的开水，盖严杯盖，浸泡20分钟左右即可代茶饮，可反复加入沸水浸泡数次，直至无味，每日上、下午各泡服1剂。

泻痢日久，正气虚衰，肠滑不禁的慢性肠炎： 肉豆蔻、炮姜各3克，乌梅、党参各5克。将肉豆蔻砸碎，其他药切成小碎块，一起置入茶杯内，倒入刚沸的开水，盖严杯盖，浸泡20分钟左右即可代茶饮，可反复加入沸水浸泡数次，直至无味，每日上、下午各泡服1剂。

百 合
BAI HE

【别名】野百合、喇叭筒、山百合、药百合、家百合、白百合。

【性味】甘、微苦，微寒。

【来源】为百合科植物卷丹、百合或细叶百合的干燥肉质鳞叶。主产于重庆、甘肃及山东、河北等地。以重庆永川为原产地，其所产者质量最佳。

六 画

【形态】 多年生直立草本,高 50～100 厘米。鳞茎球状,白色,直径约 5 厘米,由多数肉质鳞叶组成,下面着生多数须根,先端常开放如荷花状。鳞叶长椭圆形,茎直立,圆柱形,无毛,常有紫褐色斑点。叶互生,单叶,无柄,叶片倒披针形,先端尖,基部狭,边缘全缘或微波状,叶脉 5 条,基出平行,无毛。6～8 月开花,花大,乳白色,单朵生于茎顶,少有 1 朵以上的,花梗长 3～10 厘米,花冠长 16 厘米,花被片 6 片,倒披针形,宽 2～3 厘米,雄蕊 6 枚。9 月结果,果实长卵圆形,内含多数种子。种子细小,扁平,有膜质翅。

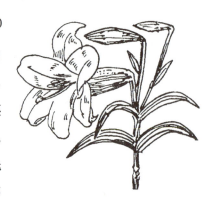

【功效】 百合具有养阴润肺、清心安神的功效。主要用于阴虚久咳、痰中带血、虚烦惊悸、失眠多梦、精神恍惚等症。本品甘润能补、药食兼用,对肺燥干咳、劳嗽吐血,以及热病后期、虚烦惊悸、失眠多梦、精神不安之症最为适宜。常服有保健益寿作用。现代临床上还用于神经衰弱、失眠、更年期综合征、肺结核、肺痈、慢性支气管炎、萎缩性胃炎、药源性耳聋(链霉素引起)等。

【采制】 采收季节各地略有不同,江苏宜兴在 8 月上、中旬采收,兰州在立冬采收,重庆则在 9 月底采收。鲜百合洗净泥沙后,去掉污水,剥取鳞片,放入缸内,加开水略烫,取出,沥干余水,晒干或烘干。干百合,筛去泥沙、灰屑,然后放入缸内用清水洗净,取出,摊放在簸箕中或水泥地面上,晒干,雨天要及时烘干。再筛去灰屑,除去黑色鳞片即成。处方上开蜜炒,即取百合 30 克,蜜 10～12 克,先将蜜放在锅内溶化,加入百合,用文火拌炒均匀,至黄色,蜜水炒干不粘手时止,取出后晾干。

【鉴别】 呈长椭圆形,长 2～5 厘米,宽 1～2 厘米,中部厚 1.3～4 毫

六　画

米。表面类白色淡棕黄色或微带紫色，有数条纵直平行的白色维管束。顶端稍尖，基部较宽，边缘薄，微波状，略向内弯曲。质硬而脆，断面较平坦，角质样。无臭，味微苦。以肉厚、质硬、色白者为佳。

◆ 附　方 ◆

慢性支气管炎，久咳不止：百合25克，白及25克，红糖适量。将药水煎，取汁，兑入红糖调溶后分2次常服。

肺脓肿：百合、板蓝根各15克，蒲公英30克，水煎，每日1剂，分3次服。

大叶性肺炎：百合、栝楼各15克，蒲公英、大青叶各30克，杏仁9克，梨1个。将前5味药水煎，取汁，每日1剂，每日分2次服，同时食梨。

胃脘痛：①百合30克，乌药9克，延胡索10克，水煎服。②百合50克，白芍15克，甘草9克，水煎服。

失眠，多梦，心悸：百合30克，苏叶、茯神、砂仁各9克，龙骨4.5克（先煎），牡蛎6克（先煎）。每日1剂，水煎分，3次服。

脏燥症：百合15克，知母10克，炙甘草9克，水煎，每日1剂，分3~4次服。

小儿夜啼：百合、合欢皮各6克，远志3克，水煎服。

乳腺炎：鲜百合50克，白糖12克，共捣为泥，外敷患处。

药源性耳聋（包括链霉素过敏引起）：百合60克，大枣30克。共用水炖熟，食药饮汤，每日1剂，7日为1疗程。

心阴亏损，心肾不交引起的心烦，失眠，健忘，多梦，神疲，腰酸，乏力：百合、枣仁、远志各5克。将枣仁砸碎，其他药切成小碎块，一起置入茶杯内，倒入刚沸的开水，盖严杯盖，浸泡20分钟左右即可代茶饮，可反复加入沸水浸泡数次，直至无味，每日上午和晚上各服1剂。

阴虚肺燥咳嗽所致的干咳无痰或痰少而黏，难以咯出，久咳不愈： 百合、玄参、生地黄各5克，川贝母3克。将川贝母砸碎，其他药切成小碎块。一起置入茶杯内，倒入刚沸的开水，盖严杯盖，浸泡20分钟左右即可代茶饮，可反复加入沸水浸泡数次，直至无味，每日上午、下午各服1剂。

百部

BAI BU

【别名】虱药、野天门冬、牛百部、羊百部、百条根、婆妇草。

【性味】甘、苦，微温。

【来源】为百部科植物蔓生百部、直立百部或对叶百部的干燥根茎。主产于江苏、安徽、山东、河南、浙江、福建、湖北、江西等地。

【形态】多年生草本，高60～90厘米。块根肉质，纺锤形，黄白色，几个或数十个簇生。茎下部直立，上部蔓生状。叶4片轮生（对叶百部对生），叶柄长，叶片卵状披针形，长3.5～5厘米，宽2～2.5厘米，宽楔形或截形，叶脉5～7条。5月开花，总花梗直立，丝状，花被4片，浅绿色，卵形或披针形，花开放后向外反卷；雄蕊紫色。蒴果广卵形，种子紫褐色。

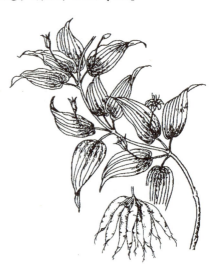

六 画

【功效】 具有润肺下气止咳、杀虫的功效。用于新久咳嗽、肺痨咳嗽、百日咳，外用于头虱、体虱、蛲虫病、阴痒症等。蜜百部润肺止咳，用于阴虚劳嗽。

【采制】 块根入药，初春或晚秋采挖，除尽混在百部中的杂草、须根，再用清水洗净，切成约6毫米长的筒片。晒干或烘干，用筛筛去灰屑，除去黑片即成。在切片之前，如果干硬可以润透；也可以将百部放入蒸锅中蒸1小时，取出再切，切后再晒。处方上开蜜炒，即按每千克百部用蜂蜜250克的比例，将蜜置锅中溶化，再加百部炒至不粘手，色微黄时止。取出，晾干。用于治咳嗽、肺结核者，蜜的用量宜重一点，其他宜轻一点。如白酒百部，可取百部置50度以上白酒中浸1小时，取出，晾干。

【鉴别】 百部按来源、性状、产地不同划分为小百部和大百部两种。

小百部： 为直立百部和蔓生百部之块根。主产华东，多呈单个或数个簇生，呈纺锤形，上端较细长，皱缩弯曲，长5～12厘米，直径0.5～1厘米。表面黄白色或淡棕黄色，有不规则的深纵沟，间有横皱纹。质脆，易吸潮变软，断面微带角质，淡黄棕色或黄白色，皮部宽广，中柱多扁缩。气微，味先甜后苦。

大百部： 为对叶百部之块根，主产于广东、广西及西南地区，其性状特征为：块根粗大，长12～25厘米，直径0.8～2厘米。表面浅棕色至灰棕色，皱纹较浅。质较坚实，断面黄白色，中柱较大，髓部类白色。

◆附 方

肺结核（慢性发作或长期服西药抗结核药效果不显者）：百部适量，童雌鸡（未产卵者）1只。百部研细末，将鸡泅死，去毛，除去内脏（不下水），隔水蒸烂至可以取出骨头时，将骨头取掉，将鸡肉捣烂，加入百部粉（百部与鸡等重），制丸，烘干。每日早、晚各服10克，开水送服。根据病情可连续服2～3剂。

肺结核空洞：百部、白及、穿山甲（炮）、生牡蛎、紫菀各40克，共研细末，每次3克，每日2次，开水送服，连服1个月。

酒糟鼻：百部50克，95%酒精100毫升。将百部瓶装，加酒精浸泡10天。每日用棉签蘸搽患处3次。连续使用1个月以上。

百日咳：百部250克，蜂蜜适量。将百部研细末，加炼蜜制丸，梧桐子大，每日服3次，1岁以下每次3～5丸，2～4岁10～15丸，5～8岁20～30丸，开水送服。

慢性咽喉炎：百部500克，蜂蜜适量。将百部加水煎3次，取汁浓缩，加蜂蜜收膏。每日2～3次，每次1汤匙，开水送服。

外感咳嗽，日久不止，咳痰不畅：百部、白前、桔梗、紫菀各9克，陈皮、荆芥各6克，甘草3克，水煎服。

阴痒：百部、川椒各15克，蛇床子、白头翁、苦参、土茯苓各30克，煎汤熏洗患处。

地 黄

DI HUANG

【别 名】

怀庆地黄、地髓、原生地。

【性 味】

鲜地黄甘、苦，寒；生地黄甘，寒；熟地黄甘，微温。

【来 源】为玄参科植物地黄的新鲜或干燥块茎。主产于河南，以该省温县、博爱、沁阳、武陟、孟县等地产者质量为最佳。另，浙江、河北、陕西、甘肃、湖南、湖北、四川、山西等地亦产。

六 画

【形 态】多年生直立草本,高 10～30 厘米。块根纺锤形或条状,肥厚肉质,野生的则为长条形,较细,表面黄色。叶多基生,莲座状,叶柄长 1～2 厘米;叶面多皱,叶背带紫色;茎生叶较基生叶小很多。6 月开花,花外面紫红色或暗紫色。7～8 月结果,果实卵形,内有多数种子。

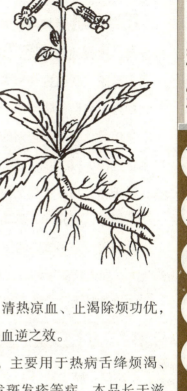

【功 效】现代临床上可用于高血压、退行性脊柱炎、食管上皮细胞增生、电光性眼炎、视网膜脉络炎等。

鲜地黄: 具有清热生津、凉血、止血的功效。主要用于热邪伤阴、舌绛烦渴、发斑发疹、吐血、衄血、咽喉肿痛等症。其滋阴力稍逊,清热凉血、止渴除烦功优,滋腻之性较小,血热阴亏热邪较盛者多用,有大平血逆之效。

生地黄: 具有清热凉血、养阴、生津的功效。主要用于热病舌绛烦渴、阴虚内热、骨蒸劳热、内热消渴、吐血、衄血、发斑发疹等症。本品长于滋阴,清热凉血之功弱于鲜品,滋腻性也较小,凡血热津伤、阴血亏虚有热者宜用。

熟地黄: 具有滋阴补血、益精填髓的功效。主要用于肝肾阴虚、腰膝酸软、骨蒸潮热、盗汗遗精、内热消渴、血虚萎黄、心悸怔忡、月经不调、崩漏下血、眩晕、耳鸣、须发早白等症。本品功专养血滋阴、填精益髓,一切阴亏血虚之证均可为主药。滋腻之性强,常与少量砂仁、陈皮同用,以保胃气,助药力生效。也是目前防治冠心病、动脉硬化、糖尿病的理想药品。

【采 制】秋季采挖为佳。挖出后洗净泥土即为鲜地黄;将挖出的块根不用水洗,在炕上缓缓烘至八成干,至内部颜色变黑,全体柔软,即为生地

六 画

黄；取洗净的生地黄加黄酒拌匀（50千克生地黄加黄酒25千克），隔水炖或蒸至酒吸尽，取出，晒至外皮黏液干燥，即为熟地黄。

【鉴别】 鲜地黄：呈纺锤形或条状，长8~24厘米，直径2~9厘米。外皮薄，表面浅红黄色，具弯曲的纵皱纹、芽痕、横长皮孔及不规则疤痕。肉质，易断，断面皮部淡黄白色，可见橘红色油点，木部黄白色，导管呈放射状排列。气微，味微甜、微苦。

生地黄：多呈不规则的团块状或长圆形，中间膨大，两端稍细，长6~12厘米，直径3~6厘米。有的细小，长条状，稍扁而扭曲。表面棕黑色或棕灰色，极皱缩，具不规则的横曲纹。体重，质较软而韧，不易折断，断面棕黑色或乌黑色，有光泽，具黏性。无臭，味微甜。

熟地黄：呈不规则的块片、碎块，大小、厚薄不一。表面乌黑色，有光泽，黏性大。质柔软而带韧性，不易折断，断面乌黑色，有光泽。无臭，味甜。

均以油性大、皮细、菊花心、块大、体重、断面乌黑色者为佳。

◆ 附 方 ◆

水痘：鲜生地黄15克，桃仁5克，红花、荆芥穗各3克，水煎，每日1剂，分3~4次服。

乳痈：鲜生地黄50克，捣烂，外敷患处。

痔瘘下血：熟地黄120克，白糖60克。将熟地黄用水煎，取汁，加入白糖调匀，每日分2次服。

鼻衄：生地黄30克，黄芩15克，每日1剂，分3~4次服。

胃火牙痛：生地黄、玄参、生石膏各30克，水煎，每日1剂，分3次服。

脱发：①生地黄、何首乌、白糖各30克，水煎，每日1剂，分3~4次服，并以少量生姜汁搽头部，每日搽数次。②生地黄、旱莲草各120克，黑豆900克。先水煎前2味药，取汁与黑豆共煮熟，酌情服食黑豆。

六　画

虚弱，足软，须发早白： 熟地黄 60 克，白酒 500 毫升。浸泡 7 天后服，每服 1 小杯，每日 2 次。

男女精血不足，腰痛，乏力，眩晕，性功能减退： 熟地黄 250 克，沉香或檀香 3 克，枸杞子 120 克，白酒 3000 毫升。浸泡 10 日以上，即可饮用，但勿过量。

风火上炎所致的牙痛： 生地黄、独活各 5 克，升麻 3 克。上药切成小碎块，并置入茶杯内，倒入刚沸的开水，盖严杯盖，浸泡 20 分钟左右即可代茶饮，可反复加入沸水浸泡数次，直至无味。每日上、下午各泡服 1 剂。

心火上炎所致的口腔炎： 生地黄、木通各 5 克，竹叶 3 克，甘草 2 克。将生地、木通和甘草切成小碎块，与竹叶并置入茶杯内，倒入刚沸的开水，盖严杯盖，浸泡 20 分钟左右即可代茶饮，可反复加入沸水浸泡数次，直至无味。每日上、下午各泡服 1 剂。

心血不足，心阳不振的房室传导阻滞： 生地黄、党参、火麻仁、炙甘草各 5 克。将火麻仁砸破，其他药切成小碎块，并置入茶杯内，倒入刚沸的开水，盖严杯盖，浸泡 20 分钟左右即可代茶饮，可反复加入沸水浸泡数次，直至无味。每日上午和晚上睡前各泡服 1 剂。

五心烦热，夜寐盗汗，醒则汗止，口干喜饮： 生地黄 5 克，黄连 2 克，麻黄根 10 克。上药切成小碎块，并置入茶杯内，倒入刚沸的开水，盖严杯盖，浸泡 20 分钟左右即可代茶饮，可反复加入沸水浸泡数次，直至无味。每日上午和晚上各泡服 1 剂。

风疹，瘾疹，疥癣等： 生地黄、防风各 5 克。上药切成小碎块，并置入茶杯内，倒入刚沸的开水，盖严杯盖，浸泡 20 分钟左右即可代茶饮，可反复加入沸水浸泡数次，直至无味。每日上午和晚上各泡服 1 剂。

心脾虚弱的气血不足及肾阴亏损的虚热，盗汗等症：生地黄 250 克，母鸡 1 只，饴糖 150 克，桂圆肉 30 克，大枣 5 枚。将母鸡宰杀去毛洗净后由背部颈骨剖至尾部，掏去内脏，剁去爪、翅尖，洗净血水，入沸水中略焯片刻；生地黄洗净，切成约 0.5 厘米见方的颗粒，桂圆肉撕碎与生地混合均匀，再掺入饴糖调拌后塞入鸡腹内，将鸡腹部向下置于蒸钵中；大枣去核洗净放入蒸钵内，灌入米汤，盖严后上笼大火蒸制约 2～3 小时，待其熟烂即可，取出后加白糖调味即可食用。

阴虚潮热，盗汗，久咳，咯血：生地黄 25 克，大米 75 克。将生地黄洗净切细后，用适量清水在火上熬沸约半小时后，滗出汁，再复熬 1 次，合并药液浓缩至约 100 毫升；将大米淘洗后加水适量煮成白粥，趁热时掺入生地黄汁搅匀，加入白糖少许即可食用。

地榆 DI YU

【别名】红地榆、枣儿红、西地榆、地榆炭。

【性味】苦、酸、涩，微寒。

【来源】蔷薇科植物地榆或长叶地榆的干燥根。主产于东北、内蒙古、山西、陕西、河南、山东、甘肃等地。

【形态】多年生草本，高 60～200 厘米。根纺锤形或细长圆锥形，暗棕色或红棕色。茎直立，上部分枝，时带紫色。单数羽状复叶，基生叶比茎生叶大，有长柄；茎生叶互生，几乎无柄；小叶 6～20 片，椭圆形至长圆形。

夏季茎顶开暗紫红色小花，密集成顶生的圆柱状穗状花序。瘦果椭圆形，棕色。秋、冬、早春采根，除去茎基及须根、根梢，切片晒干。

【功效】具有凉血止血、解毒敛疮的功效。用于便血、血痢、崩漏、痈肿疮毒、水火烫伤等症。

【采制】春季将发芽时或秋季植株枯萎后采挖，除去须根，洗净，干燥；或趁鲜切片，干燥。

【鉴别】地榆根：呈圆柱形，中下部常膨大成不规则纺锤形，稍弯曲，长5～20厘米，直径0.3～2厘米。表面棕色至暗棕紫色，粗糙，具纵皱纹。质硬脆，折断面较平坦，粉红色或淡黄色，木部稍浅有放射状纹理。气微，味微苦而涩。

长叶地榆根：呈长圆柱形，稍弯曲，着生于短粗的根茎上。表面红棕色或棕紫色，有细纵皱纹及横裂纹。质坚韧，不易折断，断面黄棕色或红棕色。皮部有多数絮状纤维外露。气味似地榆。

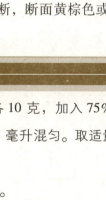

◆ 附 方 ◆

面部蠕形螨病：百部30克，蛇床子、地榆各10克，加入75%的乙醇100毫升中，密封浸泡1周，加入二甲基亚砜5毫升混匀。取适量药液涂擦患处，每日3次。30日为1个疗程。

大便下血：六月雪、炒地榆各15克，水煎服。

慢性胃炎，胃溃疡：蒲公英根、地榆各等份，研末，每次6克，每日3次，生姜汤送服。

慢性菌痢：秦皮12克，生地榆、椿皮各9克，水煎服。

肠风：野菊花（晒干，炒成炭）300克，熟地黄（酒煮捣膏）400克，炮姜200克，苍术150克，地榆100克，北五味50克，为蜜丸，每次25克。

烫伤：烫伤早期用地榆炭粉或地榆膏（地榆炭粉加入适量冰片，以灭菌凡士林搅拌而成），其中有渗出液的创面涂以地榆炭粉，无渗出液的涂以地榆膏。2周后行清创，未愈合的以10%的水合氯醛液湿敷。湿敷3周皮损较大者进行植皮。烫伤后24小时内常规肌肉注射药物以防破伤风。

湿疹等皮肤病：将地榆炙黄，研细末过筛，以凡士林配成30%药膏，外敷患部，敷膏前依皮损的不同情况先以油类擦洗或用1：8000高锰酸钾溶液湿敷，治疗湿疹及湿疹样皮炎、脂溢性湿疹、下肢静脉曲张性湿疹及糜烂感染性足癣等疾患。

咯血：将地榆制成汤剂或片剂备用。汤剂：取干地榆3000克，加水煎煮2次过滤，浓缩至12000毫升。成人每次30毫升（相当于生药7.5克），每日4次。儿童酌减。片剂：取地榆水煎制成浸膏压片，每片含地榆生药1.5克，成人每次5片，每日4次。待血停止后，继用2~3日，以巩固疗效，同时对原发病灶进行相应的治疗。

更年期功血：用生地榆250克，头煎加水、醋各250毫升，煎煮30分钟，取汁300毫升；二煎加水300毫升，煎30分钟，取汁200毫升。分2次服，日1剂，2剂为1疗程。

痛症：把新鲜地榆根皮洗净晾干，取白皮切碎，加桐油适量捣细，地榆根白皮每次50~100克，用单层纱布包裹压扁敷患处，外包塑料薄膜，然后用胶布固定，每日换药，直至痊愈。

地骨皮

DI GU PI

【别名】

仝皮、北仝皮、枸杞皮、杞根、地骨。

【性味】

甘，寒，无毒。

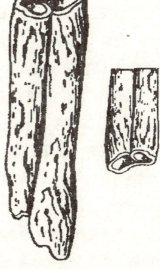

【来源】为茄科植物枸杞的干燥根皮。主产于宁夏、甘肃、河南等地。

【形态】地骨皮的原植物为落叶灌木，高约1米。枝条细长，常弯曲，淡灰色，嫩枝顶端成刺状，叶腋有锐刺。叶互生或3～5片丛生，单叶；叶片卵形、卵状菱形或卵状披针形，顶端尖，基部狭，全缘，两面均无毛。5～10月开花，花淡紫色或粉红色，单朵或3～4朵生于叶腋或同叶簇生；花萼通常3中裂或4～5齿裂，裂片边缘有毛；花冠漏斗状，5深裂，裂片边缘有毛；雄蕊5枚，花丝近基部有密生绒毛，此密生绒毛稍短于花冠。6～11月结果，果实卵形，成熟时红色。皮可入药。另外，枸杞菜、枸杞叶（叶的中药名）、杞子、土杞子、枸杞子（果实的药名）均可入药。

【功效】具有清热解毒、降压止血的功效。现代药理研究表明，具有降血压、解热、镇痛、降血糖的作用。用于虚劳潮热盗汗、肺热咳喘、消渴、痈肿、恶疮、耳聋、龋齿、高血压、吐血、衄血等。

【采制】全年可采挖，剥下根皮，晒干。清明节前采的质量较好，皮厚且易剥取。

【鉴别】地骨皮呈筒状或槽状或不规则卷片，长3～10厘米，直径0.5～1.5厘米，厚1～3毫米。外表面灰黄色至棕黄色，粗糙，具纵横皱纹或裂纹，易成鳞片状剥落。内表面黄白色或灰黄色，有细纵纹。体轻，质脆，易折断。断面不平坦，外层黄棕色，内层灰白色。气微，味微甘而后苦。

◆ 附 方 ◆

原发性高血压：地骨皮60克，加水3碗，煎至1碗，煎好后加入少量白糖或加猪肉煎煮。隔日1剂，第2天复查，服5剂为1疗程。必要时加服第2、第3疗程。

疟疾：鲜地骨皮30克，茶叶3克，水煎后于发作前2～3小时顿服。

牙髓炎：地骨皮30克，加水500毫升，煎至50毫升，过滤后以小棉球蘸药液填入已清洁的窝洞内即可。

牙痛：地骨皮30～60克，每日1剂，日煎2次混匀后，不停吸饮，一般1～2天便愈。

耳疮瘘：地骨皮刮去外皮膜，取第2层皮，在铁锅内或瓦上焙干（勿焦），研末，调麻油成糊状，装瓶密封备用。用时把药糊敷于疮口上或瘘管口上，12小时换药1次，连用1周可愈。

下肢溃疡：地骨皮粉碎，置瓦上文火烤干，研成细粉，贮瓶内备用。同时，先用冷淡盐水或新洁尔灭洗净溃疡面，将地骨皮均匀撒在溃疡面上，然后包扎。如溃疡面有大量脓性分泌物，可适当加马勃粉及地榆粉。

外科疮疡：生地骨皮、炒地骨皮各50克，分别研粉，瓶装备用。用时取药粉敷于疮疡表面，初期用生者，破溃生、炒合用，纱布固定。每日换药1次，一般3～5次即愈。

肺结核咳血：玉竹9克，大黄炭3克，地骨皮炭、白及各12克，水煎服。

褥疮：地骨皮置于青瓦片上焙干、焙黄，碾成极细粉，过80目筛后装瓶备用。对Ⅰ、Ⅱ期褥疮，先用新洁尔灭消毒疮面及周围皮肤，再用生理盐水清洗后，将地骨皮粉均匀敷于患处，暴露患处；Ⅲ、Ⅳ期褥疮多继发感染和蛋白丢失，治疗时除需加强营养、治疗原发病外，还必须配合手术清疮，然后将地骨皮粉均匀敷于患处，有分泌物时用消毒纱布包扎，无分泌物时暴露疮面，每日1次。

　　衄血久不愈者：生地黄、熟地黄、枸杞子、地骨皮各等份研末，每服10克，蜂蜜调下，每天3次。

　　损伤发热：地骨皮、银柴胡各18克，胡黄连、知母各9克，秦艽15克，青蒿6克（后下），白薇30克，甘草6克，水煎服。

　　月经失调：熟地黄、地骨皮12克，当归、白芍、牡丹皮各9克，川芎6克，水煎服。

　　口糜生疮：柴胡、地骨皮各50克，研末服，每次15克，每天2次。

地 龙

DI LONG

【别名】蚯蚓、曲蟮、土龙、地龙子、土地龙、广地龙。

【性味】咸，寒。

【来源】为钜蚓科动物参环毛蚓或缟蚯蚓的干燥体。前者习称"广地龙"，后者习称"土地龙"。主产于全国各地，广东、山东、江苏、河南、福建、安徽等地较多。

【形态】 全身分泌黏液，体长 10~40 厘米，圆柱形，宽 6~12 毫米，由 100 多个环节组成。自第 2 节起，每节有刚毛，成环状排列。头部退化。口在体前端。雌雄同体。雌性生殖孔 1 个在第 14 节腹面正中；雄性生殖孔 1 对，在第 18 节腹面两侧。体背灰紫色，腹部淡黄棕色。此物多生活在潮湿疏松的泥土中，行动迟缓，怕光，白天居穴中，夜间出来活动。春、秋季，用鲜辣蓼全草捣烂，加入茶麸水和清水拌匀，倒在蚯蚓多穴居处。待爬出捕捉，剖腹，洗净晒干备用。

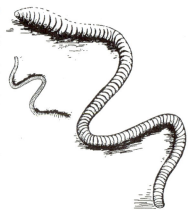

【功效】 具有清热定惊、通络、平喘、利尿的功效。主治脑血管意外、高血压病、慢性支气管炎、支气管哮喘、流行性腮腺炎、跌打损伤等。

【采制】 通常在夏、秋两季捕捉。广地龙捕到后拌以稻草灰，用温水稍泡，去掉体外黏液，从腹面剖开，除去内脏，洗净，晒干或焙干。土地龙用草木灰呛死，去灰晒干或烘干。

【鉴别】 广地龙：呈长条状薄片，弯曲，边缘略卷，长 15~20 厘米，宽 1~2 厘米。全体具环节，背部棕褐色至紫灰色，腹部浅黄色；第 14~16 环节为生殖环带，习称"白颈"，较光亮。体前端稍尖，尾端钝圆，刚毛圈粗糙而硬，色稍浅。体轻，略呈革质，不易折断，气腥，味微咸。

土地龙：呈弯曲的圆柱形，长 5~10 厘米，直径 0.3~0.7 厘米。外皮灰褐色或灰棕色，多皱缩不平，生殖环带多不明显。体轻脆，易折断，断面肉薄，体腔充满泥土。

◆ 附 方 ◆

高热烦躁，惊风抽搐：地龙、连翘各 9 克，钩藤 15 克，银花 12 克，生石膏 30 克，全蝎 5 克，水煎服。

六 画

风寒湿痹，肢体疼痛，中风手足不遂：制川乌、制草乌、地龙肉、制南星各180克，制乳香、制没药各66克，共研粉，为丸。每服3克。

中风半身不遂：地龙30克，蜈蚣1条，白芷9克，共为末，每服6克，日服3次，10日为1疗程，中间停1天进行第2疗程。

轻度烫火伤：鲜地龙15条，白糖15克。将地龙洗净，放入宽口瓶中，加白糖腌渍10小时以上，用时将地龙液涂于伤处，每日3~4次。每次涂药前，用淡盐水洗净伤处。如有水疱，可用消毒针挑破，轻轻将水挤出。创面上的痂皮要保留。

乙型脑炎后遗症：鲜地龙（淡红色者佳，绿色而蜷曲者不可用）100~200克。用冷水洗净（不要剖开），加开水50~100毫升，炖汤服，每日1剂，30天为1疗程。

风湿关节痛：地龙、防己、五加皮各10克，水煎服。

早泄：地龙10条，剖开洗净，和韭菜汁捣烂，热酒冲服，日服1次，连服6日。

轻度烧烫伤，乳痈初起：鲜地龙6条，洗净，加白糖60~80克，放瓷碗中盖好，半日后即化为水，用水涂患处。

流行性腮腺炎，输液后静脉炎：鲜白颈地龙10条，白糖30克。将地龙洗净，置宽口瓶内，加白糖腌渍，取药液涂患处，3小时涂药1次。

高血压半身不遂：地龙、当归、赤芍各10克，黄芪30克，川芎5克，红花3克，水煎服。

热结尿闭：地龙10克，水煎服。

类风湿性关节炎：地龙干、白花蛇（去骨）各30克，蜈蚣3条。烘干，共研细末，每次15克，开水送服，每日1次。

高热抽搐：地龙6克，金银花、钩藤各15克，连翘10克，全蝎3克，水煎服。

热哮：地龙10克，焙干，研细末，分3次以温开水送服。

红花

HONG HUA

【别名】红兰花、川红花、刺红花、草红花。

【性味】辛,温,无毒。

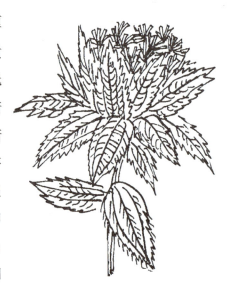

【来源】为菊科植物红花的花。主产于四川、河南、浙江等地,其他地区也有分布。

【形态】1年生草本,高40～90厘米,全体光滑无毛。茎直立,基部木质化,上部多分枝。叶互生,质硬,近于无柄而抱茎;卵形或卵状披针形,基部渐狭,先端尖锐,边缘具刺齿;上部叶逐渐变小,成苞片状,围绕头状花序。花序大,顶生,总苞片多列,外面1～3列呈叶状,披针形,边缘有针刺;内列呈卵形,边缘无刺而呈白色膜质;花托扁平;管状花多数,通常两性,橘红色。果期8～9月。瘦果椭圆形或倒卵形,基部稍歪斜,白色。红花的花可入药。孕妇慎用。

【功效】具有活血祛瘀、解毒止痛的功效。现代药理研究表明,具有兴奋子宫、增强抗应激能力、抗血小板聚集及抗血栓、抗衰老、增强免疫力、改善动脉粥样硬化、舒张血管、减轻急性心肌缺血损伤、改善局部脑缺血、抑制胶原合成的作用。用于经闭、痛经、癥瘕积聚、跌扑损伤、瘀滞作痛、难产、死胎、冠心病、痈肿、褥疮、中耳炎、心绞痛、关节痛等。

【采制】 于4~6月份（各地采摘时间不一，南方较早，北方则较晚）花正开放，花瓣由黄变红时择晴天早晨露水未干时采摘，晾干或弱阳光下晒干。红花可连续采收多次，第1、第2次采收者为"头水花"，较长大；第3、第4次采者为"二、三水花"，花较短，常带白芯，质较次。

【鉴别】 红花多为不带子房的管状花，长约1.5厘米。花冠红黄色或红色，花冠筒部细长，上部5裂，裂片狭线形，长5~7毫米。雄蕊5，花药黄色，聚合成筒状；柱头微露出花药筒外，长圆柱形，顶端微分杈。质柔软，微有香气，味微苦。花浸水中，水染成金黄色。

过去，红花按产地分为：怀红花（河南产）、川红花（四川产）、云红花（云南产）、杜红花（浙江、江苏产）、草红花（东北及山东、陕西等地）、石生花（过去自新加坡等地进口，质次，早已不进口）。

怀红花： 花瓣较长大，色深红，少有黄色雄蕊。香气较浓，质地柔软。

川红花： 花瓣不及怀红花长大色深，偶见黄色雄蕊，偶有残存苞片针刺，故握之常刺手。少数质次者夹有白色花瓣（多因采收不及时或多混二、三水花）。

云红花： 色淡，红黄色。

杜红花： 色变淡。花瓣较长大。头大花质佳。二、三水花质不及怀红花柔软，花瓣亦稍短。

草红花： 产量很少，多夹黄色雄蕊及白色花瓣，质地不柔软，且花小。

◆ **附　方** ◆

溃疡病： 红花、蜂蜜各60克，大枣10枚（可酌情增加）。先取红花、大枣加水400毫升，文火煮至200毫升，去红花加入蜂蜜。每日空腹服200毫升（连枣呷），连服20日为1疗程，至痊愈为止。

砸伤，扭伤所致皮下充血、肿胀等：红花按1%的比例浸入40%的酒精中1周，待红花呈黄白色沉于瓶底后，用纱布过滤。临时加1倍蒸馏水稀释，以脱脂棉浸湿外敷，用绷带包扎，加热则效果更为显著。换药次数视伤处的轻重而增减。

褥疮：红花500克，加水7000毫升，约煎2小时红花呈白色后过滤取液，再用文火煎约3～4小时，使呈胶状。用时，涂于纱布上贴患部，覆以消毒纱布，固定。隔日换药1次。

脑血栓等栓塞性疾病：50%的红花液10～15毫升，加10%的葡萄糖液250～500毫升静脉滴注，每疗程15～20次，共1～3疗程，每疗程间隔7～10日。

近视眼：草红花（即红花）100克，加蒸馏水800毫升浸泡7日后，用滤纸过滤，滤液贮于冰箱内，滤渣再用70%的乙醇800毫升浸泡7日，用滤纸过滤，弃去滤渣，合并2次浸出液，在水浴上减压浓缩至800毫升。将此浓缩液置冰箱内冷藏7日后过滤，加蒸馏水到1000毫升。流通蒸汽灭菌40分钟，加三氯叔丁醇细粉5克，振摇使之溶，滤纸过滤，10毫升分装灭菌，每日3次滴眼，每次1～2滴，每15日为1疗程。每疗程结束后检查1次，共用4个疗程。

婴儿夜啼：红花2～3克，水煎取液加冰糖少许，代水服。

慢性软组织损伤：1片麝香关节膏面朝上平放，将中间夹有1薄层药棉的纱布剪成同膏药大小，放在关节膏的上面；然后将红花油均匀地洒在纱布上，使棉纱基本浸湿，并在纱布表面均匀地涂上1层醋酸氢化可的松软膏。然后将其覆盖于患处，用胶布固定，外加塑料膜覆盖，四周用宽胶布密封。4小时后取下，每日1次。

扁平疣：每日用红花9克，沸水冲泡（如泡茶叶）后饮用，可反复冲泡至红色变淡后弃去，1日内用完，次日重新冲服，10日为1疗程，4个疗程后无效者停药。

灯芯草

DENG XIN CAO

【别名】 灯草、灯芯、虎须草、水灯芯、赤须、碧玉草。

【性味】 甘、淡，寒。

【来源】 为灯芯草科植物灯芯草的干燥茎髓或全草。主产于四川、贵州、云南、江苏等地。

【形态】 多年生草本，高40～100厘米。根茎横走，具多数须根。茎圆筒状，外具明显条纹，淡绿色。无茎生叶，基部具鞘状叶，长者呈淡赤褐色或黑褐色，短者呈褐色，有光泽。复聚伞花序，假侧生，由多数小花密集聚成簇；花淡绿色，具短柄；花被6，2轮，裂片披针形，背面被柔毛，边缘膜质，纵脉2条；雄蕊3，较花被短；子房3室，花柱不明显，柱头3枚。

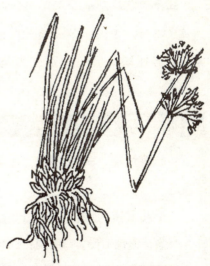

蒴果卵状三棱形或椭圆形，先端钝，淡黄褐色。种子多数，斜卵形。花期5～6月。果期7～8月。

【功效】 具有利尿通淋、清心除烦的功效。主治泌尿道感染、急性咽炎、口舌糜烂、兴奋型神经官能症等。

【采制】 夏末秋初将草割下后，趁鲜时用特制的夹子剥去茎之外皮，将茎髓整理顺直捆成小把，晒干。若草已干燥，可用水浸泡后再剥去外皮。

本品的炮制分生用、炒芯炭、朱砂灯芯 3 种。

生用：将灯芯草除去杂质喷上水，稍许湿润后扎成约 3 厘米长的小把，供临时取用。

灯芯炭：取灯芯草置锅内，上覆盖一口径较小的锅，锅顶贴上白纸，两锅相接处用盐泥（即在黄泥中加适当食盐，可以减少开裂）封固，不使漏气。煅至锅顶上的纸呈焦黄色时停止。晾透后再取出，筛去灰末即成。现在也有不筛的，取出后即用。

朱砂灯芯：取剪好的灯芯段，用清水少许喷洒，使其微润。放入瓷罐内，加入朱砂细末，反复摇动，至朱砂在灯芯上均匀分布为度。每 10 千克灯芯草用朱砂 500 克。

【鉴别】灯芯草茎髓呈细长的圆柱形，似粉条。长 50～60 厘米，亦可达每条 1 米。表面白色或淡黄白色，有纵走的浅纹。体轻，入水不沉。质极柔软，轻压略有弹性，可任意弯曲，易拉断，断面白色，无空隙。无臭，味淡。

◆ 附 方 ◆

心热烦躁，失眠不寐，小儿夜啼：灯芯草 3 克，淡竹叶 9 克，水煎服。

小儿夜啼：灯芯炭研末，涂母乳上喂之。

急、慢性咽炎，口腔炎：灯芯炭 3 克，冰片 0.3 克，共研细粉，吹患处。

膀胱炎，尿道炎，肾炎水肿：鲜灯芯草、海金沙藤各 30 克，鲜车前草 40 克，薏苡仁 20 克，水煎。每日 1 剂。

失眠，心烦：灯芯草 20 克，夜交藤 30 克，合欢花 15 克，水煎，代茶饮。

小儿烦躁夜啼：鲜灯芯草 15 克，水煎服。

急性咽炎，咽部生颗粒或舌炎，口中疱疮： 灯芯草、麦冬各 10 克，淡竹叶 6 克，水煎去渣，含咽。

小儿潮热，小便不利： 鲜灯芯草 15 克，水煎服。

劳心日久，心热而虚烦不眠，或口舌生疮，小便短赤： 灯芯草 30 克，绿豆 60 克，糯米、冰糖各 10 克。先将糯米炒焦，与绿豆同煮沸，再加入灯芯草，煮至绿豆烂时，捞去灯芯草，放入冰糖溶化。晚上临睡前 30 分钟饮之，每日 1 次，10 天为 1 个疗程。

湿热黄疸： 鲜灯芯草、鲜白英各 30 克，水煎服。每日 1 剂，连服 3~5 天。

竹 茹

ZHU RU

【别名】水竹茹、淡竹茹、竹皮、竹二青、淡竹、甘竹。

【性味】甘，微寒。

【来源】为禾本科植物淡竹的茎秆，除去外皮后，所刮下的中间层。主要分布于长江流域。

【形态】为禾本科植物淡竹的茎秆除去外皮后刮下的中间层。淡竹是竹中最高大者，秆高可达 20 米，直径 5~20 厘米，砍取茎秆，刮去外层青皮，然后将中间层刮成丝状，晾干，即为"竹茹"。将鲜淡竹锯段，装入瓦坛内，而后将瓦坛侧置，用谷壳、木屑等堆于坛子四周，点燃加热，竹受热而流出的液汁称"竹沥"。肉座菌科真菌竹黄侵入竹秆形成的子座，木栓质，粉红色，呈不规则瘤状，初期平滑，后龟裂，称"竹黄"。淡竹卷而未放的幼

六 画

叶，称"竹卷心"。

功效 具有清热化痰、除烦止呕的功效。

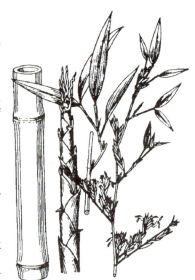

竹沥：甘、寒，滑润。具有清化热痰、镇惊利窍的功效。

竹黄：苦、寒。具有镇咳化痰的功效。

竹卷心：苦、寒。具有清心除烦、清暑止渴的功效。

采制 全年皆可生产，最好采用当年产的新竹，用特制弯刀刮去外层的青皮及有节部分，然后用刀直刮到底，将刮下的丝条晾干或用微火焙干，扎成小把或盘曲成团，用刀斩去末端较粗处，使之整齐。

鉴别 竹茹为不规则的丝条，扎成圆柱形的把或盘曲成团，有的为乱丝状，曲折而拘挛。浅绿色或黄绿色，宽窄厚薄不等，两头不整齐，纵面不劈破，一般的碎末较多。质柔软而轻松有弹性。有竹之清香气，味淡。

浙江所产多刮成宽的带状长条扎成小把，称"粗竹茹"；河南则刮成细丝结成球状，习称"细竹茹"。

附方

妊娠恶阻：竹茹 15 克，陈皮 9 克，生姜 5 克，水煎服。

肺热咳嗽，咯吐稠黄痰：竹茹、鱼腥草（后下）各 15 克，蒲公英 30 克，水煎服，每日 1 剂。

胃神经痛：竹黄 30 克，白酒 500 毫升，共浸泡 5 天，每次喝 20 毫升，每日 2 次。

中风不语：淡竹沥 30~50 毫升，生姜汁少许，温开水送服，每日 2 次。

六 画

小儿发热，口噤：鲜竹沥20毫升，加温，分3~4次喂服。

流脑，乙脑高热，呕吐：竹沥50~60毫升，分2次，开水冲服，每日1剂。

小儿惊风：竹黄3克，水煎服。

大病后，虚烦不寐：竹茹30克，陈皮6克，制半夏9克，枳实10克，生姜3片，大枣3枚，水煎服。每日1剂。

伤暑烦渴不止：竹茹、白茅根各30克，乌梅2枚（敲碎），水煎，代茶饮。

小儿癫痫：竹茹10克，制半夏3克，食醋10毫升，水煎分数次服之。

齿龈出血：生竹茹60克，食醋20毫升，水煎去渣，含咽。

伤暑高热，口渴心烦，尿黄：竹叶卷心10克，生石膏30克，西瓜翠衣20克，水煎服。

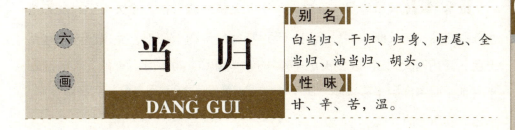

当归 DANG GUI

【别名】白当归、干归、归身、归尾、全当归、油当归、胡头。

【性味】甘、辛、苦，温。

【来源】为伞形科植物当归的干燥根。主产于甘肃、宁夏、四川、云南等地。

【形态】多年生芳香草本，高达1米。茎直立，稍带紫色，具明显纵沟纹。叶互生，2~3回奇数羽状分裂，叶片卵形，小叶3对，叶面深绿色，膜质有光泽，边缘重锯齿状或缺刻，叶柄基部扩大成鞘状长达叶柄的一半。花白色，顶生复伞形花序，花期6~7月。双悬果。带有翼形附属物；果期7~8月。

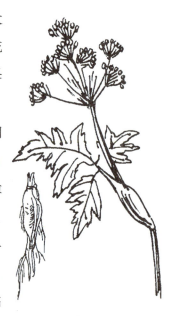

【功效】当归具有补血活血、调经止痛、润肠通便的功效。主要用于血虚萎黄、眩晕心悸、月经不调、经闭痛经、虚寒腹痛、肠燥便秘、风湿痹痛、跌打损伤、痈疽疮疡等症。酒当归活血通经，用于经闭痛经，风湿痹痛，跌打损伤。临床应用一般认为，当归身长于补血，当归尾长于活血祛瘀，全当归则补血活血，酒炒能增强活血作用。现代临床上还用于心律失常、缺血性中风、脑血栓、脑动脉硬化、胸外科手术术后止痛、TTT异常的慢性肝炎、急性肾炎、上消化道出血、子宫脱垂、失眠、遗尿、颞颌关节功能紊乱、血栓闭塞性脉管炎、带状疱疹、牛皮癣、斑秃、湿疹、荨麻疹、肛裂、慢性化脓性上颌窦炎、慢性鼻炎、慢性咽炎、突发性耳聋、阴茎纤维性海绵炎等。

【采制】**甘肃当归**：于生长2年以上霜降前采挖，除去泥土，放置待水分稍蒸发根变软时，捆成小把，堆在特殊的熏棚木架上，先以湿木材猛熏上色（忌用明火），再以文火熏干至干度达70%~80%时，可停火，待其自干（加工时不能阴干或日晒，阴干质轻皮肉发青；日晒或火烤则易枯硬如柴，皮色变红而无油性）。

云南当归：则于栽培的第2年立冬前后采挖，摊晒至干即可。

加工归头（胡首归）时，选成品全归主体粗壮的剥除根腿，晒至干燥，擦去粗皮，露出粉白肉色即可。

【鉴别】全当归根略呈圆柱形，根上端称"归头"，主根称"归身"或"寸身"，支根称"归尾"或"归腿"，全体称"全归"。全归长15~25厘米，外皮细密，黄棕色至深褐色，有纵皱纹及横长皮孔；根上端膨大，直径1.5～4厘米，钝圆，有残留的叶鞘及茎基；主根粗短。长1～3厘米，直径1.5～3厘米，下部有支根3～5条或更多，上粗下细，多扭曲，有少数须根痕。质柔韧，断面黄白色或淡黄棕色，皮部厚，有棕色油点，形成层呈黄棕色环状，木质部色较淡；根茎部分断面中心通常有髓和空腔。有浓郁香气，味甘、辛，微苦。

附方

手臂久痛，痛位固定：全当归60克，切片，浸入1000毫升米酒中，7天后常服用。

血虚经闭，身体瘦弱，奶汁不足等：当归身、黄花菜根各15克，瘦猪肉适量。同煮汤，食盐调味，食肉喝汤。

月经不调，气血虚弱，不孕：全当归、远志各150克，甜酒1500毫升。当归切碎，同远志和匀，用纱布包好，置于洁净的容器中，倒入甜酒，密封口，每日搅拌1次，7日后，弃去药袋，取酒饮用，每晚睡前温服，饮量酌定。

胸痛：当归、丹参各12克，乳香9克，水煎服。

虚寒腹痛：当归30克，桂心15克，干姜、炙甘草各6克，水煎服。

老年人便秘：当归30克，麻油适量。先用麻油浸泡当归1周，再用小火油炸当归，去渣取油汁约150毫升，放置于地上昼夜，以去火毒。每日早、晚各服30毫升。

便血：当归、地榆炭各16克，槐花、黄芩各9克，黄连、生甘草各3克。每日1剂，水煎分3～4次服。

尿血：当归12克，生地黄、黑豆、煅牡蛎（先煎）各10克，水煎，每日1剂，分3～4次服。

六 画

泌尿系感染：当归、赤芍、赤茯苓各12克，栀子、甘草各6克，水煎，每日1剂，分3~4次服。

淋症：酒当归、去芦川牛膝、酒大黄、木香、海金沙各等份，共研为末，每次4.5克，晚上睡前用米酒冲服。

阳痿：当归、白芍各60克，蜈蚣20条，小茴香10克，共研为细末，分成30包，每次1包，每日2次，盐水冲服。

血虚寒凝头痛：当归120克，白酒500毫升。将当归置白酒中浸泡，3日后酌量服药酒。

类风湿性关节炎：当归20克，猪肝200克，川断30克。将上药共煮熟，食盐调味，每日分2次服，食肝喝汤。

月经不调：当归20克，水煎，取汁，用其汁煮鸡蛋服。

脱发：当归、柏子仁各500克。将上药焙干，共研为细末，炼蜜为丸，如黄豆大，每次10~15粒，每日3次，饭后开水冲服。

血虚生风的瘙痒：当归、夜交藤各5克，切成小碎块，一起置入茶杯内，倒入刚沸的开水，盖严杯盖，浸泡20分钟左右即可代茶饮，可反复加入沸水浸泡数次，直至无味，每日上、下午各泡服1剂。

肾气不足，经血亏虚的经行量少：当归、熟地黄、党参、山药各5克。切成小碎块，一起置入茶杯内，倒入刚沸的开水，盖严杯盖，浸泡15分钟左右即可代茶饮，可反复加入沸水浸泡数次，直至无味，每日上、下午各泡服1剂。

久病、产后或大失血后所致血亏气衰而产生的发热，汗出，神疲，懒言，头晕，面白无华：当归、黄芪各5克，切成小碎块，一起置入茶杯内，倒入刚沸的开水，盖严杯盖，浸泡20分钟左右即可代茶饮，可反复加入沸水浸泡数次，直至无味，每日上、下午各泡服1剂。

肉苁蓉

ROU CONG RONG

【别 名】 千丈云、淡苁蓉、大芸、苁蓉、肉果、迷苁蓉、制大云、淡大云。

【性 味】 甘、咸,温。

【来 源】 为列当科植物肉苁蓉的干燥肉质茎。大多数省市均有出产。

【形 态】 多年生寄生草本,高10～40厘米。茎肉质肥厚,圆柱形,直径3～10厘米,黄色,不分枝或有时从基部分2～3枝。叶鳞片状,黄褐色,覆瓦状排列,呈披针形或条状披针形,长1.5～4厘米,宽4～8毫米,先端渐尖。5～6月开花,花黄色,组成穗状花序圆柱形,长5～20厘米,宽约5厘米,花多数而密集;苞片卵状披针形,长约1.5厘米,小苞片狭披针形,与花萼近等长,花萼5浅裂,裂片近圆形,花冠近唇形,5裂,雄蕊4枚。6～7月结果,果实椭圆形,内有多数种子。

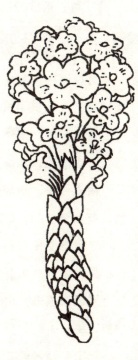

【功 效】 肉苁蓉具有补肾阳、益精血、润肠通便的功效。主要用于阳痿、不孕、腰膝酸软、筋骨无力、肠燥便秘等症。本品温而不燥,滋而不腻,从容和缓,补而不峻,润而不泄,为平补之剂。凡肾阳不足、精血亏虚、肠燥便秘者需大剂量使用,方可见功。常服温补益气、滋润强壮、抗衰延年益寿、增强抵抗力,尤宜老年人。现代临床上还用于前列腺肥大、老年顽固性口腔干燥症、肾阳虚型糖尿病、乳腺增生等。

【采 制】 通常于春季苗未出土或刚出土时采挖，除去花序，切段，晒干。通常将鲜品置沙土中半埋半露，较全部暴晒干得快，干后即为甜大芸（甜苁蓉），质量好。秋季采取者因水分大，不易干燥，故将肥大者投入盐糊中腌1~3年（盐苁蓉），质量较次。药用时须洗去盐分，再切片加工。

【鉴 别】 **甜苁蓉：** 呈扁圆形，稍弯曲，长3~15厘米，直径2~8厘米。表面棕色或黑棕色，密被覆瓦状排列的肉质鳞片，通常鳞片先端已断，各叶茎间有纵槽纹。体重，质硬，微有柔性，不易折断。断面棕色，有淡棕色点状维管束，排列成放射状或波状，有时中空。气微，味甜、微苦。

盐苁蓉： 形状较不整齐，黑褐色，外面带盐霜，断面黑色，气味咸。

◆附 方◆

肾虚面黑，阳痿，遗精，腰痛： 肉苁蓉15克，洗净，切薄片，精羊肉适量，大米30~60克。共煮稠粥，空腹食。

肾虚阳痿，遗精，腰痛，尿频： 肉苁蓉15克，洗净，刮去鳞，再用酒洗，去黑汁，切薄片与羊肉共煮成羹，食盐调味，食药、汤、肉。

精血亏虚，肠燥便秘，尤其适宜体虚老人： 肉苁蓉120克，加水3碗，煎煮至1碗，顿服。

血虚型便秘： 肉苁蓉、当归身各60克，熟地黄30克，黄芩、火麻仁、生龙骨（先煎）各15克，水煎服。

泌尿系感染： 肉苁蓉12克，生黄芪、白茅根各30克，西瓜皮60克，水煎，每日1剂，分3~4次服。

阳痿： 酒炒肉苁蓉、鹿角霜各15克，制附子6克，水煎，每日1剂，分2~3次服，连服7天。

肾虚腰痛： 肉苁蓉、盐炒杜仲各15克，青盐9克，水煎，每日1剂，分2~3次服。

六 画

自汗：肉苁蓉30克，麻黄根15克，煅牡蛎60克（先煎），母鸡1只。母鸡宰杀去毛和内脏，洗净，与诸药共炖熟，少量食盐调味，酌量食肉喝汤，每日2次。

老年体弱，久病，产后津少等引起的便秘：肉苁蓉、火麻仁各15克，当归9克，水煎，取汁，加蜂蜜15克调匀。每日分2次服。

脱肛：肉苁蓉、升麻、地龙各6克，党参9克，水煎，每日1剂，分2~3次服。

老年耳聋：肉苁蓉25克，熟地30克，石菖蒲20克，磁石10克，黑豆60克。将上药用水煎至熟，食豆服汤，隔日1剂。

肾虚阳痿：肉苁蓉30克，白酒500毫升。浸泡7天后服，每次1小杯，每日2次。

便秘：肉苁蓉适量，用开水浸泡后，代茶饮。

气血不足，肾虚精亏：肉苁蓉、何首乌、怀牛膝、柏子仁各50克，白酒1500毫升。各药切碎，用纱布袋装好，共浸泡入白酒中，隔日搅拌1次，10~20天后取澄清药酒饮用。每次25毫升，每日2次。

阴血不足无以润泽肠道的老年习惯性便秘，证见大便干结，数日不解，努挣无力，神疲气短，面色无华等：肉苁蓉、当归、何首乌、火麻仁各5克。将火麻仁砸破，其余药物切成小碎块，一起置入茶杯内，倒入刚沸的开水，盖严杯盖，浸泡20分钟左右即可代茶饮，可反复加入沸水浸泡数次，直至无味，每日晚上睡前泡服1剂。

肾气虚弱，血不濡肠的老年习惯性便秘，证见大便秘结，数日不解，长期不愈，甚至如羊屎，面色无华：肉苁蓉、当归、枳壳各5克。将上各药切成小碎块，一起置入茶杯内，倒入刚沸的开水，盖严杯盖，浸泡20分钟左右即可代茶饮，可反复加入沸水浸泡数次，直至无味，每日晚上睡前泡服1剂。

血虚津枯的便秘，证见大便干结，几日不解，甚至如羊屎，腹部胀满，解便无力：肉苁蓉、熟大黄、党参、当归各5克。将上各药切成小碎块，一起置入茶杯内，倒入刚沸的开水，盖严杯盖，浸泡15分钟左右即可代茶饮，可反复加入沸水浸泡数次，直至无味，每日晚上睡前泡服1剂。

肾阳不足，精血亏损的阳痿，早泄、遗精，滑精，白浊等：肉苁蓉、巴戟天、枸杞子、五味子各5克。将五味子砸碎，肉苁蓉、巴戟天切成小碎块，与枸杞一起置入茶杯内，倒入刚沸的开水，盖严杯盖，浸泡20分钟左右即可代茶饮，可反复加入沸水浸泡数次，直至无味，每日上午和晚上睡前各泡服1剂。

决明子

JUE MING ZI

【别名】马蹄决明、决明、草决明、生决明、炒决明。

【性味】甘、咸，微寒。

【来源】为豆科植物决明的干燥成熟种子。前者称"大决明"，后者称"小决明"。主产于安徽、江苏、浙江、广东、广西、四川等地。

【形态】1年生灌木状草本，高约1米，有恶臭气。叶互生，偶数羽状复叶，总轴在小叶间有腺体似线形，托叶线状锥尖，小叶有6枚，膜质，倒卵形或长椭圆形，先端钝而有小锐尖，表面近秃净，背面被柔毛。花假蝶形，鲜黄色，腋生成对，生于最上的聚生；花期6～8月。荚果近四棱形，细长而弯；果期9～10月。

【功效】 决明子具有清热明目、润肠通便的功效。用于目赤涩痛、羞明多泪、头痛眩晕、目暗不明、大便秘结。本品为眼科常用药，尤宜风热、郁火之目赤应用为多。以其清肝之作用还可用于肝阳上亢之头痛。药用为种子，质润味甘归大肠经，故对热结肠燥便秘亦较适用。现代临床上还用于高血压、高脂血症、减肥、急性乳腺炎等。

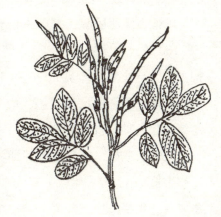

【采制】 9～10月份果实成熟时采收，晒干后打下种子，晒干即可。

炮制分生用与炒用2种方法。

生用：先将清水放入缸内，将决明子放入箩筐中后，将箩筐置水缸中，淘洗干净泥沙后取出，晒干或烘干，筛尽灰屑即成。

炒用：取决明子入锅，用文火拌至稍微膨胀并发出香味时为止。取出，放凉。

【鉴别】 决明子：略呈菱状方形或短圆柱形，两端平行倾斜，形似马蹄，长3～7毫米，宽2～4毫米。表面黄绿色，平滑有光泽。一端平坦，另端斜尖，背腹面各有1条突起的棱线，棱线面侧各有1条斜面对称而色较浅的线形凹纹。质坚硬，不易破碎。横切面可见种皮薄，中间有S形折曲的黄色子叶，2片重叠。气微，味微苦。

小决明：呈矩圆柱形，较小，长3～5毫米，宽2～3毫米。表面棱线两侧各有1条宽广的浅黄色带。

◆ 附 方 ◆

顽固性头痛： 取决明子30克，瘦猪肉250克，加盐，水煎服，每日1剂。

降低血清胆固醇： 采用决明子50克，水煎分2次服；用决明子糖浆（每100毫升内含生药45克），每次20毫升，每日3次口服；用决明子片剂（每片含生药1.2克），日服3次。3种剂型经观察疗效无明显差异。极少数患者服药中出现腹胀、腹泻与恶心，多见于用药初期，均不影响继续治疗，可自行消失。

戒烟： 取口、肺、内分泌和神门穴。取决明子1粒置于0.3厘米×1.3厘米大小的胶布中部。耳穴常规消毒后，将胶布贴在耳穴上。每日由患者自行用手指按压穴位3～4次。每次每穴按压1～2分钟，以稍感疼痛为度；切忌搓揉，以防损伤皮肤。每次只贴一侧穴位，隔天轮换1次。左右耳交替。

高脂血症： 用决明子种子开水泡后代茶饮用，治疗高血压患者。

高血压： ①用决明子10～20克，清水洗净，放入茶杯中，倒入热水浸泡20分钟代茶饮，日2次。随症加减：大便秘结者加炒大黄10克，研末冲服；肢体麻木、颤震者加全蝎12克，研末冲服。5天为1疗程。治疗期间要低盐低脂饮食，保持心情舒畅，按时作息。②决明子、石决明、桑寄生、野菊花各50克，水煎服。每日1剂。③决明子、桑白皮各30克，水煎服。每日1剂。

便秘： ①用炒决明子60克，压粉，每日3克，分2次口服。②用炒决明子15克，开水浸泡代茶饮，日1剂，1周为1个疗程。③用生决明子10克，捣碎，用开水200毫升浸泡15～20分钟，或煮沸5～10分钟，1剂/日，代茶饮用或分2次服。15～20天为1疗程，少者一般应用1个疗程，多者用3～5个疗程，平均4个疗程。

偏头痛： 决明子18克，野菊花12克，黄荆子、香附各9克，水煎代茶饮。

胃脘痛： 决明子、川贝母各50克，乌贼骨400克，共研为细末，每次6克，每日3～4次，开水冲服。

六 画

目赤肿痛，头痛，眩晕，目昏干涩，视力减退：决明子 10 克，菊花 3 克，山楂片 15 克。共放入热水瓶中，加沸水冲泡，盖严瓶盖，浸泡 30 分钟后，代茶饮用。

肝热上冲所致的目赤羞明，多泪：决明子 25 克，用小火炒黄，压碎，放入砂锅中加水适量，煎煮 20 分钟，取汁代茶饮，每日 1 剂。

碘缺乏症引起的甲状腺肿大、支气管炎、高血压等：决明子 25 克，紫菜 30 克，加水适量，煎煮 20 分钟，取汁饮用。

清热、减肥、明目：决明子 30 克，鲜荷叶 25 克，猕猴桃适量。鲜荷叶切碎，决明子砸碎，同泡入有盖的杯或壶中，冲入沸水，加盖闷泡；凉后取汁，放入冰箱中备用，饮用时，每杯可加洗干净去皮的猕猴桃 2～3 只。

高血压兼暑热烦躁等：决明子 15 克，西瓜皮 30 克。西瓜皮洗净，切成小块，决明子砸碎，加水适量同煮取汁饮用。

血枯肠道失去濡润所致的便秘：决明子、麻仁各 5 克。麻仁砸碎，与决明子一起置入茶杯内，倒入刚沸的开水，盖严杯盖，浸泡 20 分钟左右即可代茶饮，可反复加入沸水浸泡数次，直至无味，每日晚泡服 1 剂。

合欢皮

HE HUAN PI

【别名】合昏皮、夜合皮、合欢木皮。

【性味】甘，平。

【来源】为豆科植物合欢的干燥树皮。我国大部分地区都有出产。

【形态】落叶乔木，高达 10 多米。树干灰黑色；小枝无毛，有棱角。

六 画

2回双数羽状复叶，互生；羽片6～15对，小叶10～30对，无柄；小叶片镰状长方形，先端短尖，基部截形，不对称，全缘，有缘毛，下面中间闭合；托叶线状披针形。6～8月开花，头状花序生于枝端，总花梗被柔毛；花淡红色；花萼筒状，先端5齿裂，外被柔毛；花冠漏斗状，外被柔毛，先端5裂，裂片三角状卵形。8～10月结果，荚果扁平，黄褐色，嫩时有柔毛，后渐脱落，通常不开裂。种子椭圆形而扁，褐色。

【功效】具有解郁安神、活血消肿的功效。用于心神不安、忧郁失眠、肺痈疮肿、跌打伤痛等。

【采制】夏季花初开时采收，除去枝叶，晒干。取原药材，拣去杂质，用清水略浸，捞起，待润软切片，晒或烘干，筛去灰屑。置通风干燥处。

【鉴别】合欢皮呈槽状或筒状，长40～80厘米，厚1～3毫米。外表面灰棕色或灰褐色，稍有纵皱纹，横向皮孔密生，椭圆形，棕色或棕红色，偶有突起的横棱或较大的圆形瘢痕（枝痕）。内表面淡黄色或黄白色，平滑，有细节皱纹。质硬而脆，易折断，断面黄白色，呈纤维性裂片状。气微，味微涩，稍刺舌，而后喉头有不适感。

◆ 附 方 ◆

神经衰弱，心烦，心悸，失眠：丹参、合欢皮各12克，生地黄15克，夜交藤30克，五味子6克，炙甘草5克，水煎服。

止痛，矽肺：合欢皮手掌大1块，水煎。每天1剂。服药期间忌食辛、辣、煎、炒等刺激性食物。

蜘蛛咬伤： 合欢皮适量，麻油少许。合欢皮烘干，研细末，麻油调涂伤处。

风火所致两目作痒： 合欢花10克，鸡肝1具或猪肝50克，水蒸服。

小儿多动症： 合欢花10克或合欢皮20克，甘松9克，水煎，分2次服，每日1剂。

心烦不寐： 合欢皮、鲜景天三七各15克，夜交藤30克，水煎，分2次服，每日1剂，连服3~5天。

肺痈： 合欢皮15克，鱼腥草12克（后下），薏苡仁20克，桃仁6克，水煎，分2次服，每日1剂，连服5~7天。

刘寄奴

LIU JI NU

【别名】 鸭脚菜、白花蒿、四季菜、鸭脚艾。

【性味】 微苦、辛，温。

【来源】 为菊科植物白苞蒿的地上部分。全国大部分地区有分布。

【形态】 多年生草本，高40~90厘米，揉碎有香气。茎直立，嫩时有稀疏柔毛，后脱落无毛。叶互生，基生叶叶片羽状分裂，裂片卵形、长卵形或椭圆形，边缘有锯齿，两面均无毛；茎生叶，叶片通常掌状3深裂，侧裂1~3对。8~9月开花，花白色，组成头状花序长圆形，直径约3毫米，无梗，基部无小苞片，排成圆锥花序式生于枝顶，或在分枝上排成复穗状花序；总苞片半膜质或膜质，背面无毛；管状。8~10月结果，果实倒卵形，细小，

六 画

顶端无冠毛。

【功效】具有活血散瘀、祛风止咳、利湿解毒、通经止痛的功效。主治行经腹痛、跌打瘀痛、创伤出血等。

【采制】秋季开花或结果时采收全草，晒干。

【鉴别】刘寄奴通常以来源不同划分为2类：

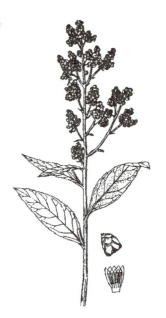

北刘寄奴：为带果的干燥全草。茎硬而直立，长达30厘米以上，直径1～3毫米，表面灰棕色或棕黑色，下部有时带短段根基，中部及上部有分枝，叶多已脱落，留有残痕，枝梢有多数筒状花萼，长约1.5厘米，表面有明显隆起的纵棱10条，顶端5裂，有时可见唇形花冠残留，呈棕黄色。花萼内大多包藏有长椭圆形而尖的果实，黑色。长5～10毫米，具多数纵纹，质脆易破裂，内藏多数细小的长形种子，表面皱缩。茎质脆易折断，断面淡黄白色，纤维性，上部中空，下部较紧密。气微，味无。

南刘寄奴：为干燥的带花全草，枝茎长60～90厘米，通常已弯折，直径2～4毫米，表面棕黄色至棕褐色，常被白色毛茸，茎质坚而硬，折断面呈纤维状、黄白色，中央白色而疏松。叶互生，通常干枯皱缩或脱落，上表面暗绿色，下表面灰绿色，密被白毛，质脆易碎或脱落。枝梢带花穗，枯黄色。气芳香，味淡。

◆ 附 方 ◆

瘀血腹痛，跌打损伤：刘寄奴9克，骨碎补、延胡索各6克，水煎服。

创伤出血：刘寄奴适量，研末掺敷。

血淋，血痢：刘寄奴30克，水煎，加蜜调服。

外伤出血： 刘寄奴、菊三七各等量，研细粉，敷患处。

小儿丹毒： 鲜刘寄奴适量，水浸泡过15分钟的糯米少量，共捣烂敷患处。

月经不调，经闭，跌打瘀肿，胃肠气胀： 刘寄奴、当归各15克，延胡索10克，水煎服。

慢性肝炎： 刘寄奴、地耳草各15克，水煎服。

白带： 刘寄奴15克，白背叶根30克，水煎服。

跌打内伤： 鲜刘寄奴、鲜韭菜各60克，水煎服。

烫、火伤： 刘寄奴适量，捣烂敷患处。

芒 硝

MANG XIAO

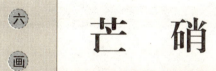

【别名】 硝硝、芒消、马牙硝、盐硝、盆硝。

【性味】 咸、苦，寒。

【来源】 本品为硫酸盐类矿物芒硝族芒硝，经加工精制而成的结晶体。

【形态】 单斜晶系。晶体为短柱状，通常成致密粒状、被膜状。无色透明，但常带浊白、浅黄、淡蓝、淡绿等色。条痕为白色。玻璃样光泽。断口贝壳状，硬度1.5~2。比重1.5。性脆。形成于含钠离子和硫酸根离子饱和溶液的内陆盐湖中。

【功效】 泻热通便，润燥软坚，清火消肿。用于实热便秘，大便燥结，积滞腹痛，肠痈肿痛；外治乳痈，痔疮肿痛。

【采制】取天然产的芒硝,用热水溶解,过滤,放冷即析出结晶,通称朴硝。再取萝卜洗净切片,置锅内加水煮透后,加入朴硝共煮,至完全溶化,取出过滤或澄清后取上层液,放冷,待析出结晶。干燥后即为芒硝(每朴硝50千克,用萝卜5~10千克)。也有取天然产的芒硝,经煮炼、过滤,冷却后,取上层的结晶为芒硝,下层的结晶为朴硝。

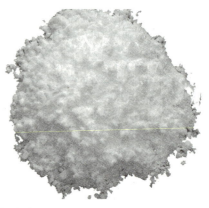

【鉴别】本品为棱柱状、长方形或不规则块状及粒状,两端不整齐。无色透明或类白色半透明。质脆,易碎,断面呈玻璃样光泽。无臭,味苦咸而有清凉感。以无色透明,块状结晶者为佳。易溶于水,不溶于酒精。在空气中易风化而表面被一层无水硫酸钠白色粉末。水溶液显钠盐与硫酸盐的各种特殊反应。

附方

腹中痞块:用朴硝50克,独蒜1个,大黄末2.4克,共捣成饼,贴患处,以痞块消除为度。

两眼红肿:用芒硝粉放在豆腐上蒸化,取汁点眼。

小便不通:用芒硝15克,茴香酒送下。

喉痹肿痛:用朴硝50克,分次细细含咽,有效。或加丹砂5克亦可。如感气塞不通,加生甘草末10克,吹入喉部。

指头肿痛:用芒硝煎水浸泡指头。

连翘

LIAN QIAO

【别名】 净翘、连召、连壳、连乔、三廉、异翘、兰华、旱莲子。

【性味】 苦,凉,无毒。

【来源】 为木犀科植物连翘的干燥果实。果实刚熟尚带绿色时采摘、蒸熟,晒干的习称"青翘";果实熟透时采收,晒干的习称"老翘"。主产于山东、山西、陕西、河南等地,此外,湖北、河北、四川、甘肃亦产。

【形态】 落叶灌木,高2~4米。枝细长,开展或下垂,嫩枝褐色,略呈四棱形,散生灰白色细斑点,节间中空。叶对生,叶片卵形、宽卵形或椭圆状卵形至椭圆形,两面均无毛。3~4月开花,花黄色,通常单朵或2至数朵生于叶腋,花先叶开放;花萼深4裂,边缘有毛;花冠深4裂,雄蕊2枚。7~9月结果,果实卵球形、卵状椭圆形或长卵形,先端喙状渐尖,表面有多数凸起的小斑点,成熟时开裂,内有多粒种子,种子扁平,一侧有翅。果实初熟或熟透时采收。

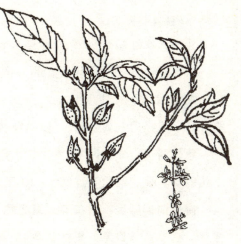

【功效】 具有清热解毒、利水消肿的功效。现代药理研究表明,具有抗菌、抗炎镇痛、护肝、抗单纯疱疹病毒、对小鼠氧化损伤的保护等作用。用于温热、丹毒、瘰疬、痈疡肿毒、急性肾炎、小便不通等。

【采制】连翘因采收时间与加工方法不同，有青翘和老翘（又名黄翘）之分：①青翘于白露前8~9天采收未成熟的青绿的果实，用沸水煮片刻或用笼蒸30分钟后，取出晒干；②老翘则于10月霜降后果实成熟，果皮变黄褐色，果实裂开时摘下，去净枝叶，除去种子，晒干。

【鉴别】连翘呈卵圆形，长1.5~2厘米，直径0.5~1.3厘米，稍扁。顶端锐尖，表面有不规则的纵皱纹及多数凸起的小斑点，两面各有1条明显的纵沟。青翘多不开裂，绿褐色，表面凸起的灰白色的小斑点较少，种子多数，细长，一侧有翅，黄绿色；老翘自尖端开裂或裂成两瓣；表面黄棕色或红棕色，内表面多为浅黄棕色，种子棕色，多已脱落。微有香气，味苦。

◆附 方◆

视网膜出血：将连翘18~21克，文火水煎，分3次食前服，治疗视网膜黄斑区出血。

呃逆：取连翘心60克，炒焦水煎服；或服药末，每次10克，每日3次。治疗呃逆（不同原因所致的）数例，均收到显效。

紫癜病：连翘18克，加水用文火煎成150毫升，分3次饭前服。忌辛辣。一般经用药2~7天，皮肤紫癜全部消退。

急性肾炎：取连翘18克，加水用文火煎至150毫升，分3次饭前服。小儿酌减。视病情需要连服5~10天，忌辣物及盐。

慢性前列腺炎：土茯苓、薏苡仁、连翘、公英、白茅根各30克，败酱草、石韦、益母草、夏枯草各15克，王不留行、荔枝核各12克，穿山甲10克，甘草6克，水煎服，每日1剂。

疖肿：蒲公英、地丁、草河车、金银花各15克，连翘10克，黄芩8克，赤芍12克，马齿苋30克，防风6克，水煎服。

口舌生疮：连翘15克，黄柏10克，甘草6克，煎水含漱。

陈 皮
CHEN PI

【别名】 橘皮、头红、广陈皮、柑皮、新会皮。

【性味】 辛、苦,温。

【来源】 为芸香科植物橘的干燥成熟果皮。主产于广东、福建、四川、浙江、湖南等地。

【形态】 小乔木,树形扩散,树冠常呈扁圆头状,一般高约3米。叶互生,叶片菱状长椭圆形,两端渐尖,两侧易向内卷,叶缘有浅锯齿;叶柄细长,翼叶不甚明显。花丛生或单生,黄白色;果实扁圆形,纵径4~5厘米,横径6~7厘米,顶部平或微凹,基部棱起,呈放射状;果面光亮,橙红色,油腺细密则平生;果皮易剥离,瓤囊10瓣左右,肾形;中心柱虚空;汁少,甜而带酸。种子扁卵圆形,外种皮灰白色,内种皮淡棕色;多胚。花期3月中旬。果熟期12月下旬。

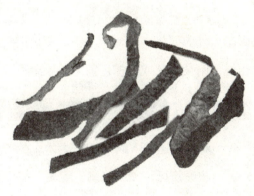

【功效】 具有理气调中、燥湿化痰的功效。主治消化不良、慢性胃肠炎、神经性呕吐、妊娠呕吐、上呼吸道炎、支气管炎、耳源性眩晕、急性乳腺炎等。

【采制】 一般于秋、冬季果实成熟后采收,剥取果皮,晒干即得。广陈皮则用刀将果皮开成3瓣或十字开成4瓣,每瓣与底部相连,将果皮内表面翻出再晒干。

【鉴别】广陈皮:系主产于广东新会、江门、四会一带陈皮。果皮常剖成3瓣或4瓣,每瓣反卷,果瓤面向外。每瓣近宽椭圆形,基部相连,间有单瓣。果皮较厚,0.1~0.2厘米,表面棕红色或橙红色,放置日久者呈棕褐色,有干皱缩纹,密布大而均匀的凹陷状油室。内表面淡黄白色,粗糙,有麻点,较疏松,有分布不均匀的筋络,对光照视可见清晰透亮排列紧密的油室孔。质柔软,富有弹性,不易折断。气清香,味甘微辛,嚼之稍有麻舌感。广陈皮系橘栽培变种茶枝柑、四会柑等的果皮加工而得。

普通陈皮:常剥成数瓣,基部相连,有的呈不规则的片状,厚0.1~0.4毫米。外表面橙红色或红棕色,有细皱纹及凹下的油室;内表面浅黄白色,粗糙,附黄白色或黄棕色筋络状维管束。

◆ **附 方** ◆

脾虚气滞:人参12克,白术、茯苓、陈皮各9克,甘草3克,水煎服。

咳嗽痰稀,胸膈胀满:半夏、陈皮各9克,茯苓12克,炙甘草5克,水煎服。

下痢烦呕:陈皮、白茯苓各25克。共研为末,水煎服,每次10克。

胃口有热,胃寒呕吐:陈皮、生姜各6克,半夏8克,水煎服。

胃口有热,呕吐咳逆,虚烦不安:人参15克,半夏30克,加姜7片,陈皮7.5克,竹茹6克,水煎服。

伤寒腹胀,阴阳不和:桔梗、半夏、陈皮各15克,姜5片,水煎服。

慢性气管炎:陈皮1.5克,槲寄生3克。放入茶杯或碗中,用开水200毫升冲泡,加盖放10分钟后服用。第1次服一半,第2次服时加等量开水再服一半,依此每日3次,1剂连冲3日,饭前、饭后服均可。

花椒

HUA JIAO

【别名】川椒、椒衣、竹椒、蜀椒、巴椒、南椒。

【性味】辛,温,有毒。

【来源】为芸香科植物青椒或花椒干燥成熟的果皮。全国大部分地区均有分布,主产于陕西、河北、山西、河南、甘肃等地。

【形态】灌木,高1~3米。树皮暗灰色,疏生平直而尖锐的刺。单数羽状复叶互生,叶轴具窄翼,具稀疏而略向上的小皮刺,小叶5~10片,卵形或卵状披针形,边缘有细小圆齿,叶脉上有时生长刺。花小,淡绿色。蓇葖果球形,熟时暗红色,表面有众多瘤状突起,嗅之有浓烈的辛香味。种子黑色,有光泽(椒目)。

【功效】具有除湿止痛、杀虫解毒的功效。现代药理研究表明,具有降压、局麻、抑制血栓形成、抑制血小板聚集、防霉、杀阴道毛滴虫的作用。用于风寒湿痹、心腹冷痛、疝痛、齿痛、肠痉挛、溃疡疼痛、胆绞痛、蛔虫病、蛲虫病、细菌性痢疾、阴痒、疮疥癣、解鱼腥毒等。

【采制】果实成熟后,割取果枝,晒干后打下果实,分开种子(椒目)及果皮(花椒),除去杂质。

醋制:取净花椒入锅用文火炒热。按每500克花椒用醋60毫升的比例,将醋洒入锅内拌炒至干,取出,放入木桶内盖好,闷 1 小时,至颜色呈老红色后取出,晒干。

【鉴别】花椒主要分为花椒、青椒两种：

花椒：系由腹面开裂或延伸至背面亦稍裂开的蓇葖果果皮,呈基部相连的 2 瓣状,形如切开的皮球,直径 4～5 毫米。表面红紫色至红棕色,极粗糙,顶端有不甚明显的柱头痕迹,基部常见有小果柄及未发育的 1～2 个离生心皮,呈小颗粒状,偶见 2 个小蓇葖果并生于小果柄尖端。果枝表面有纵皱纹。外果皮表面极皱缩,可见许多呈疣状突起的油腺,油腺直径 0.5～1 毫米,对光观察透亮；内果皮光滑、淡黄色,常由基部与外果皮分离而向内反卷。有时可见残留的黑色种子。果皮革质,具特殊的强烈香气,味麻辣而持久。

青椒：常多为 2～3 个上部离生的小蓇葖果构成,只有 1 个小蓇葖果的较少；直径 3～4 毫米,表面草绿色至黄绿色,少有暗绿色者。外果皮皱纹细,油腺呈深色点状,不甚隆起；内果皮与外果皮常由基部分离,两层果皮皆向内反卷,尤其是 3 个小蓇葖果基部合生者,反卷更明显,有的小蓇葖果中,残留有 1 粒黑色种子,光亮,卵圆形。气香,味麻辣。

【附方】

蛲虫病：花椒 50 克,加水 1000 毫升,煮沸 40～50 分钟,过滤。取滤液 25～30 毫升行保留灌肠,每日 1 次,连续 3～4 次。

蛔虫病性肠梗阻：将花椒中的杂质及椒目去除,称取 9 克后加入麻油 125 毫升,置锅内加热,再将花椒倒入熬煎至花椒微香时停火,待温取出花椒,此为 1 剂用量。用时可 1 次顿服,若 1 次服不下,可间隔 2～3 小时后继续服药。治疗期间失水显著者,给予适当补液；体温、血象明显升高者,加用适当的抗生素。

牙痛：花椒 9 克,荜拨、樟脑各 6 克。用法：上药加水 200 毫升浓煎后,置瓶中备用。以棉签蘸取药液涂患处,或棉球蘸取药液适量置于患处上下牙齿间咬紧,15～30 分钟可达止痛目的。一般 3～5 次可治愈。

支气管哮喘：椒目榨油，制成胶丸（含油量约为 15%～30%），每丸含生药 200 毫克，每次服 600～1000 毫克，日服 3 次，儿童酌减。

顽固性创面：鲜花椒叶（干品亦可）20～50 克，加清水 500 毫升，用烧杯或干净砂锅煮开，文火持续 15～20 分钟，水温自然下降至 50℃时，用棉球或纱布蘸取药液反复搽洗创面，在搽洗过程中水温保持在 40℃为佳。搽洗后待创面干洁后用无菌纱布包盖，日 3～4 次。

糖尿病并发皮肤感染：将 1000 毫升水煮沸后加入 50 克花椒再煮 10 分钟，将花椒水置入盆中，水面距患处 10 厘米，利用蒸汽熏，待水温降至 40℃时，将无菌纱布放入花椒水中蘸取冲洗患处，至分泌物清洗干净，再继续冲洗约 15 分钟，再换药覆盖无菌纱布，每天 1 次，同时配合全身应用抗生素及降糖药物治疗。

荨麻疹：干花椒皮 100 克，置于容器内，加入沸水 500 毫升，浸泡 24 小时。滤去花椒皮，留取花椒水。治疗时，以花椒水涂于患处，即可止痒，消除水肿。治疗荨麻疹收到良好的效果，对花粉过敏引起的颜面部风团效果尤佳。若在花椒水中加入适量的维生素 C，则效果更佳。

苍术

CANG ZHU

【别名】漂苍术、霜术、泡术、泡苍术、仙术、京苍术、茅术。

【性味】辛、苦，温。

【来源】为菊科植物茅苍术、北苍术的干燥根茎。茅苍术产于江苏、安徽、浙江、湖北、河南等地；北苍术产于华北、西北等地。

【形态】茅苍术：多年生草本，高达70厘米。全体光滑无毛，根茎粗肥，不整齐。茎直立，通常单一，有时上部分枝，圆形而有纵棱，下部木质化，叶互生，革质，叶3浅裂，裂片先端尖，顶端1裂片较大，基部多成楔形，无柄而略抱茎；有刺状齿。花白色，有时为红紫色，顶生头状花序基部具苞状叶1轮，与头状花序等长，羽状分裂；花期8～10月。瘦果圆筒形，果期9～10月。

北苍术：大体与茅苍术相似，主要区别为北苍术的叶片较宽，呈卵形或窄卵形，一般羽状5深裂，茎上部叶3～5羽状浅裂或不裂，头状花序较宽，总苞片5～6层；退化雄蕊先端圆，不卷曲。

【功效】具有燥湿健脾、祛风胜湿、解表散寒、明目辟秽的功效。主治胃炎、胃溃疡、胃肠神经官能症、风湿性关节炎、夜盲症等。

【采制】野生茅苍术四季均可采，以8月份所采为佳。栽培茅苍术多于秋采，北苍术春、秋季均可，均采收生长2年以上者。茅苍术采后除去泥杂，晒干除去或燎掉须根。北苍术除去泥杂后，晒至四五成干时除去须根；晒至六七成干再除去老皮；晒至全干再除至表皮黄褐色。

【鉴别】茅苍术：呈不规则连珠状或结节状圆柱形，略弯曲，偶有分枝，长3～10厘米，直径1～2厘米。表面灰棕色。有皱纹、横曲纹及残留的须根，顶端具茎痕茎基。质坚实，断面黄白色或灰白色，散有多数橙黄色或棕红色油点，习称"朱砂点"，暴露稍久，可析出白毛状结晶，习称"起霜"。香气特异，味微甘、辛、苦。

北苍术：呈疙瘩块状或结节状圆柱形，长4～9厘米，直径1～4厘米。表面棕黑色；除去外皮者黄棕色。质较疏松；折断面散生棕黄色油点，习称"雄黄点"，无白毛状结晶析出，香气较淡。

◆附 方◆

湿阻中焦，脘闷腹胀，呕恶便溏，舌苔白腻： 苍术9克，陈皮、厚朴各6克，甘草3克，生姜2片，水煎服。

风湿热痹： 苍术、黄柏、牛膝各等份，共为末。每服6～9克，日服2次。

膝胫剧痛如咬，昼轻夜重，局部发热： 制苍术15克，黄柏12克，鸡血藤9克，乳香、没药、千年健各6克，水煎服。

流泪： 苍术、菊花各10克。以300～500毫升沸水浸泡，待水温后洗眼。每日2次，连用3～5日。

足肿腿软无力，皮肤湿疹： 苍术、黄柏、牛膝各等份，研末吞服，每次15克。

黄疸型肝炎（湿重型）： 苍术、半夏、茯苓、藿香各10克，茵陈30克，猪苓、板蓝根各15克，厚朴、陈皮各6克，水煎服。

补骨脂 BU GU ZHI

【别 名】故子、破骨子、黑故子。

【性 味】苦，温。

【来 源】为豆科植物补骨脂的干燥成熟果实。主产于重庆（合川、江津）、河南、陕西、安徽等地。

【形 态】1年生草本，全体被黄白色毛及黑褐色腺点。茎直立，枝坚硬，具纵棱。叶互生，叶阔卵形或三角状卵形，叶两面均有显著的黑色腺点。花多数，密集成穗状的总状花序；花冠蝶形，淡紫色或黄色。荚果椭圆形，果皮黑色，与种子粘贴，种子1，气香而腥。花期7～8月。果期9～10月。

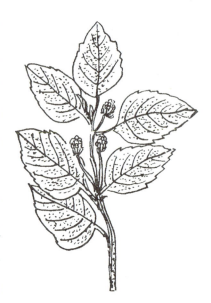

【功效】补骨脂具有温肾助阳、纳气、止泻的功效。用于阳痿遗精、遗尿尿频、腰膝冷痛、肾虚作喘、五更泄泻等；外用于治白癜风、斑秃等症。现代临床上还用于白癜风、斑秃、脚气、子宫出血、白细胞减少症、外阴白色病变等。

【采制】秋季果实成熟时，摘取果穗或割取全株，晒干，打下果实。

本品的炮制分补骨脂与盐炒补骨脂2种方法。

补骨脂：如果清洁，除去杂质后晒干；如果不洁，应先去掉杂质，洗净后晒干。

盐炒补骨脂：将补骨脂入锅炒燥至皮脱落，出锅。去净皮、灰后，再入锅炒热。按每500克补骨脂用盐10克，将盐加开水溶解，分次加入，边加边炒，至盐水干后取出，晒干或烘干。

【鉴别】补骨脂呈肾形，略扁，长3.5毫米，宽1.5～3毫米，厚约1毫米。果皮黑色或黑褐色，具细微网状皱纹。放大镜下观察，果实表面凹凸不平。有时外附绿白色膜质宿萼，上有棕色腺点。种子1枚，黄棕色，光滑，种脐位于凹侧的一端，呈突起的点状，另一端有微突起的合点。质坚硬，子叶黄白色，富油质。微有香气，味辛、微苦。

七 画

◆ 附 方 ◆

肾虚哮喘：补骨脂 12 克，核桃仁 20 克，生姜 3 片，大蒜 20 瓣，蜂蜜 50 克，水煎常服。

慢性支气管炎（虚证）：补骨脂、核桃仁各等量，共研为末，每日早、晚各冲服 15 克。

慢性腹泻：补骨脂、神曲各 15 克，白术、党参各 20 克，炮姜 10 克，炙甘草 5 克，水煎，每日 1 剂，分 3 次服。

五更泻：补骨脂、煨肉豆蔻、诃子、五味子各 10 克，吴茱萸、炮姜、升麻各 5 克，水煎，每日 1 剂，分 3 次服。

遗精：补骨脂、枸杞子、炒杜仲各 15 克，沙苑子、菟丝子各 25 克，水煎，每日 1 剂，分 3 次服。

阳痿：补骨脂、山茱萸、菟丝子、金樱子各 20 克，当归 15 克，水煎，每日 1 剂，分 3 次服。

腰痛，白癜风：补骨脂 10 克，猪肾 1 对。共煮熟，每日分 2 次，食肾喝汤。

腰痛：补骨脂、杜仲各 6 克，猪肾 1 对。前 2 味药研成细末，装入猪肾内蒸熟，每日分 2 次食之。

肾虚腰痛：补骨脂、杜仲各 20 克，肉桂 6 克，猪肾 1 对。杜仲和补骨脂用盐水炒，再与肉桂粉拌匀，共装入猪肾内，蒸熟后除去药渣，每日分 2 次食之。

滑胎：补骨脂 70 克，猪肚子 1 个。将补骨脂装入猪肚子内，煮熟，食肚喝汤，用量酌定，每日 2 次。

遗尿：补骨脂 10 克，桑螵蛸 15 克，水煎，每日 1 剂，分 3 次服。

小儿尿频，遗尿：补骨脂、山药各适量，共研为末，每次 2 克，每日 1 剂，每日 3 次，开水送服。

鸡眼： 补骨脂10克，75%的酒精30克。将补骨脂捣碎，置酒精中浸泡15日后，取药液涂患处，每日数次。

白癜风： ①补骨脂、远志各30克。共捣碎，置200毫升白酒内浸泡7日后，取药液涂搽患处，每日3次。②补骨脂、山栀子各30克，白芷9克。共捣碎，置150毫升75%的酒精内浸泡7日后，取药液涂搽患处，每日3搽，搽药后将患处置于太阳下晒10～20分钟。

白癜风，油风： 补骨脂、何首乌各30克。共捣碎，置150克75%的酒精内浸泡7日后，取药液涂搽患处，每日3次。

油风，脱发： 补骨脂、白蒺藜各30克，骨碎补20克，川芎、羌活各10克，白酒500毫升。将上药置白酒内浸泡7日后，取药酒涂患处，每日数次。

肾虚耳鸣，老年性耳鸣： 补骨脂、核桃仁各12克，路路通20克。共用水煎熬，每日分2次服汤、食核桃仁。

须发早白： 补骨脂、生姜各50克，骨碎补60克，花椒100克，白酒1000毫升。将前4味药共浸泡入白酒中，10日后取药酒涂搽头部，连用30天。

何首乌

HE SHOU WU

【别名】
首乌、地精、夜合、赤葛、夜交藤。

【性味】
苦、甘涩，微温。

【来源】为蓼科植物何首乌的干燥块根。主产于广东、广西、河南、安徽、贵州等地，其他地方亦有少量生产。

七 画

【形 态】 多年生缠绕草本。根细长，末端成肥大的块根，外表红褐色至暗褐色。茎基部略呈木质，中空。叶互生，具长柄，叶片狭卵形或心形，先端渐尖，基部心形或箭形，全缘或微带波状，两面均光滑无毛。托叶膜质，鞘状，褐色，抱茎。10月开花，花小，多数，密聚成大型圆锥花序，小花梗具节，基部具膜质苞片；花被绿白色，花瓣状，5裂，外面3片的背部有翅；11月结果，瘦果椭圆形，有3棱，黑色光亮，外包宿存花被，花被成明显的3翅，成熟时褐色。根茎入药。栽后3～4年春、秋季挖。秋季割茎藤，切段，晒干或烘干，即为"夜交藤"。把何首乌放盒内，用煎好的黑豆汁与黄酒加入拌匀，隔水蒸焖，使内部成棕褐色，晒干即为"制首乌"。

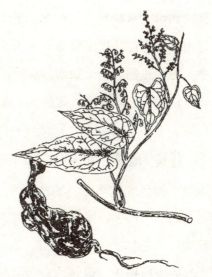

【功 效】 何首乌生、熟异性异功，生者具有解毒、消痈、润肠通便的功效，用于瘰疬疮痈、风疹瘙痒、肠燥便秘等症；制者具有补肝肾、益精血、乌须发、强筋骨的功效，用于血虚萎黄、眩晕耳鸣、须发早白、腰膝酸软、肢体麻木、崩漏带下、久疟体虚等症。现代临床上还用于高脂血症、精神分裂症、百日咳、烧神经挫伤、皮肤赘疣、斑秃、再生障碍性贫血等。

【采 制】 野生何首乌全年均采；栽培品则于种植后2～4年秋季叶落前或春季萌芽前采挖，先割去地上部分，挖出块根，洗净，晒干或烘干，亦可对半剖开或切厚片再晒干或烘干。广东则多将鲜首乌切片，蒸后晒干。

生首乌：将收购到的首乌洗净泥沙后，用清水冲洗。倒掉污水，再放入清水，加入首乌浸泡2～3小时，约八成透，取出后趁湿再润一下，直至润透。切1厘米长之大方块，晒干或烘干，筛去灰屑，除去腐黑片块。

制首乌：先将首乌洗净泥沙，取出后，再用清水冲洗。然后将首乌放入锅内加水煮至膨胀、柔软后取出，晾干水分。用片刀切成1.5厘米长的片。每100千克首乌片用黑黄豆5千克，与黄酒或白酒拌均匀，一同放入锅内再煮。边煮边翻动，边加水、加火。至首乌煮成外呈黑色，内呈老黄色后，再盖好锅盖，去掉明火，趁热焖2小时。取出，晒干或烘干，筛去黑豆和灰屑即成。

【鉴别】呈纺锤形或者团块形，一般长5~15厘米，直径4~10厘米。表面红棕色或红褐色，凹凸不平，有纵沟和皱纹。顶端有根残痕。质坚实，难折断。药品多以横切成1~4厘米的块片，切面淡黄棕色或红棕色，显云朵状花纹（习称"云锦花纹"），由中央1个较大的中心柱外围数个类圆形的异形维管束所构成，束间均有凹陷环纹相隔，显粉性。年久的野生品，断面棕红色有1明显的木心。气微弱，味苦涩。以质坚实、显粉性、切面淡黄棕色、有云锦花纹者为佳。

附 方

精神病：鲜何首乌、鲜夜交藤各9.4克，大枣2~6枚。每日1剂，水煎服。

百日咳：制何首乌6~12克，甘草1.5~3克。每日1剂，水煎服。

乌发：制何首乌、熟地黄各30克，当归15克，白酒1000毫升。浸泡7天后服，每日1~2小杯。

桡神经挫伤：制何首乌30克，水煎，早、晚各服1次，1个月为1个疗程。

胃脘痛：制何首乌、南沙参各30克，小茴香10克，猪肚1个。将前3味药用纱布包好，装入猪肚内，炖熟，去药渣，食肚并喝汤，用量酌定。

津伤便秘：鲜何首乌、鲜生地黄、鲜沙参各30克，水煎服。

七 画

高血压： 制何首乌、山楂、紫丹参各100克，决明子50克，共研为粗末，1次取30~50克，水煎，代茶饮。

乳糜尿： 制首乌20克，炒白芍12克，鲜萹蓄、白糖、红糖各30克，水煎，每日1剂，分3次服。

遗精，腰膝酸软： 制何首乌20克，牛膝、菟丝子、补骨脂、枸杞子各15克，水煎，每日1剂，分3次服，连服1周。

贫血： 制何首乌50克，鲜猪肉300克，共炖熟，每日分2次食肉喝汤。

再生障碍性贫血： 制何首乌、菟丝子、党参各15克，生地黄、熟地黄、当归、肉苁蓉、阿胶（烊化服）、黄芪、枸杞子、补骨脂各9克，肉桂、甘草各3克，水煎，每日1剂，分2~3次服。

头痛： 制何首乌、菊花各6克，黑豆适量，共用水煎熟，食豆并服药汁。

闭经： 制何首乌60克，三棱、莪术各9克，水煎服。

颈痛： 生何首乌60克，茄子蒂14个，赤芍20克，水煎服。

瘰疬，如已破溃，可再用本膏外涂患处： 生何首乌50克，夏枯草150克，共煎煮取汁，熬制成膏，每次服2.5克，每日2次。

油风，白发： 生何首乌30克，黑豆60克，生地黄15克，将上药焙焦，共研为细末，每日早、晚各用开水送服3克。

外伤出血： 制何首乌60克，研为细末，撒于患处。

脱发： 生何首乌、旱莲草、女贞子、生地黄各30克，水煎，每日1剂，分3次服。

须发早白： 制何首乌、女贞子、旱莲草、熟地黄各10克，水煎，每日1剂，分3次服，连服15剂。

健身延年，肾虚腰腿酸痛乏力：制何首乌6克，黑豆30克。何首乌水煎取汁50毫升，黑豆泡胀煮1小时后加入首乌汁再煮30分钟，加食盐、猪油调味，1次食完。每日1次。

高脂血症，冠心病，老人体虚便秘：制何首乌6克，泡开水代茶饮，味淡为止，每日1~2次。

体虚血虚，面色苍白或萎黄：制何首乌20克，大枣10枚（去核），鸡蛋2个，加水同煮，蛋熟后取出，去壳后再煮至水1碗，饮汤食蛋，常服。

气血不足，面色萎黄，四肢疼痛，脚软无力，身体消瘦：制何首乌15克，大米30~60克。先煮首乌至烂，去渣取汁煮粥食。

芫 花

YUAN HUA

【别　名】
杜芫、毒鱼草、头痛花、野丁香花、地棉花。

【性　味】
辛、苦，温，有毒。

【来　源】为瑞香科植物芫花的干燥花蕾。主产于陕西、山西、安徽、甘肃、内蒙古、四川、山东、江苏、浙江等地。

【形　态】落叶灌木，高可达1米左右。茎细长而直立，幼时有绢状短柔毛。叶通常对生，偶为互生，椭圆形至长椭圆形，略为革质，全缘，先端尖，幼时两面疏生绢状细柔毛，脉上较密，老时上面渐脱落；叶柄短，密布短柔毛。花先叶开放，淡紫色，通常于枝顶叶腋，3~7朵簇生；花两性，无花瓣；萼圆筒形而细，密被绢状短柔毛，先端4裂，裂片卵形；雄蕊8，着生

七 画

于萼筒上，不具花丝；雌蕊1，子房上位，1室，花柱极短或缺乏，柱头头状。核果革质，白色。种子1粒，黑色。花期3～4月。果期5月。

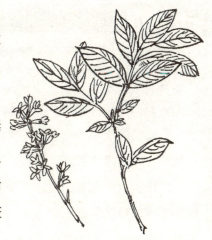

【功效】具有逐水涤痰、清热解毒的功效。现代药理研究表明，具有利尿、兴奋子宫平滑肌、增强膀胱逼尿肌收缩活动、增强胆囊平滑肌运动、提高细胞免疫功能、镇痛等作用。用于痰饮癖积、咳喘、水肿、心腹癥结胀满、食物中毒、痈肿、疟疾、急性乳腺炎、传染性肝炎等。

【采制】芫花多于春季当花未开放前采收，将花采下后去净杂质，摊于席上，于烈日下晒干或烘干。

炮制分生用、醋炒、蜜炒、酒炒4种方法。

生用： 拣去本品梗叶，筛尽灰屑，除去虫串，用清水稍加冲洗后取出，晒干。

醋炒： 取生用芫花入锅炒热，按每500克芫花用醋125毫升或160毫升的比例，拌炒至干。取出，冷却。

蜜炒： 将生芫花入锅炒热，按每500克芫花用蜂蜜50克比例，将蜜加热，溶解后与芫花拌炒，至干为止。取出，冷至不粘手后入药。

酒炒： 先将芫花入锅炒热，按500克芫花用白酒20～25毫升拌炒均匀，至酒干为止，取出冷却。

【鉴别】正品芫花又名"紫芫花"和"南芫花"。通常3～6朵簇生于一短柄上，其基部有小苞片1～2枚；脱落的单个花蕾，略呈棒槌状。花被筒稍弯曲，长1～1.5厘米，淡紫色，密被短柔毛，上端4裂；剖开，可见雄蕊8枚，分2轮着生于花被筒中部和上部，不具花丝；雌蕊1枚，花柱极短，柱头头状。质柔韧。气微香，味微辛。久嗅能致人头痛。

附方

传染性肝炎： ①水浸芫花膏片（每片含干浸膏 0.35 克），成人每服 5 片，每日 3 次。②脱脂醇浸膏片（含量同上），成人每次 2 片，日服 3 次。③黄芫花柄片（每片含黄酮 50 毫克），每次 2 片，日服 3 次。对急、慢性肝炎有促使谷丙转氨酶值趋于正常和自觉症状改善的作用，特别对转氨酶持续不降的病例，用药一定时间后可恢复正常。

牙痛： 取芫花根二层皮（鲜）250 克，用开水 250 毫升浸泡 3～5 天。用时将棉球蘸药液放患牙上 3～5 分钟，治疗牙痛。另有报道，用棉签蘸本品（用新鲜芫花根二层皮 500 克，洗净砸碎，倒入滚开水 600 毫升，可加少许白酒，3～5 日后可用）涂于患牙上 3～5 分钟（药液不可咽下），可治疗牙痛。

精神病： 用黄芫花花蕾及叶治疗精神病（精神分裂症、神经官能症、癫痫等），取黄芫花花蕾及叶晒干研粉，过筛备用。成人每日 2～4 克，连服 3～7 日，即可见效。如不见效，休息几天，再服 1 疗程。凡发热、体弱、消化道疾患以及孕妇均忌服。

急性乳腺炎： 将芫花新鲜根洗净，刮去外表栓皮，剔去中心木质部，剩下第 2 层皮切碎捣烂，搓成小团，塞于鼻孔内。约 20 分钟即有热辣感，过 5 分钟取出。也可制成 100% 的浸液，用棉球蘸药后塞鼻，产生热辣感的时间比鲜药长（约 60 分钟），但疗效不够稳定。初期乳腺炎疗效较好。孕妇忌用。

冻疮： 取芫花 6 克，红花 3 克，浸入 75% 的酒精 100 毫升内 1～2 周后，过滤去渣备用。用时，取此药液外搽患处。治疗和预防手、足、耳冻疮，有红肿、胀痛、痒甚者，一般在 2～3 日均获全部治愈。另用芫花、甘草各 10 克，先加水 2000 毫升煎煮甘草 5 分钟后加芫花继续煎煮 5 分钟，晾至温 40℃ 左右时，浸洗冻疮部位，每次 20～30 分钟，日 2～3 次，3 剂为 1 疗程。

引产：取芫花根 9～10 厘米长，刮去粗皮，用清水洗净，尾部扎一根线，高压消毒。然后将外阴及宫颈口常规消毒，将消毒好的芫花根皮 1 支插入宫颈口内，将线留在外阴部。一般在 12 小时取出，留在宫腔不超过 24 小时，一般在 1～5 日排出胎儿。本方适用于 3～6 月宫内妊娠引产。副作用：少数有畏寒、发热等反应，可用退热镇痛药。胎儿引出后，胎盘未完全剥离而致出血者，行刮宫止血。

鼻炎：取芫花根 30 克，切碎，加入 75% 的酒精 100 毫升，浸泡 2 周，过滤备用。用时，以黄豆大小干棉球浸吸芫花酊 2～3 滴，外面再用消毒棉花包裹，塞在下鼻甲与鼻中隔之间，副鼻窦炎可以塞在中鼻道。每日 1 次，每次 1～2 小时，5 次为 1 疗程。

伸筋草
SHEN JIN CAO

【别名】大伸筋、马尾伸筋、石松、过山龙、筋骨草。

【性味】苦、辛，温。

【来源】为石松科植物石松的干燥带根全草。各地均产，但以南方各省较多，主产于浙江、湖北、江苏等地。

【形态】多年生草本。匍匐茎蔓生，分枝有叶疏生。直立茎高 15～30 厘米，分枝；营养枝多回分枝，密生叶，叶针形，先端有易脱落的芒状长尾；孢子枝从第 2、第 3 年营养枝上长出，远高出营养枝，叶疏生；孢子囊穗，有柄，通常 2～6 个生于孢子枝的上部；孢子叶卵状三角形，先端急尖而具尖尾，边缘有不规则的锯齿，孢子囊肾形，淡黄褐色，孢子同形。七八月间孢子成熟。

【功 效】 具有祛风散寒、除湿消肿、舒筋活血的功效。主治风湿性关节炎、小儿麻痹后遗症、关节酸痛、屈伸不利等。

【采 制】 夏季采收，连根拔起，去净泥土、杂质，用水反复冲洗，捞出晾干水分。根部切成薄片，须根切筒片。晒干或烘干，筛尽灰屑，即可生用。如用酒炒时，取伸筋草入锅先炒热，然后按每500克伸筋草用酒20毫升的比例，将酒洒入拌炒，至酒干取出，冷却后入药。

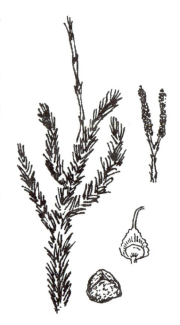

【鉴 别】 根茎细长而弯曲，黄色或黄绿色，长30～120厘米。径粗1～3毫米，质柔韧，不易折断，断面近白色，内有1黄白色木心，常可见近直角生出的黄白色细根，外皮常脱落。茎二歧式分枝，形似根茎。鳞叶常皱而弯曲，密生于根茎及茎上，线形或线状披针形，长3～5毫米，宽0.3～0.5毫米，黄绿色或黄色，无毛，略有光泽。叶端渐尖。呈芒状全缘，叶脉不明显。质薄，易碎。气无，味淡。伸筋草以色绿、身干、无泥杂、无碎者为佳。

◆ 附 方

风湿痹证，关节酸痛，屈伸不利：伸筋草、威灵仙、五加皮各10克，桑枝6克，水煎服。

风寒湿痹：桂枝、透骨草、伸筋草、苏木各30克，水煎，外洗关节痛处。

筋络不舒：伸筋草、藤杜仲、穿破石、牛尾菜各30克，牛膝15克，猪脚1只，共煲服，药渣水煎洗患处。

跌打损伤肿痛：鲜伸筋草、鲜酢浆草、鲜徐长卿各适量，共捣烂，加白酒少许炒热敷患处。

腓肠肌痉挛（脚转筋）：伸筋草30克，牛膝10克，水煎服，每日1剂，连服2~3天。

风湿痛：伸筋草、杜仲各30克，千斤拔60克，海风藤、假蒌各15克，水煎服。

小儿夏季汗疹：石松子（伸筋草的孢子）、滑石粉各等量，共混合研匀，干撒患处，每日2~3次。

肺结核咳嗽：伸筋草、枇杷叶、紫金牛各10克，水煎服。

脓疱疮溃烂：伸筋草60克，吴茱萸6克，水煎洗患处。

带状疱疹：①伸筋草焙干，研细粉，麻油调成糊状，敷患处。②伸筋草焙干，研细粉，茶油调敷患处，另用灯芯草1条，浸油点火，在疮的末端周围灸5点，以防止疮继续发展。

谷精草 GU JING CAO

【别名】 白星草、文星草、流星草、珍珠草、天星草、佛顶珠。

【性味】 辛、甘，平。

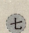**【来源】** 为谷精草科植物谷精草的带花茎的花序。主产于江苏、浙江、四川等地。

【形态】 1年生草本。叶簇生，线状披针形，先端稍钝，无毛。花茎多

七 画

数，簇生，长可达25厘米，鞘部筒状，上部斜裂；头状花序半球形，总苞片倒卵形，苞片膜质，楔形，于背面的上部及边缘密生白色棍状短毛；花单性，生于苞片腋内，雌雄花生于同一花序上，有短花梗；雄花少数，生于花序中央，萼片合成佛焰苞状，倒卵形，侧方开裂，先端3浅裂，边缘有短毛；雄蕊6个，花药圆形，黑色；雌花多数，生于花序周围，几无花梗，花瓣3个，离生，匙状倒披针形，上方的内面有黑色腺体1枚，质厚；子房3室，各室具1个胚珠，柱头3裂。蒴果3裂。花、果期6～11月。8～9月采花茎，晒干备用。

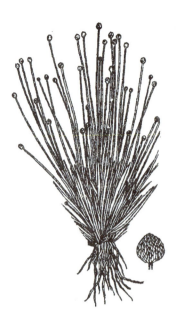

【功 效】具有疏散风热、明目、退翳的功效。主治结膜炎、角膜炎、视神经萎缩等。

【采 制】秋季采收最佳，将花序连同花茎拔出，鲜用或晒干备用。

【鉴 别】谷精草为头状花序，呈半球形，直径4～5毫米；底部有苞片层层紧密排列，苞片淡黄绿色，有光泽，上部边缘密生白色短毛；花序顶部灰白色。揉碎花序，可见多数黑色花药及细小黄绿色未成熟果实。花茎纤细，长短不一，直径小于1毫米，淡黄绿色，有数条扭曲棱线。

◆ 附 方 ◆

结膜炎，角膜炎，风热头痛：谷精草9克，荆芥穗、玄参、牛蒡子各6克，水煎服。

夜盲症：谷精草、苍术各15克，夜明砂9克，猪肝200克，同煮熟，空腹吃肝喝汤。

眼赤肿痛：谷精草15克，白芍10克，水煎服。

头痛，风热感冒：防风8克，谷精草、赤芍、牡丹皮、丹参、地骨皮、熟地、山药、玉竹各10克，生黄芪、菟丝子、鸡血藤各15克，水煎服。

斑疮入目，内生翳障：白菊花、绿豆皮、谷精草各等份，研末，每次5克，干柿1个，米泔1杯，同煎，候水干吃柿。

急性角膜炎：决明子15克，菊花、谷精草、荆芥各9克，黄连6克，木通12克，水煎服。

目翳，雀盲：谷精草、枸杞子各10克，菟丝子15克，五味子8克，水煎服。

芡 实

QIAN SHI

别名
刀芡实、苏实、苏芡实、芡实米、鸡头米、鸡头实。

性味
甘，平。

来源 为睡莲科植物芡的干燥种仁。主产于山东、江苏、湖南、湖北、四川等地。

形态 1年生水生草本。具有白色须根及不明显的茎。初生叶沉水，箭形；后生叶浮于水面，圆形，直径65~130厘米，正面多皱纹，反面紫色，两面均有刺；叶柄生叶底中央。花鲜紫红色，在水面平放，日开夜合。浆果带刺，如鸡头状。种子球形，黑色，坚硬，内含白色粉质胚乳。

功效 具有益肾固精、补脾止泻、祛湿止带的功效。主要用于梦遗滑精、遗尿尿频、脾虚久泻、白浊、带下等。为较理想的滋养收涩之药。现代临床上还用于糖尿病。

【采制】芡实采收季节为白露至霜降期间,见种皮呈红褐色时采收。南方分多次采收,而四川及北方地区均1次采收(分次采收者质佳,1次采收者,大小不匀且加工时易碎)。采下果实,可堆集沤烂果肉及假种皮,然后放入清水中淘洗干净,捞出种子晒干。常用机器脱去硬壳,取出种仁;亦可将干种子用开水泡软外种皮,再快刀切削,取出种仁晒干(机器脱壳法工效快,适于量大加工,但碎仁较多;手工法工效低,但成品规格高,适于少量加工)。

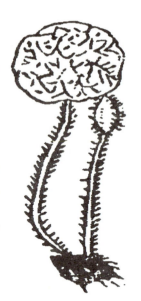

【鉴别】芡实呈类球形,有的破碎成小块。完整者直径5~8毫米;表面有棕红色内种皮,一端黄白色,约占全体的1/3,有凹点状的种脐痕,除去内种皮显白色,质较硬,断面呈白色,粉性。无臭,味淡。芡实商品均以颗粒完整,饱满均匀,断面色白粉性足、无碎屑、泥杂,身干不蛀者为佳。并以南芡实(圆芡)为佳。

◆ 附 方 ◆

梦遗,遗精:芡实、山药各30克,莲子15克,茯神6克,枣仁9克,党参3克,水煎,每日1剂,分3次服。

白带异常:芡实、莲子、葵花茎心各30克,韭菜根35克,冬瓜子20克,水煎,每日1剂,分3次服。

遗精,滑精:芡实、枸杞子各20克,补骨脂、韭菜子各15克,牡蛎40克(先煎),水煎,每日1剂,分3次服。

遗精:芡实30克,莲子15克,水煎,每日1剂,分3次服。

糖尿病:芡实30克,猪胰1个,共用水炖熟,每日分2次食药喝汤。

黄带：炒芡实、炒山药各30克，黄柏、车前草各6克（纱布包煎），白果6枚。每日1剂，水煎分3次服。

白带过多：芡实、莲肉各30克，炒艾叶15克。每日1剂，水煎分3次服，连服3～5剂。

赤白带下：芡实、白果、山药各15克，车前草10克（纱布包煎）。共水煎，取汁，每日分3次服。

小儿脾虚泄泻：芡实、炮穿山甲各15克，神曲、焦山楂、莲子肉各20克，黑白丑、玉米各10克，炒白扁豆30克。共研细末，每次5克，每日3次，开水送服。

肾虚，小便不利，尿液混浊：芡实15克，茯苓10克，大米（捣碎）30克。先将芡实和茯苓加水煮至软烂，再加入淘净的大米煮粥食。常服能强健身体，强意志，聪明耳目。

脾虚食少，乏力，便溏，消瘦：芡实、山药、茯苓、白术、莲肉、苡仁、白扁豆各30克，人参8克，米粉500克。诸药研粉与米粉合匀，开水调服，加糖调味，每次6克，每日2～3次。

鸡矢藤

JI SHI TENG

【别名】 鸡屎藤、牛皮冻、解暑藤、皆治藤、清风藤。

【性味】 甘、酸，平。

【来源】 为茜草科植物鸡矢藤的干燥藤或全草。分布于山东、长江中下游及以南各省。

七 画

【形 态】 多年生草质藤本，长2~3米。基部木质化，茎缠攀缘，全株密被灰色茸毛，茎、叶、果揉碎有鸡屎臭。叶对生，有柄，叶片长椭圆状披针形，近蜡质。夏、秋开花，圆锥状聚伞花生于叶腋或枝顶，花淡紫色。浆果球形，淡黄色。

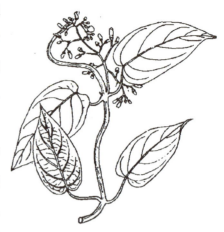

【功 效】 具有祛风活血、消食导滞、清热解毒的功效。现代药理研究表明，具有镇痛、降压、抑菌、抗炎作用。用于风湿痹痛、跌打损伤、食少、小儿疳积、腹泻、痢疾、肝脾肿大、瘰疬、肠痈、无名肿毒、农药中毒等。

【采 制】 夏、秋季采收为佳，洗净，鲜用或晒干备用，根趁鲜切片备用。

◆ 附 方 ◆

电光性结膜炎： 将鸡矢藤全草制成滴眼液滴眼，每日数次，每次1~2滴。治疗100例，滴后5分钟疼痛即减轻，继续每小时滴1次，全部病例眼痛、羞明等症状均于次日消失，结膜充血亦明显减轻至消失。

神经性皮炎等皮肤病： 将鸡矢藤叶或嫩芽搽患处，每次5分钟，每日2~3次。治愈时间短者2~3日，长者2~3月，一般7日左右。

溃疡性结肠炎： 用鸡矢藤汤加减。鲜鸡矢藤100克，薏苡仁20克，砂仁5克，茯苓、红枣各15克，甘草10克。随症加减，大便出血多加地榆15克，槐花10克，仙鹤草30克；腹痛腹胀明显加枳壳、大腹皮、广木香各10克；里急后重明显加槟榔、木香、枳实各10克；湿重苔腻加苍术6克，川朴10克；纳谷不香加沉香曲、山楂各15克；气虚乏力加党参20克，焦白术10克，淮山药20克。用法：水煎服，每日1剂，以2周为1疗程。

慢性气管炎：鸡矢藤、薄荷、猪小肠各30克，水煎服，连服5~7日为1疗程。

小儿疳积：鸡矢藤叶60克，研细粉，大米适量，炒黄研细粉，共拌匀，水煮成糊，食下。

有机磷农药中毒：①鸡矢藤100克，绿豆30克，水煎成3大杯，先服1大杯，每隔2~3小时服1次，服药后有呕吐或腹泻反应。②鸡矢藤90克，绿豆30克，水煎成2000毫升，先服700毫升，2小时后再服1次。服药后可发生呕吐或腹泻反应。

疳积：鸡矢藤根15克，猪小肚（膀胱）1个，水炖服。

疖肿，蜂窝组织炎：鸡矢藤100克，地锦草50克，95%酒精500毫升。鸡矢藤和地锦草研末，浸泡于酒精中，24小时后过滤。将纱布浸湿后，持续湿敷患处。

跌打损伤：鸡矢藤全草（连根）30克，酒、水各半煎服。

偏头痛，眉棱骨痛：鸡矢藤、夏枯草各15克，臭牡丹、路路通各10克，六月雪20克，水煎，分2次服。

鸡血藤

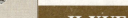

【别名】
小活血、狐狸藤、血凤藤、蜜花豆、白花油麻藤。

【性味】
苦、甘，温，无毒。

【来源】为豆科植物密花豆、白花油麻藤、香花岩豆藤或亮叶岩豆藤的干燥藤茎。主产于湖南、湖北、江西、贵州、云南、四川、广东、广西等地。

七 画

【形态】密花豆为攀缘灌木。茎无毛。小叶3片，阔椭圆形，先端锐尖，基部圆形或近心形，上面疏被短硬毛，下面沿脉疏被短硬毛，脉腋间有细毛。花多数，排列成大型圆锥花序；萼筒状，两面被白色短硬毛，萼齿5个，三角形，上面2齿近合生；花冠蝶形，白色；花药2型，5个大，5个稍大；子房密被白色短硬毛。荚果刀状，被绒毛，有网脉，沿腹缝线增厚，仅顶部有1个种子。

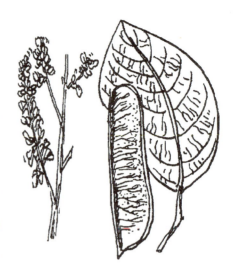

【功效】具有补血行血、舒筋活络的功效。现代药理研究表明，具有抑制心脏、降血压、促进活血、抗癌作用。用于血虚、月经不调、闭经、腰膝酸痛、风湿痹痛、四肢麻木、瘫痪等。

【采制】9～10月份采割全藤，截成长约30厘米的段，或劈成木屑片，晒干即成。炮制时用清水洗净本品后，放入缸内加水浸泡2～4小时后取出。润透，放入蒸锅中，蒸至上大气，体变软，取出。趁热切成3厘米左右长、半厘米厚的斜片。晒干，筛去灰屑。在润的过程中，底层要垫上湿布或草席，上面再盖1层较厚的湿布，勤淋水，勤翻动，使之均匀湿润。

【鉴别】鸡血藤呈扁圆柱形，略弯曲，直径3～5厘米，厚2～3厘米，表面灰棕色，表皮脱落处呈红褐色，有明显的纵沟及小型点状皮孔。横切面可见小形的髓偏向一侧，木质部淡红色，导管呈孔洞状不规则排列，韧皮部有树脂状分泌物流出，呈红褐色或黑棕色，二者相间排列成偏心状半圆环5～7个，质坚实，难折断，断面呈不整齐的裂片状。气微，味涩。鸡血藤以中等粗细如竹竿、略有纵棱、质硬、色棕红、刀切处有红黑色汁痕为佳。以云南产品为佳。

七 画

◆ 附 方

闭经：取鸡血藤糖浆10～30毫升，日服3次，疗程1～4周。一般于服药后7～20天通经。

白血病：取鸡血藤50克，水煎服，每日1剂，半年为1疗程。需1～2疗程有效。

慢性阑尾炎：鸡血藤60克，水煎2次，合并煎煮液分2次服，每日1次。鸡血藤治疗慢性阑尾炎，屡获佳效。

重症肌无力：取鸡血藤500克，以文火水煎2次，第1次煎50分钟，第2次煎30分钟，2次共滤出约2000～2500毫升药液，代茶频服，半年后，肌力基本恢复正常。

小儿鱼鳞病：鸡血藤煎汁加蜂蜜调喂，忌用强碱性肥皂洗澡，以免加重皮肤干燥。

放化疗引起的白细胞减少症：鸡血藤300克，加水1500毫升，文火煎至600毫升。用法每次服50毫升，每日4次，10日为1疗程。

神经性皮炎：秋季取刚采集的鸡血藤叶搽患处，每次5分钟，每日3次，一般2～3日即愈。无不良反应。

白细胞减少症：黄芪30克，鸡血藤、大枣各30～60克，女贞子、丹参各12克，黄精15克，水煎服。

放射线引起的白细胞减少症：鸡血藤30克，水煎服；或配伍阿胶、炙甘草各10克，熟地黄、黄芪各20克，制首乌15克，党参12克。

月经不调：鸡血藤、土党参、金樱子各30克，砂仁10克，生姜3片，马鞭草15克，水煎服。

风湿痛：鸡血藤、当归藤各30克，海风藤、五加皮、走马胎各15克，水煎服。

鸡内金

JI NEI JIN

【别名】内金、化石胆、鸡肫皮、鸡胗皮、鸡筋。

【性味】甘，平。

【来源】为雉科动物家鸡的干燥沙囊内壁。全国各地均产。

【形态】家禽。嘴短而坚，略呈圆锥形，上嘴稍弯曲。鼻孔裂状，被有鳞状瓣。眼有瞬膜。头上有肉冠，喉部两侧有肉垂，通常呈褐红色；肉冠以雄者为高大，雌者低小；肉垂亦以雄者为大。翼短；羽毛雌、雄不同，雄者羽毛较美，有长而鲜丽的尾羽；雌者尾羽甚短。足健壮、跗、跖及趾均被有鳞板；趾4，前3趾，后1趾，后短小，位略高。雄者跗跖部后方有距。家鸡因饲养杂交的关系，故品种繁多，形体大小及毛色不一。食物主要为植物的种子、果实及昆虫等。雄鸡善啼。

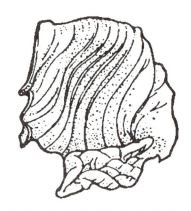

【功效】具有健胃消食、涩精止遗的功效。主要用于食积不消、呕吐泻痢、小儿疳积、遗尿、遗精等症。本品微炒研末吞服，疗效较入煎剂为好。鸭的胃内膜性能与鸡相似，可代鸡内金用。现代临床上还用于胃癌、食管癌，可增加食欲，改善症状。也用于肝硬化配方、胆囊炎、胆囊、胆管结石、尿道结石、肾结石等。

【采制】全年皆可收集，杀鸡后取出鸡肫（鸡胃），用小刀剖开（不要先用水洗，以免难剥离而将其撕碎），趁热将其内壁剥下，尽量使其完整，洗

七 画

净晒干即可。

炒用：取油砂入锅炒热，再加入本品拌炒。炒至由深黄色变成淡黄色，发泡后取出，筛去砂，冷后捣碎。炭用时，将本品在火上烧至存性，研末后用。

【鉴别】呈不规则的囊形壳状或卷片状，完整者长约5厘米、宽约3厘米、厚约2毫米。表面黄色、黄绿色或黄褐色，薄而半透明，具明显的条状波浪式皱纹。质脆，易碎，断面角质样，有光泽。气微腥，味微苦。以干燥完整、大个色黄者为佳。

◆ 附 方 ◆

小儿疳积：①鸡内金6克（炒或制），分3次研末冲服或兑入饭中服，每日1剂。②炒鸡内金15克，大黄6克，共研为细末，与适量麦面粉调匀，烙制成饼，不拘时食之。③鸡内金20个，车前草120克（炒），共研为末，用甜酒调食。

小儿积滞：炒鸡内金50克，枳实、白术各15克，共研为细末，每次3～5克，每日2～3次，开水送服。

消化不良：鸡内金、白术、山楂各30克，共研为细末，每次6克，每日2次，开水送服。

小儿食积腹满：制鸡内金适量，研为细末，和乳服之。

反胃食入即吐，上气：鸡内金适量，烧成炭，酒对服。

胃脘痛（食滞型）：鸡内金20克，将其焙黄或制过，研为细末，每次3～5克，每日3次，饭后服。

胃脘痛：鸡内金、乌贼骨、檵木叶、白及粉各50克。将前3味药分别炒黄，再与白及共研为细末，每次10～15克，每日3次，凉开水冲服。

肝硬化：鸡内金60克，核桃仁150克，陈皮、青皮各120克，共研为细末，炼蜜为丸，每丸重9克，每次1丸，每日2次，开水冲服。

七 画

水肿： 鸡内金15克，黄芪20克，陈皮10克，糯米50克，共用水煮熟成粥，每日分2次，食粥。

胆囊炎： 鸡内金、黄芩、郁金各30克，猪苦胆（含汁）5个。将前3味药共研为细粉，用猪胆汁调匀，每次服3~6克，每日3次。

胆囊，胆管结石： 鸡内金12克，金钱草、海金沙、茵陈蒿各30克，水煎，每日1剂，分2~3次服。

尿道结石： 鸡内金、红花各10克，金钱草、石韦各30克，木通、海金沙、川楝子各15克，桃仁3克，水煎，分2~3次服，每日1剂。

肾结石： 鸡内金10克，王不留行8克。共研为细末，每次10克，每日1次，用金钱草20克，煎汤冲服。

尿路结石： 鸡内金、玄明粉各18克，共研为细末，每次6克，每日2次，开水冲服。

遗精： ①鸡内金、五味子各50克，共研为细末，每次5克，每日3次，开水冲服。②鸡内金10克，研为细末，每次3克，每日2次，黄酒冲服。

贫血： 鸡内金、黑矾、桃仁、黑豆、大枣、蜂蜜、山羊血、黄蜡各30克。先将黑矾煅透，再与诸药共研为末，水泛为丸，如黑豆大，每次10粒，每日2次，开水冲服。

呕吐： 鸡内金3克（炒焦），生姜5克，共研为细末，生姜用沸水冲泡，取汁，送服鸡内金。

遗尿： 鸡内金5克，葛根15克。先将鸡内金焙干，研为细末，每日2次用葛根汤服。

诸骨梗咽： 鸡内金6克，炒焦，研为细末，分2次吞服。

手疮已溃，久不愈合： 鸡内金30克，铅丹3克，冰片2克，共研为细末，外撒疮面。

扁桃体炎：鸡内金6克，冰片3克。先将鸡内金炒焦，再同冰片共研为细粉，取少许吹患处，每日3~4次。

牙龈炎，口腔炎：鸡内金10克，青黛、冰片各3克，共研为细粉，撒患处。

鸡冠花

JI GUAN HUA

【别名】鸡髻花、鸡公花、鸡冠苋。

【性味】甘，凉。

【来源】为苋科植物鸡冠花的干燥花序。全国大部分地区有产。

【形态】1年生草本，高50~90厘米，全体无毛。茎直立，粗壮。单叶互生，长椭圆形至卵状披针形，先端渐尖，全缘，基部渐狭而成叶柄。7~9月开花。穗状花序多变异，生于茎的先端或分枝的末端，常呈鸡冠状，色有紫、红、淡红、黄或杂色；花密生，每花有3苞片；花被5，广披针形，干膜质，透明。9~10月结果，胞果成熟时横裂，内有黑色细小种子2至数粒。

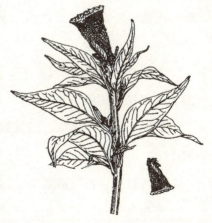

【功效】具有凉血、止血、止带、止痢的功效。主治功能性子宫出血、白带过多、血热漏下、阴道滴虫等。

七 画

【采制】多于秋季8～10月间采集，花序已充分长大，并有部分果实成熟时，剪下整个花序，迅速晒干即可。

【鉴别】鸡冠花为穗状花序，多呈鸡冠状，扁平而肥厚，长8～25厘米，宽5～20厘米。上缘宽，具皱褶，密生线状鳞片，下端渐窄，常残留扁平的茎，表面红色、紫红色或黄白色，中部以下密生多数小花，每花宿存苞片及花被片，被片均呈膜质。果实盖裂，种子扁圆肾形。黑色，有光泽。体轻，质柔韧。无臭，味淡。

附 方

妇女月经过多，经期延长，或不规则阴道流血：鸡冠花30克，黄砂糖30克。先将鸡冠花炒过，加水煎代茶饮，每日1剂，连服3～5日。

细菌性痢疾：鸡冠花10克，马齿苋30克，白头翁15克，水煎服。

各种出血：红鸡冠花100克（焙），研细末，每次服6克，日服2次。

功能性子宫出血：鸡冠花15克，乌贼骨10克，白扁豆花6克，水煎服，每日1剂。

咯血：鲜白鸡冠花25克，猪肺500克（勿下水泡），加水炖1小时，分2～3次饭后服。

荨麻疹：白鸡冠花15克，苍耳子（炒去刺）8克，红枣10枚，水煎服，并用鸡冠花煎水洗患处。

阴道滴虫：鸡冠花（连鸡冠子）60克，蛇床子15克，水煎熏洗，每日1～2次。

白带过多：白鸡冠花30克，红糖15克，水煎去渣，加红糖调服。

赤白带下：红鸡冠花、白鸡冠花各6克，金樱子15克，白果肉9克，红糖、白糖各5克。将前4味水煎，去渣，加糖调匀，分2次服。

青光眼：鸡冠花、艾根、黄荆根各15克，水煎服。

麦冬

MAI DONG

【别名】寸冬、麦门冬、寸门冬、杭麦冬、朱寸冬。

【性味】甘、微苦，寒。

【来源】为百合科植物麦冬的干燥块根。主产于浙江、四川、湖北和广西，均有较大面积栽培。浙江产者习称"浙麦冬""杭麦冬"，奉为道地药材。四川产者习称"川麦冬"。

【形态】多年生常绿草本，高15～40厘米。地下具细长匍匐枝。须根顶端或其一部分膨大成肉质的块根。叶多数丛生，窄线形，长15～40厘米，宽0.1～0.4厘米。花茎从叶丛间抽出，上部生多数淡紫色花。浆果球形，蓝黑色。

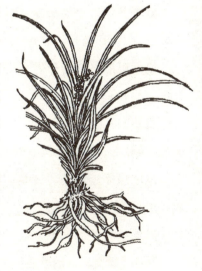

【功效】麦冬具有养阴生津、润肺清心的功效。主要用于肺燥干咳、虚劳咳嗽、津伤口渴、心烦失眠、内热消渴、肠燥便秘、咽炎白喉等。本品为虚劳咯血、干咳稠痰、心烦口渴、消渴、心烦失眠以及肠燥便秘等证的常用要药。传统入药去心，有带心服令人心烦之说，今多不抽心使用，未见心烦副作用。现代临床上还用于冠心病、妇女经前期紧张症和神经衰弱、中风后头晕目眩、视物不清、皮肤粗糙症、急性咽喉炎、急性扁桃体炎、白喉、急性心肌梗死、早搏、心源性哮喘、肾病综合征等。

【采制】 夏季，切取带须的块根，洗净晒3～4天，堆1～2天（上盖草包或麻袋），再晒，反复几次，晒至全干，除去须根即成。处方上开朱麦冬时，取去心麦冬置盆内，喷水少许，微润，加朱砂粉，随加随拌，至麦冬外表均匀粘上朱砂为度，取出，晾干。朱砂用量按麦冬的3%～5%配，根据临床适应证与处方要求而定。

【鉴别】 呈纺锤形或长圆形，两端略尖，中部充实或略收缩，长1.5～3厘米，直径0.3～0.6厘米。表面黄白色或淡黄色，有不规则的纵向皱纹。未干透时，质较柔韧，干后质硬脆，易折断。折断面黄白色，角质样半透明，中央有细小中柱。气微香，味微甘、微苦。

◆ 附 方 ◆

夏季多汗，小便短赤，咽干口燥，干咳少痰等： 麦冬10克，芦根50克，加水1000毫升，煎煮30分钟，取汁服用，每日1剂。

妊娠呕吐，口唇干燥： 麦冬、竹茹各10克，芦根30克，水煎，每日1剂，连服3日。

百日咳： 麦冬、天冬、橘红、生地黄各10克，百部、川贝母（冲服）、黄连各5克，水煎，每日1剂，分3～4次服。

皮肤瘙痒： 麦冬、玄参、赤芍、白鲜皮花各10克，钩藤20克，水煎，每日1剂，分3次服。

鼻衄： 麦冬、生地黄各15克，水煎服。

强体，健身，并治吐血，衄血，咯血，口渴： 鲜麦冬500克，捣蓉绞汁或榨汁，加白蜜隔水加热至呈饴糖状，每次2～3匙，用温酒或开水化服。

干咳，咯血： 麦冬、百合各15克，茅根12克，水煎代茶饮，亦可加冰糖调服。

消渴，喉干不可忍，饮水不止，腹满急胀：麦冬20克，乌梅（炒）6克，煎水取汁，加冰糖适量，分3次服。

咽喉疼痛，干燥口渴：麦冬、金银花各9克，桔梗、生甘草各6克，用开水浸泡代茶饮，或放冰糖调味。

咽喉肿痛：麦冬、桔梗、金银花各60克，板蓝根100克，菊花50克，甘草、茶叶各30克。将板蓝根、麦冬加水煎煮取浓汁备用；桔梗、甘草研成细末备用；再将金银花、菊花撕碎，与茶叶及桔梗、甘草粉末混合均匀，倒入板蓝根、麦冬浓汁，边倒边拌均匀，最后压成块状，阴干，分成7份备用。每天取1份放入茶杯中，用沸水冲饮，儿童减半。

急、慢性咽炎：麦冬、野菊花、金银花各12克，沸水浸泡，代茶饮，每日1剂。

扁桃体炎，喉喑：鲜麦冬60克，洗净，捣烂，凉开水送服，每次6克，每日3次。

食道癌：麦冬、天冬各30克，知母、浙贝母各10克，代赭石（先煎）90克，水煎，每日1剂，分3次服。

大便秘结，数日不解，干结如羊粪，口渴喜饮，心中烦热：麦冬、玄参、生地各5克，熟大黄3克。将玄参、生地和大黄切成小碎块，与麦冬一起置入茶杯内，倒入刚沸的开水，盖严杯盖，浸泡15分钟左右即可代茶，可反复加入沸水浸泡数次，直至无味，每日晚上睡觉前泡服1剂。

声音嘶哑，干咳，咽喉肿痛：麦冬、玄参、桔梗、生甘草各5克。将上药切为小碎块，一起置入茶杯内，倒入刚沸的开水，盖严杯盖，浸泡20分钟左右即可代茶饮，可反复加入沸水浸泡数次，直至无味，每日泡服1剂。

高热烦渴，口渴思饮：麦冬、淡竹叶各5克，知母3克。先将知母切成小碎块，与其他药一起置入茶杯内，倒入刚沸的开水，盖严杯盖，浸泡15分钟左右即可代茶饮，可反复加入沸水浸泡数次，直至无味，每日上、下午各泡服1剂。

杜 仲

DU ZHONG

【别名】丝仲、丝棉皮、扯丝皮、杜仲炭、黑杜仲、炒杜仲、川杜仲、绵杜仲。

【性味】甘，温。

【来源】为杜仲科植物杜仲的干燥树皮。主产于四川、陕西、湖北、贵州、河南、湖南等地。以四川通江产品质优，奉为道地药材，习称"川杜仲"。陕西、湖北产者习称"汉杜仲"。

【形态】落叶乔木，高可达20米左右。小枝光滑，黄褐色或较淡，具片状髓。皮、枝及叶均含胶质。单叶互生；椭圆形或卵形，先端渐尖，基部广楔形，边缘有锯齿，幼叶上面疏被柔皮，下面毛较密，老叶上面光滑，下面叶脉处疏被毛；4～5月开花，花单性，雌雄异株，与叶同时开放，或先叶开放，6～9月结果，果实偏平，长椭圆形，长2～3.5厘米，周边有膜质状翅，内含种子1粒。

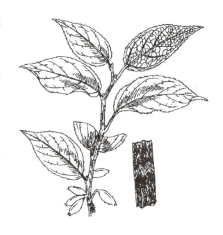

【功效】杜仲具有补肝肾、强筋骨、安胎的功效。主要用于肾虚腰痛、筋骨无力、妊娠漏血、胎动不安、高血压等。近代研究与临床证明，本品降血压作用缓和持久，最宜于高血压而有肾虚证见者。中老年肾阳偏虚者常服本品，可轻身耐老。现代临床上还用于安胎、高血压、坐骨神经痛、小儿麻痹后遗症、老年性膝关节炎、周期性麻痹、慢性肾炎氮质血症及预防高血压、动脉硬化等。

【采制】通常多于春、夏两季剥取栽植10年以上植株的树皮，趁鲜刮去粗皮，晒干；或将剥下树皮内表面相对层层叠放堆置于草垫底的平地上，使之"发汗"至内皮呈紫褐色时6~7天，取出晒干，亦可刮去粗皮。

【鉴别】杜仲为扁平的板片状或两边稍向内卷的块片，厚2~7毫米，外表面淡灰棕色或灰褐色，未刮去粗皮者有不规则纵槽及裂纹，并有斜方形皮孔，有时可见淡灰色地衣斑，较厚的皮大多已刮去部分栓皮，显淡棕色而较平滑；内表面红紫色或紫褐色，光滑，质脆，易折断，断而有细密、银白色、富弹性的胶丝相连。一般可拉至1厘米以上才断丝。气微，味稍苦，嚼之有胶状感。

◆附方

预防高血压、动脉硬化：杜仲50克，葡萄酒500毫升。浸泡7天后服，每次服15毫升，每日2~3次。

水肿：杜仲20克，玉米须60克，水煎，每日1剂，分3次服。

高血压：①炒杜仲30克，水煎，取汁，加入白糖适量调服，每日1剂，每日2次。②杜仲、花生壳各20克，用水煎服，每日1剂。③杜仲20克，丹皮15克，黄柏10克，水煎服，每日1剂。

高血压，劳损腰痛：杜仲30克，白酒500毫升。将杜仲浸泡于酒中，7天后服，每次10~20毫升，每日2~3次。

急性肾炎：生杜仲30克，猪肾1具。先将杜仲研末，再装入除去内膜的猪肾中炖熟，食肉服汤，每日1剂，并酌服羊奶。

肾虚腰痛，阳痿，小便频数：杜仲30克，猪肚250克，共煮，猪肾熟时去药，饮汤食肉。

腰痛：杜仲、石榴皮各15克，三七6克，白酒适量。将药置白酒中浸泡，半月后酌量服药酒，每日2次。

风湿性关节炎：杜仲、金钱草各100克，五加皮200克，大血藤、小血藤各50克，八角枫10克，白酒1500毫升。共浸泡7天后服，每次10毫升，每日2次服。

类风湿性关节炎：杜仲15克，补骨脂12克，核桃仁30克，猪肾1对。将药与猪肾共炖至烂熟后，去杜仲、补骨脂，加食盐2克调味，每日分2次，连汤服用。

滑胎：炒杜仲、炙黄芪各9克，炒白术、炒当归各6克，水煎服。

习惯性坠胎：杜仲250克（糯米煎汤，浸透），续断60克（酒浸，焙干），山药150克。将上药研为细粉，面糊为丸，如梧桐子大，于妊娠后每日早晨用米汤送服30丸。

肾虚腰痛：杜仲、补骨脂、核桃仁各15克，大蒜10瓣。将前3味药水煎，取汁，大蒜捣成泥，用药液每日分2次泡大蒜泥服。

肾气不足，寒湿侵袭所致的腰骶酸软疼痛，转侧不便，俯仰困难，四肢沉重，步履艰难：杜仲、五加皮各5克，切成小碎块，一起置入茶杯内，倒入刚沸的开水，盖严杯盖，浸泡20分钟左右即可代茶饮，可反复加入沸水浸泡数次，直至无味，每日上午和晚上各泡服1剂。

八 画

细 辛
XI XIN

【别名】 小辛、细草、少辛、北细辛、华细辛、辽细辛,均因产地不同而命名。

【性味】 辛,温。

【来源】 为马兜铃科植物北细辛(辽细辛)和华细辛或西南细辛带根的全草,由于产地不同,有南细辛和北细辛之分。主产于辽宁、吉林、陕西、山东、黑龙江、山西、浙江、安徽、河南、湖北等地。

【形态】 多年生草本,高 12~24 厘米。根茎横走,密生须根,捻之有辛香。茎短,顶端分枝,节间长 2~3 毫米,节上生有多数细长的根,叶柄长约 15 厘米,通常无毛或稀有短毛,具浅沟槽。叶片心形或近于肾形,脉上有短毛,其他部分亦疏被极短的伏毛,下面淡绿色,密被短伏毛。花单生于叶腋;花被筒壶状,紫色,顶端 3 裂,裂片向外反卷,蒴果肉质,半球形。5 月开花,6 月结果。

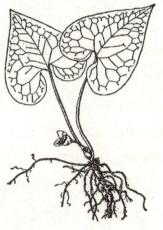

【功效】 具有祛风散寒、通窍止痛、温肺化饮的功效。现代药理研究表明,具有局部麻醉、解热镇痛、抑菌、降血压、舒张平滑肌、抗炎、免疫抑制、保护心肌细胞、抗脂质过氧化的作用。适用于治疗风寒感冒、鼻塞鼻渊、头痛、牙痛、风湿痹痛、痰饮喘咳、风痫癫疾等。

【采制】 通常采收生长 3 年以上植株,去净泥土,每 10 余株为 1 把,

八 画

用绳扭结成辫或摊开，置阴凉通风处阴干即可（但不可用水洗或日晒，水洗则叶片发黑，根发白；日晒则叶片发黄）。

【鉴 别】 细辛多分为辽细辛及华细辛2种，辽细辛系产于东北之北细辛及汉城细辛，二者性状相似，但有野生、栽培品之分。

野生辽细辛：多10余棵为1小把，常卷成团。根茎呈不规则圆柱形，长1～10厘米，具短的分枝，表面灰棕色，粗糙有环形的节，节间距2～3毫米，分枝顶端有碗状的茎痕。根细长，密生节上，直径约1厘米，长10～20厘米，表面灰黄色、平滑或有微细的纵皱纹。质脆，易折断，断面黄白色。根茎上生1～3叶；叶具长柄，柄有纵纹。叶片多破碎。完整叶片心形至肾状心形，长4～10厘米，宽6～12厘米，全缘，顶端短锐尖或钝，基部深心形，表面淡绿色，有时可见花或果实。花多已皱缩，暗紫色，钟形，蒴果半球形。气辛香，味辛辣、麻舌。

栽培品辽细辛：根茎多分枝，长5～15厘米，直径0.2～0.6厘米，须根长15～40厘米，直径0.1～0.2厘米（粗于野生品，俗称"毛粗"），叶甚多。气味较野生品略淡。

华细辛：外形与北细辛类似，唯根茎较北细辛长，长5～20厘米，直径0.1～0.2厘米，节间1～10毫米；基生叶1～2片，叶片心形，先端渐尖。质薄易碎。果实近球形。香气及辛辣味均比北细辛为弱。

汉城细辛：似于北细辛，唯汉城细辛节间长0.1～1厘米，基生叶多2片，叶柄有毛，叶片较厚。

◆ 附 方 ◆

小儿哮喘：海螵蛸9克，炙麻黄6克，细辛1.5克，共研细末，早、中、晚各服1包。

风火牙痛：生石膏30克，高良姜、薄荷各10克，细辛4克，荜拨6克。每次20克，放于杯中，以开水200毫升浸泡，盖严，频频含漱。

八　画

治各种牙痛：荜拨 10 克，高良姜 9 克，细辛 4 克，冰片 3 克，共研细末，敷患处或饮服。

外感风邪头痛：川芎、荆芥各 120 克，白芷、羌活、甘草各 60 克，细辛、防风各 30 克，薄荷 240 克。以上 8 味共碾末，清茶服，每次 6 克，每日数次。

阳虚外感，恶寒发热，脉沉细：麻黄 6 克，制附子 6～9 克，细辛 3 克，水煎服。

芎羌细辛汤：用于血管神经性头痛。川芎、羌活、细辛、菊花、白芷、蔓荆子、葛根各 6 克，水煎服。

风湿性关节炎：细辛 6 克，制川乌、制草乌（久煎）、秦艽各 20 克，羌活、独活、麻黄各 15 克，桂枝、怀牛膝各 10 克，生姜 3 片，水煎服。

牙痛：①细辛 6 克，荜拨 10 克，煎水漱口。②以细辛 5 克，生石膏 45 克，煎汤，内服、漱口者各半。

痰饮咳嗽，痰多清稀：茯苓 12 克，细辛、甘草各 3 克，干姜 9 克，五味子 6 克，水煎服。

阳痿：细辛 5 克，韭子 10 克，泡水，代茶饮，连服 1 个月。

青蒿

QING HAO

【别名】蒿子、黄花蒿、香蒿。

【性味】苦、微辛，寒，无毒。

【来源】为菊科植物青蒿和黄花蒿的干燥茎叶。全国各地均有出产，以长江流域较多。

【形态】 1年生草本，高60~150厘米。茎直立，圆柱形，有浅纵条纹，无毛，多分枝，下部灰棕色，近木质化，上部绿色。叶互生，3回羽状细裂，叶面深绿色，背面淡绿色或淡黄绿色，密被细柔毛。秋季开花，头状花序球形，排列成圆锥状，生于枝梢，花黄绿色。瘦果极小，淡褐色。全株有特异气味，幼嫩时搓之有臭气，老后呈浊香气。夏秋采全草，春、初夏采幼苗，鲜用或晒干。

【功效】 具有截疟、清热解暑、解毒化湿的功效。现代药理研究表明，具有抗疟、抑制光敏反应、抗肿瘤、抗菌、杀虫、抑制免疫功能、抗心律失常、抗孕、抑制瘢痕成纤维细胞、抗单纯疱疹病毒的作用。适用于疟疾、暑热、湿病、骨蒸劳热、痢疾、黄疸、疥疮、皮肤瘙痒等。

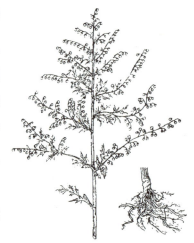

【采制】 夏季开花前，割取地上全草或立秋开花后，割取花枝晒干或阴干即可。如开鳖血青蒿。取青蒿置大瓷盆内，淋入经过用少许清水稀释的鳖血（每1千克青蒿用2千克活鳖取血即可），然后拌均匀，稍闷，待鳖血吸收后，入锅，用文火微炒，取出，晾干。

【鉴别】 青蒿茎呈圆柱形，上部多分枝，长30~80厘米，直径0.2~0.6厘米，表面黄绿色或棕黄色，具纵棱线，质略硬，易折断，断面中部有髓。叶互生，暗绿色或棕绿色，卷缩易碎，完整者展平后为3回羽状深裂，裂片及小裂片短圆形或长椭圆形，两面被短毛。气香特异，味微苦。

◆ 附 方 ◆

预防日本血吸虫感染： 青蒿琥酯每千克6毫克，顿服，在接触疫水后7~10日开始服药，每2周服1次，脱离疫水后1周内再服1次。

疟疾： 青蒿琥酯片 5 日程总量 600 毫克治疗恶性疟，平均退热时间为（18.3±9.0）小时；平均原虫转阴时间（43.0±17.1）小时。双氢青蒿素片 20 毫克每日，1 次口服，并给予对症治疗。

心律失常： 成人每日口服 80 毫克青蒿素，无明显副作用。

口腔黏膜扁平苔癣： 用青蒿醚（每片 25 毫克，日服量为 75～100 毫克，服药 1～6 个月，服药总量为 3～15 克者）治愈患者 20 例。除部分病例辅以 1:3000 氯己啶溶液含漱外，均未服其他药物。

红斑狼疮： 青蒿琥酯治疗系统性红斑狼疮，有效率达 93.3%。或采用 3 种剂型的青蒿制剂（蜜丸、浸膏片、青蒿素）治疗盘形红斑狼疮，效果较好。

发热： 用青蒿治疗发热（单味或配伍），均有较好的退热作用。尤其用鲜青蒿治疗小儿高热有奇效。

女性急性尿道综合征： 青蒿叶 500 克和 1 块烧红的 500 克重的石头一起放大盆中，沸水 500 毫升倒入盆中，患者蹲于盆上熏蒸 20～30 分钟，日 1 次，共 3～5 次。

流行性结膜炎： 用鲜青蒿 250 克，加水适量，武火煎 10 分钟，去渣，放置露天过夜，药液接触露水即可。用药液洗敷患部，日 2～3 次，轻者 1～2 日痊愈，重者 2～3 日，一般不超过 4 日。

神经性皮炎： 用 10% 的青蒿油擦剂外搽治疗，用后除短暂局部灼热痒感外，无其他毒副作用。

矽肺： 用青蒿浸膏片每日 1.5 克，分 3 次口服，每季度末停药 1 周，连续治疗 2 年，患者咳嗽、气喘、咳痰、胸痛改善，体重增加，体质增强，感冒减少，X 线胸片稳定，肺血流图流入容积速度显著提高。

鼻衄： 取青蒿叶适量，洗净，捣烂纳入鼻孔内，外用消毒棉花或纱布块塞紧鼻孔。并将鲜青蒿叶绞汁约 10 毫升内服，稍顷即止。

> **婴幼儿秋季腹泻**：取青蒿20克，水煎，分2次服，每日1剂。患儿入院后禁食6~8小时，根据脱水及酸中毒情况，给予补液，一般在24小时内纠正脱水及酸中毒。

侧 柏

CE BAI

【别名】柏叶、扁柏叶、丛柏叶、香柏、扁松。

【性味】苦、涩，凉。

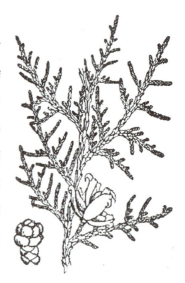

【来源】为松柏科植物侧柏的嫩枝与叶。主产于辽宁、山东，我国大部分地区均有分布，药源广泛。

【形态】常绿乔木，高20米，直径达1米。树皮薄，淡灰褐色，条裂；小枝扁平。叶细小，鳞片状，对生，长1~3毫米，除顶端外，紧贴茎着生，侧生叶中线隆起，腹背叶中线较平，各叶自中部以上均为线状下凹。3~4月开花，雌雄同株；球花单生短枝端。10月结果，球果卵圆形，蓝绿色，被白色粉，熟后木质化，开裂，红褐色。种鳞4对，扁平，背部近顶端有反曲的尖头，中部种鳞各有种子1~2粒。种子卵圆形或长卵形，无翅或微有棱脊。

【功效】具有凉血止血、祛痰止咳、生发乌发的作用。用治各种血热证、肺热咳嗽、咳痰黏稠、血热脱发、须发早白等。现代常用于各种出血证、急慢性细菌性痢疾、慢性支气管炎、肺结核、百日咳、脱发症等。

【采制】全年可采收，多于夏、秋两季采收嫩枝叶，阴干即可。炮制时用清水洗净本品泥沙，去净粗枝，剪或切成3厘米左右长，置通风处阴干。本品可以生用，也可以炒炭用。炒炭，取生侧柏置铁锅中净炒，炒至表面焦黑或呈焦褐色时取出。炒时，可喷少许清水，防止燃烧、灰化。喷水后，将水炒干后取出，冷却后入药。

【鉴别】侧柏叶多为带叶枝梢，多分枝，小枝扁平，长短不一。叶细小鳞片状，贴伏于扁平枝上，交互对生，深绿色或黄绿色。质脆，易折断，断面黄白色。气清香，味苦涩、微辛。以枝叶嫩、色深绿者为佳。

◆附 方◆

虚寒性吐血：侧柏叶、艾叶各9克，炮姜3克，水煎服。

血小板减少性紫癜：侧柏叶10克，槐花12克，大枣60克，水煎服。每日2～3次。

各型脱发：生地黄、熟地黄、侧柏叶各15克，当归、黑芝麻各20克，首乌25克，水煎服。

秃发，脂溢性皮炎：鲜侧柏叶40克，60%的酒精（或白酒）100毫升，将鲜药加酒精浸泡7天后，取药液涂搽患处，每日4～5次。

吐血，咯血：鲜侧柏叶30克，鲜韭菜50克，血余炭（即头发所煅炭）10克。将前2味洗净，捣烂，加冷开水，绞汁100毫升，送服血余炭。

鼻衄：侧柏叶30克，鸡蛋1～2个，共入水煮，吃蛋喝汤。

便血：鲜侧柏叶90克，猪大肠250克，共炖汤服。

接触性皮炎：鲜侧柏叶100克，杉树皮60克，煎水，外洗患处。

八 画

丹毒： 侧柏叶30克，露蜂房2个，明矾15克，共研细末，鸡蛋清调敷患处，每日换药1次。

习惯性鼻衄： ①鲜侧柏球果（连壳）40克，猪瘦肉100克。②老鸭1只，鲜侧柏球果（连壳）40克，加水炖烂，分次服。

佩 兰
PEI LAN

【别名】省头草、女兰、香草、醒头草、石瓣、针尾凤。

【性味】辛，平。

【来源】为菊科植物佩兰的干燥地上部分。主产于河北、山东、江苏、浙江、广东、广西、四川、湖南、湖北等地。

【形态】多年生草本，高70厘米左右。全株有香气。根状茎横走。茎直立，圆柱状。叶对生，下部的叶早枯，中部的叶深裂，裂片长圆形或长圆状披针形，边缘有锯齿，叶脉羽状，背面沿脉被疏毛，无腺点，上部叶小，不分裂。头状花白色，密集茎顶。瘦果圆柱形。熟时黑褐色。

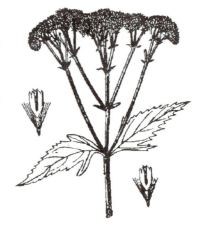

【功效】具有芳香化湿、醒脾开胃、发表解暑的功效。用于湿浊中阻、脘痞呕恶、口中甜腻、口臭、多涎、暑湿表征、头涨胸闷等。

八 画

【采制】夏季茎叶生长茂盛,未开花时割取全草,去净泥沙,阴干即可。

【鉴别】佩兰茎多平直,偶有扭曲,少有分枝,圆柱形或呈扁压状,直径1.5~4毫米。表面黄棕色或黄绿色,并带紫彩,有明显的节,但不膨大,节间长约7厘米,少数为3厘米,表面有纵走的细纹理。质脆,易折断,折断面类白色,可见韧皮部纤维伸出,木质部有疏松的孔,中央有髓,约占直径的1/2,有时中空。叶对生,有短柄,叶片多皱缩,多破碎,完整者有时3裂,中央裂片较大,长圆形或长圆状披针形,基部狭窄,顶端尖,长5~9厘米,边缘有粗锯齿、上下面均光泽无毛,暗绿色或微带黄色,质薄而脆、易破碎。多不具花。气芳香,味微苦。

◆ 附 方

湿阻中焦,脘腹胀满,恶心呕吐:藿香、佩兰、鲜荷叶各9克,陈皮、大腹皮、姜厚朴各10克,半夏6克,水煎服。

暑温初起,身热,口渴,汗出,心烦:藿香叶、薄荷叶、佩兰叶、荷叶各3克,枇杷叶、芦根各30克,鲜冬瓜60克,煎汤,代茶饮。

暑温挟湿,伤及胃肠之腹泻:藿香、佩兰各12克,白术9克,扁豆、茯苓、杏仁各15克,薏苡仁、滑石各18克,水煎服。

预防、治疗流感:佩兰叶、藿香叶、陈茶叶各15克,薄荷叶9克,紫苏叶3克,生甘草5克,开水泡服,代茶饮。

夏日外感风寒湿邪,湿阻中焦:藿香、佩兰、苍术、陈皮各9克,川朴5克,车前草20克,水煎服。

跌打损伤:鲜佩兰、鲜地耳草各150克,鲜鹅不食草100克,鲜小蜡叶200克,共捣烂,敷患处。

腰肌劳损:鲜佩兰60克,切碎,鸡蛋1~2个,调匀,加油盐煮熟,用酒送服。

虎 杖

HU ZHANG

【别名】猴竹根、九龙根、山茄子、老君丹。

【性味】苦，平、微寒，无毒。

【来源】为蓼科植物虎杖的干燥根茎及根。主产于江苏、浙江、安徽、广东、广西、四川、贵州等地。春、秋两季采挖，除去须根，洗净。

【形态】多年生灌木状草本，高约1米，全体无毛。根状茎横生于地下，表面暗黄色。茎中空，直立，分枝，表面散生多数紫红色斑点。单叶互生，阔卵形，先端短尖，基部阔楔形或圆形，叶脉两面均明显，叶缘具极小的锯齿，茎节上具膜质的托叶鞘，抱茎。6～8月开两性花，为顶生或腋生的圆锥花序，花小，白色。8～11月结果，果实三角形，黑褐色，光亮，包于花被内，花被在果熟时增大，有翅。

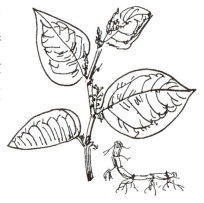

【功效】具有祛风利湿、散瘀定痛、止咳化痰、清热解毒的功效。现代药理研究表明，具有抗菌、镇咳、抗病毒、抗脂质过氧化、抗血栓形成、增强心肌细胞收缩力、增强平滑肌收缩力、保护肝脏、保护胃溃疡、缓解肺动脉高压、抑制肝肿瘤细胞增殖、促进胆囊收缩、降血糖、保护急性脑缺血再灌注损伤的作用。适用于治疗关节痹痛、湿热黄疸、经闭、癥瘕、跌扑损伤、牙痛、咳嗽痰多、水火烫伤、痈肿疮毒、毒蛇咬伤、癣疾、脚气等。

【采制】春、秋两季采挖，除去须根，洗净，切段或切片晒干。

八 画

【鉴别】 虎杖呈圆柱形小段或块片。外皮棕褐色,有纵皱纹及须根痕。根茎有节,节间长2~3厘米。质坚韧,不易折断,断面皮部薄,棕褐色,易与木部分离;木部占大部分,棕黄色,射线呈放射状;根茎中央有髓,空洞状。气微,味微苦、涩。

附 方

急性黄疸型肝炎: ①煎剂:每日30克(鲜品加倍,儿童酌减),水煎,分2~3次服。②浸膏片:每次3片(1.5克),日服3次。均30日为1疗程,或适当延长。

大叶性肺炎: 取虎杖(干根)500克,加水5000毫升,煎至1000毫升,确诊为大叶性肺炎后,立即服50~100毫升,以后每日服2~3次,每次50~100毫升。当热退后症状好转酌情减量。肺内炎症完全消失后停药。

新生儿黄疸: 取虎杖糖浆(50%),每次5毫升,每日2次喂服,治疗新生儿黄疸,经用药7日皮肤及巩膜黄染完全消退。

关节炎: 将虎杖根250克,洗净切碎,加入白酒750毫升内浸泡15日后备用。用时,成人每日服2次,每次1小杯(约15毫升)。妇女行经期停服。

烧伤: 取虎杖粉(虎杖根洗净晒干研末)800克,茶水2800毫升;或虎杖粉40克,浓茶水300~400毫升,调匀、灭菌备用。用时,以毛笔或棉签蘸药糊均匀地涂在清创后的创面上,每日数次,以创面不干裂为度,待药痂自行脱落,即愈。如药痂下感染,应早期开窗引流或剪去部分药痂,改用100%的虎杖煎液湿敷。亦可用虎杖液内服,每次100毫升,每日2次。烧伤严重者应同时配合全身治疗。

咯血: 取虎杖大的生叶7~8张,或中小的10余张,晒干的亦有效,同猪肺60~90克,煎汤1碗,连猪肺同服,一般咯血立时止血。外伤小出血摘生叶1片,捻烂敷伤口,也能止血愈伤。

泽兰 ZE LAN

【别名】 毛叶地瓜苗、虎兰、小泽兰、风药、孩儿菊、水香叶、水泽兰。

【性味】 苦、辛，微温。

【来源】 为唇形科植物毛叶地瓜儿苗的干燥茎叶。主产于广东、广西、云南、安徽等地。

【形态】 多年生草本，高40～100厘米。地下根茎横走，肉质，白色，节上长须根。茎方形，中空，节上有毛丛。叶对生，披针形，先端渐尖，边缘有粗锐齿，下面密生腺点。花腋生成轮，每轮几朵至数十朵，白色。小坚果扁平，暗褐色。

【功效】 具有活血祛瘀、利水消肿的功效。主治月经不调、行经腹痛、经闭、产后瘀滞腹痛、跌打瘀痛、小便不利、身面水肿、痈肿疮疡、急性肾炎、肝硬化腹水等。

【采制】 夏、秋采全草，晒干。秋、冬采根茎（地笋）鲜用或晒干。

【鉴别】 茎呈方柱形，少分枝，四面均有浅纵沟，长50～100厘米，直径0.2～0.6厘米，表面黄绿色或带紫，节处紫色明显，有白色茸毛，质脆，断面黄白色，髓部中空。叶对生，有短柄，叶片多皱缩，展平后呈披针形或长圆形，长5～100厘米，上表面墨绿色，下表面灰绿色，密具腺点，两

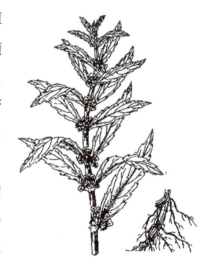

八 画

面均有短毛,先端尖,边缘有锯齿。花簇生叶腋成轮状,花冠多脱落,苞片及花萼宿存,黄褐色。无臭,味淡。

◆附 方◆

血瘀经闭,行经腹痛: 泽兰6克,当归、白芍各10克,甘草3克,水煎服。

治水肿: 泽兰叶30克,一点红15克,水煎服。

跌打损伤: 泽兰、桃仁各10克,当归12克,水煎,温酒送服。

痛经: 泽兰、香附各9克,丹参12克,水煎服。

退行性腰椎管狭窄症之间歇性跛行,马鞍区麻木: 泽兰、当归、赤芍、杜仲、地龙、苏木各9克,黄芪、丹参、鹿茸片各18克,狗脊12克,水煎服。

产后瘀血痛: 益母草、泽兰各30克,红番苋120克,酒120毫升,水煎服。

急性阑尾炎: 蒲公英30克,地耳草、半边莲各15克,泽兰、木香各9克,水煎服。

玫瑰花
MEI GUI HUA

【别名】红玫瑰、刺玫瑰、笔头花、徘徊花。

【性味】甘、微苦,温。

【来源】为蔷薇科植物玫瑰的干燥花蕾。主产于江苏、浙江、福建、山东、四川、河北等地。

八 画

【形 态】直立灌木，高可达2米左右。干粗壮，枝丛生，密生绒毛、腺毛及刺。单数羽状复叶互生；小叶5~9片，椭圆形至椭圆状倒卵形，先端尖或钝，基部圆形或阔楔形，边缘有细锯齿，上面暗绿色，无毛而起皱，下面苍白色，被柔毛；叶柄生柔毛及刺；托叶附着于总叶柄，无锯齿，边缘有腺点。花单生或数朵

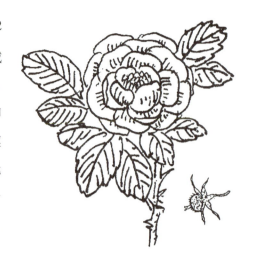

簇生，单瓣或重瓣，紫色或白色；花梗短，有绒毛、腺毛及刺；花托及花萼具腺毛；萼片5，具长尾状尖，直立，内面及边缘有线状毛；花瓣5；雄蕊多数，着生在萼筒边缘的长盘上；雌蕊多数，包于壶状花托底部。瘦果骨质，扁球形，暗橙红色。花期5~6月。果期8~9月。

【功 效】具有行气解郁、和血止痛的功效。主要用于肝胃气痛、食少呕恶、月经不调、经前期乳房胀痛、跌打损伤等证。配母丁香酒煎服可治乳痈，单用焙为末与酒和服，可治肿毒初起。当今有人用于美容。

【采 制】4~6月间，当花蕾将开放时分批采摘，用文火迅速烘干。烘时将药摊放成薄层，花冠向下，使其最先干燥，然后翻转烘干其余部分。根也可入药，秋冬季采收为佳。

【鉴 别】略呈半球形或不规则团块状，直径1~2.5厘米。花托半球形，与花萼基部合生；萼片5，披针形，黄绿色或棕绿色，被有细柔毛；花瓣多皱缩，展平后宽卵形，呈覆瓦状排列，紫红色，有的黄棕色；或白色雄蕊多数，黄褐色。体轻，质脆。气芳香浓郁，味微苦涩。以朵大、瓣厚、色紫、鲜艳、香气浓者为佳。

八 画

◆ 附 方 ◆

乳痛： 玫瑰花、母丁香各 5 克，白酒适量。将白酒兑入等量水，与药共煎 5 分钟，取药汁服用。

肿毒初起： 玫瑰花适量，焙干，研为细末，用白酒吞服。

月经不调： 玫瑰花、月季花各 15 克，益母草、丹参各 25 克，水煎，每日 1 剂，分 3 次服。

肝郁吐血： 玫瑰花 300 朵，冰糖 500 克。玫瑰花除去心蒂，水煎取汁，去药渣，适当浓缩，加入冰糖收制成膏，每日早、晚各酌量服用。若用于调经，可改用红糖收膏。

骨蒸潮热，月经不行，干血痨： 玫瑰花、红花各 6 克，益母草、党参各 12 克，赤芍、生地黄、黄芩、泽兰各 9 克，虻虫、水蛭各 3 克，饴糖 30 克，大枣 10 枚，水煎，每日 1 剂，分 3 次服。

肝胃气滞腹痛，月经不调，赤白带下，痢疾，乳房胀痛等： 玫瑰花 3 克，茶叶 2 克。将玫瑰花漂洗干净，与茶叶同泡，常服用。

胃痛： 玫瑰花、川楝子、白芍各 10 克，香附 12 克，水煎，每日 1 剂，分 3 次服。

温病发热，暑热干渴等： 玫瑰花、金银花、菊花、五味子各 10 克，麦冬 15 克，乌梅 150 克，冰糖适量。先将乌梅洗净，去核，放入适量水煮烂；再将其余各药放入煮沸，然后去药渣取汁，在汁中加入冰糖搅匀，晾凉后饮用。

肺结核咳嗽吐血： 鲜玫瑰花 50 克，捣汁，加冰糖炖服。

妇女白带： 玫瑰花、白鸡冠花各 10 克，海螵蛸 15 克，水煎服。

肠炎下痢： 玫瑰花 10 克，马齿苋 30 克，白头翁 15 克，茯苓 12 克，水煎服。

板蓝根

BAN LAN GEN

【别名】大青苋、淡婆婆苋、靛青根、蓝靛根。

【性味】苦，寒、凉，无毒。

【来源】为十字花科植物菘蓝的干燥根或爵床科植物马蓝的根茎及根。主产于河南、河北、江苏、安徽、浙江、福建、台湾、广东、广西、四川、贵州、云南等地。

【形态】2年生草本。主根深长，外皮灰黄色。茎直立，叶互生；基生叶较大，具柄，叶片长圆状椭圆形；茎生叶长圆形至长圆状倒披针形，在下部的叶较大，渐上渐小，先端钝尖，基部箭形，半抱茎，全缘或有不明显的细锯齿。阔总状花序；花小，无苞，花梗细长；花萼4，绿色；花瓣4，黄色，倒卵形；雄蕊6，雌蕊1，圆形。长角果长圆形，扁平翅状，具中肋。种子1枚。花期5月。果期6月。

【功效】具有清热解毒、凉血利咽的功效。现代药理研究表明，具有抗菌、抗病毒、抗钩端螺旋体、解毒、增强免疫力、抗肿瘤、抗内毒素等作用。适用于治疗温毒发斑、流行性感冒、流行性脑炎、流行性腮腺炎、乙脑、肺炎、丹毒、痈肿、疮疖、火眼、吐血、衄血、咽肿、烂喉丹痧等。

八　画

【采制】多于秋季采挖（春播的在立秋至霜降采挖；夏播的宜在霜降后采挖），采收后抖净泥土，在芦头和叶子之间用刀切开，分别晒干，拣去黄叶及杂质，即得大青叶和板蓝根。

【鉴别】呈圆柱形，稍扭曲，长10～20厘米，直径0.3～1.2厘米。表面灰黄色，有纵皱纹及支根痕，皮孔横长。根头略膨大，可见轮状排列的暗绿色叶柄残基和密集的疣状突起。质略软而实，易折断，断面皮部黄白色，木部黄色。气微，味微甜而后苦涩。

◆ 附　方 ◆

流行性腮腺炎：取板蓝根30克，加水500毫升，煎成400毫升，共煎2次，总量约700毫升，分2日服，每日3～4次，连续服2剂。

传染性肝炎：板蓝根30克，每日1剂，水煎服，15～20天为1疗程。一般症状消失平均时间为6天，肝功能恢复为15.7天，肝脏缩小为13天。

流行性结膜炎：取板蓝根制成5%或10%的眼药水，每日滴眼4次。多数病例用药1天后球结膜水肿消失或好转，自觉症状减轻或消失。

鹅口疮：取板蓝根9克，水煎汁反复涂搽患处，每日5～6次，可佐以内服。

单纯性疱疹性口炎：将板蓝根30克，煎制成60毫升。用法：1岁每服10毫升，2岁每服15毫升，3岁每服20毫升，每日3次。每次服药前先用过氧化氢涂抹局部。

带状疱疹：以无菌棉签蘸取板蓝根注射液（2毫升/安瓿）局部外擦，每日3～6次，或随用随擦，视病情而定，连用3天为1疗程。局部外用板蓝根注射液可对疱疹病毒直接产生杀灭作用，且使用方便，无副作用，尤其在发疹3～4天内局部外用效果更佳。

鱼腥草 YU XING CAO

【别名】 蕺菜、鱧肠、臭草、菹。

【性味】 辛、微苦,微寒,无毒。

【来源】 为三白草科蕺菜的干燥带根全草。全国各地均产,以长江流域各省区较多,主产江苏、浙江、湖北等地。

【形态】 多年生草本,有腥臭味。根状茎细长,横走,白色。茎上部直立,基部伏生,紫红色,无毛。叶互生,心形,叶面密生细腺点,先端急尖,全缘,老株上面微带紫色,下面带紫红色,两面除叶脉外无毛,托叶膜质,披针形,基部与叶柄连合成鞘状。4~7月开花,穗状花序生于茎上端与叶对生,基部有4片白色花瓣状总苞;总苞倒卵形或长圆状倒卵形。花小而密,两性,无花被,苞片线形,雄蕊3枚,花丝细长;雌蕊由3个下部合生的心皮组成,子房上位,花柱分离。6~9月结蒴果,呈壶形,顶端开裂。种子卵圆形,有条纹。

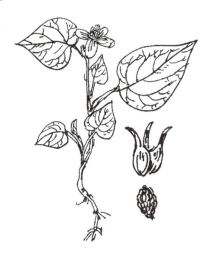

【功效】 具有清热解毒、利尿消肿、杀虫止痛的功效。现代药理研究表明,具有抗菌、抗病毒、利尿、提高免疫力、抗慢反应物质及平喘、肺损伤保护、抗内毒素心肌损伤等作用。适用于治疗肺火、肺脓疡、热痢、疟疾、

八　画

痛疽肿毒、毒蛇咬伤、水肿、淋病、白带、痔疮、脱肛、湿疹、秃疮、疥疮、癣症、腰痛、外伤肿痛等。

【采制】9~10月间采收。采时连根拔起，去净泥土，晒干。

【鉴别】茎多呈扁圆形，表面暗棕色，节明显，具纵直皱纹，有的带地下茎，节上着生细须根。质脆易断，断面纤维性。叶互生，皱缩，完整者呈心形，上表面暗绿或暗棕色，下表面灰绿或灰棕色。茎顶着生花穗，呈暗棕色。气微香，味辛。

附方

肺脓疡： 取鱼腥草（干）每日30~60克，先用冷水浸泡一段时间，煎1沸即服用（不宜久煎）。采用鱼腥草治疗能使痰臭味减轻，血象可在10日内恢复正常。

钩端螺旋体病： 取鱼腥草片，每次5片，日服3次（共含生药15克）。于"双夏"农忙接触疫水频繁期间连服2~3日，停药3日再服，具有预防作用。

单纯性疱疹： 将鱼腥草500克，加水1500毫升，得蒸馏液750毫升，局部外敷。部分病例于外敷的同时，再用上述溶液内服，每次10~20毫升，每日3次。治疗单纯性疱疹、脓皮病、疖痈及创口感染，其中对单纯性疱疹效果最好。

慢性宫颈炎： ①先以0.1%的新洁尔灭液棉球拭净宫颈分泌物，揩干，阴道后壁放凡士林纱布1块保护，再取棉球1个浸0.4%的鱼腥草素水溶液置宫颈糜烂处，每天上药1次，5次为1疗程。1周后再进行第2疗程，月经期应暂停。②鱼腥草素片，每片含鱼腥草素10毫克，每天放1片于子宫糜烂处，5次为1疗程。教患者自用。鱼腥草蒸馏液也可用作局部治疗。

痔疮： 取鲜鱼腥草全草 100 克，切碎捣烂，放入痰盂内，冲入滚开水至半痰盂，趁热熏洗肛门，以能忍受为度。特别是对单纯性外痔疗效更佳。

丹毒： 用鲜鱼腥草 100～200 克，洗净，捣碎，加食盐 10～20 克调匀外敷患处，加敷料包扎，日 3 次。

幼女阴道炎： 用鱼腥草注射液 20 毫升，以 2～3 毫米细软橡皮导尿管通过处女膜孔注入阴道灌洗，日 1 次。灌洗后嘱患儿卧床半小时。

慢性上颌窦炎： 按常规先用 1% 的麻黄素液棉片收缩鼻腔黏膜，局部麻醉 5 分钟后进行上颌窦穿刺，以温生理盐水将窦内分泌物全部冲洗干净后，再注入鱼腥草液 4 毫升（每 3 毫升含干鱼腥草 1 克），隔日 1 次，直至症状全部消失为止。

结膜炎，角膜炎： 取新鲜鱼腥草 1 撮（约 10～15 克），洗净后放入碗内，加糖 10～15 克后用开水泡服或煎服均可，一般连服 2～3 次即可痊愈。亦可用鱼腥草滴眼液滴眼治疗流行性角膜结膜炎、急性卡他性结膜炎。

阴囊湿疹： 先将 1000 毫升的水烧沸，然后取鲜鱼腥草 100 克（或干品 15 克）放入沸水煎 3～5 分钟，待其稍凉后，再用纱布蘸药液烫洗患处，注意不要烫伤皮肤，每日早、晚各洗 1 次。一般连续 1 周即可痊愈。

耳郭血肿： 取鲜鱼腥草（全草）30 克，洗净泥沙，再用一道淘米水洗 1 次，取出捣烂成泥，敷于血肿局部，再用纱布包稳即可。每日换药 1 次。

癌性胸水： 在每次常规抽胸水后注入鱼腥草注射液 20 毫升，隔天 1 次，7 天为 1 个疗程。

输卵管炎性不孕： 先将外阴、阴道用新洁尔灭消毒后，从导管向输卵管注入鱼腥草注射液、丹参注射液、复方莪术注射液（各药 2 毫升，加生理盐水），注射后保留导管 24 小时，隔天 1 次。

金银花

JIN YIN HUA

【别名】 二宝花、双花、忍冬花、银花、净银花、二花。

【性味】 辛、苦,寒。

【来源】 为忍冬科植物忍冬、红腺忍冬、山银花或毛花柱忍冬的干燥花蕾或带初开的花。主产于山东、河南。以河南密县产者奉为道地药材,习称"密银花"。山东为主产区,产品习称"东银花"或"济银花",与"密银花"齐名。四川及重庆地区产者习称"川银花",次之。

【形态】 藤本。小枝紫褐色,有柔毛。叶对生,叶片卵形至长卵形,先端钝、急尖或渐尖,基部圆形,全缘;嫩叶有短柔毛,下面灰绿色。花成对生于叶腋,初开时白色,后变黄色;苞片叶状,宽椭圆形;小苞片近圆形;花萼5裂;花冠梢2唇形,上唇4裂,下唇不裂;雄蕊5,与花柱略长于花冠。浆果球形,熟时黑色。

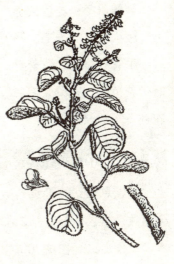

【功效】 具有清热解毒、凉散风热的功效。主要用于痈肿疔疮、喉痹、丹毒、热血毒痢、风热感冒等证。本品清中又有宣散之力,故常用于外感风热及温病初起,炒炭之后可凉血止痢。本品故为临床常用之品。现代临床上还用于上呼吸道感染、大叶性肺炎、肺脓肿、菌痢、急性乳腺炎、急性结膜炎、眼角膜炎、角膜溃疡、疖痈、丹毒、脓疱疮、痱子、流行性腮腺炎、高血压病等。

八 画

【采制】 多于初夏花期早上9时前采收（中午以后所采质次），主产区山东，于花蕾上半部膨大、青白色时采收，河南比山东略晚，于花蕾上部刚凸起白色，下部绿色长约3厘米时采收。采收按花蕾发育顺序由下而上分期采收。采收时轻采轻放，勿伤花蕾，置于通风透气的提篮或条筐内（不用布袋、麻袋，忌用塑料袋）。将花蕾均匀摊放在干净石头或席上（厚度小于2厘米），使花蕾在较短时间内干燥。现亦有低温烘干者。

【鉴别】 忍冬：花蕾呈细长鼓锤状，稍弯曲，长1.5～3.5厘米；外表淡黄色或黄棕色，密生短柔毛及腺毛。下部花萼细小，黄绿色，先端5裂。花冠筒状，上部稍开裂；偶有开放的花，花瓣呈2唇状。有蜜样清香气，味微苦。

山银花：花蕾较瘦小，长2～2.5厘米，直径1～2毫米，表面密被毛茸，萼筒椭圆形，亦被毛。

红腺忍冬：花蕾长至3.5厘米，直径1～2毫米，表面黄绿色或黄棕色，毛茸较少，萼筒无毛，萼齿疏生柔毛，开放者花冠下唇反转。花柱无毛。

毛花柱忍冬：花蕾长2.5～4厘米，直径1～2.5毫米，表面淡黄色，有时带紫色斑，光滑无毛，萼筒上部缢缩，似花瓶。开放者花冠上唇常不整齐，花柱下部被长柔毛。

◆ 附 方 ◆

喘息性支气管炎：金银花、甜杏仁、海浮石各12克，炙麻黄9克，水煎，每日1剂，分2～3次服。

便血：金银花30克，水煎，取汁，对适量白糖内服，每日1剂。

胆囊炎：金银花、蒲公英各30克，金钱草50克，丹参20克，水煎，每日1剂，分3次服。

风湿性心肌炎：金银花、连翘各12克，石膏60克，知母、粳米、防己、木瓜各15克，桑枝30克，甘草6克，水煎，每日1剂，分3次服。

八　画

肺脓肿：金银花、蒲公英、紫花地丁各250克，水煎服。

膀胱炎：金银花、地胆头各15克，水煎，每日1剂，分3次服。注：地胆头为菊科植物地胆草的全草。

梅核气，慢性咽炎：金银花、麦冬各15克，杭菊花、桔梗各10克，木蝴蝶、粉甘草各3克，胖大海3枚，用沸水冲泡，代茶饮，10日为1疗程。

尿路感染：金银花50克，萹蓄、车前草各40克，葵花秆心20克，每日1剂，水煎分3次服。

热淋：金银花、蒲公英各15克，水煎，代茶饮。

风热咳嗽：金银花、桑叶各15克，柴胡30克，水煎，每日1剂，分3次服。

农药中毒：金银花、金鸡尾（为凤尾蕨科植物掌羽凤尾的全草）各120克，甘草60克，水煎即时服。

毒蘑菇中毒：金银花60克，水煎即时服。

宫颈炎：金银花30克或忍冬藤120克，水煎，取汁，趁热熏洗阴部，每日早、晚各1次。

急性盆腔炎：金银花、翻白草、白花蛇舌草各100克，水煎，取汁，趁热坐浴，每日早、晚各1剂，连用3～5天。

水痘，发热或微热：金银花、芦根各10克，荆芥、淡竹叶各5克，水煎服，连服3剂。

腮腺炎：金银花20克，蒲公英10克，玄参5克，甘草3克，水煎，每日1剂，分3次服。

痈疽初起，证见红肿疼痛等：金银花、蒲公英各60克，水煎，每日1剂，分3次服，连服5剂。

丹毒：金银花30克，丹皮15克，生山栀子12克，水煎，每日1剂，分3次服。

瘰疬：金银花、蒲公英、夏枯草各15克。加黄酒15毫升，水煎，每日1剂，分3次服。

防治小儿疖肿，咽喉肿痛，痢疾等：金银花10克，乌梅5克，白糖适量。先将乌梅去核，加水适量，煮沸30分钟，再将金银花放入，同煎20分钟，去渣取汁，加入白糖搅匀，待凉后饮用。

预防流行性感冒：金银花、野菊花各30克，大青叶、板蓝根各50克，同放入茶桶内，用沸水浸泡，片刻后饮用。

防治咽喉干燥，缓和喉部疼痛，促进喉部痰液排出：金银花10克，菊花5克，绿茶3克，沸水浸泡，代茶饮。

暑热心烦，口渴，冠心病胸闷痛：金银花、菊花各10克，泡开水，代茶饮。

上呼吸道感染：金银花、连翘、杏仁、桔梗各5克。先将杏仁砸烂，桔梗切成小碎块，与其他药一起置入茶杯内，倒入刚沸的开水，盖严杯盖，浸泡15分钟左右即可代茶饮，可反复加入沸水浸泡数次，直至无味，每日上、下午和晚上各泡服1剂。

金樱子

JIN YING ZI

别名
糖罐、刺梨子、山石榴、山鸡头子。

性味
酸、涩、平。

来源 为蔷薇科植物金樱子的干燥成熟果实。全国各地均产，以南方较多。

形态 常绿攀缘灌木，枝条棕红色，常弯曲，有短粗、坚韧的钩刺。叶革质，羽状复叶，通常有小叶3片，顶端1片最大，叶柄及叶背中脉常有小刺；托叶下部与叶柄合生，分离部分篦状撕裂，早落。花单朵生于侧枝顶端，春末夏初开放，白色，大，直径为5～8厘米；花梗与萼管均有小刺。果夏秋成熟，橙黄色，近球形或梨形，有多数小刺，顶有宿存的花萼裂片。

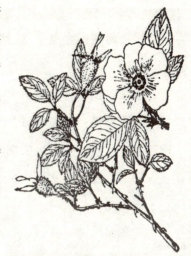

【功效】具有固精缩尿、涩肠止泻、止带的功效。含枸橼酸、苹果酸、鞣质、维生素C、树脂等。有减少排尿次数、止泻、促进胃液分泌、降血脂等作用。用治遗精、滑精、遗尿、尿频、久泻久痢、带下等。现代常用于遗精、遗尿症、胃炎、消化道溃疡、盆腔炎、阴道炎等。

【采制】通常于花托变红时采收，除去毛刺，晒干，即为"金樱子"。将去刺后的金樱子纵向剖开，置水中挖去瓤子（小瘦果）及绒毛（干挖绒毛易飞散而使皮肤作痒），再晒干，即为"金樱子肉"。

【鉴别】金樱子呈倒卵形，略似花瓶，长2～3.5厘米，直径1～2厘米。外表暗棕红色，全身被有突起的刺状小点。果柄部分较细，中部膨大。宿萼端作喇叭口形，花萼残基多不完整，盘状，中央略突出；剥开外皮（花托），内壁呈淡红黄色，内有30～40粒淡黄色的小瘦果，外包裹有淡黄色的绒毛，内有种子1枚。无臭，味甘酸、微涩。

◆附 方◆

肾虚遗精，遗尿，尿频，带下症：金樱子、芡实各等份，研粉为丸。每服6克，米汤送服。

慢性腹泻：党参、白术、茯苓、山药、金樱子、五味子各10克，陈皮、砂仁各6克，水煎服。

慢性泄泻：金樱子 30 克，水煎服。

遗精：金樱子、墨旱莲、桑葚各 15 克，水煎服。

遗尿，多尿：金樱子 30 克，益智仁 9 克，水煎服。

益肾涩精：冬虫夏草 10 克，金樱子、粳米各 30 克。文火煎虫草、金樱子取汁，用汁煮粳米成粥，每日 1 次。

阳痿：淫羊藿 9 克，土丁桂 24 克，鲜黄花远志 30 克，鲜金樱子 60 克，水煎服。

梦遗，滑精：玉竹、莲须、金樱子各 9 克，五味子 6 克，水煎服。

金钱草

JIN QIAN CAO

【别　名】 过路黄、毛蓼、白马鞭、人字草。

【性　味】 甘、微苦，凉。

【来　源】 为蓼科植物金钱草的干燥全草。全国各地均产，主产于四川、湖南、湖北、广西、江苏等地，东北及华北地区出产较少。

【形　态】 多年生草本。茎横卧，密被黄色短毛。小叶 1~3 枚，圆形或矩圆形如铜钱状，全缘，如叶为 3 枚时，侧生的小叶比顶生的小，先端微凹，基部心形，叶面无毛，叶背密被灰白色绒毛，中脉及侧脉特别多。两性花，为顶生或腋生的总状花序，苞片被毛，卵形；花萼钟形，裂片 5 枚，被粗毛；花冠蝶形，紫红色；雄蕊 10 枚，其中 9 枚合生，1 枚分离。荚果被短毛。秋季开花。

八 画

【功 效】具有利湿退黄、利尿通淋、解毒消肿的功效。用治湿热黄疸、石淋、热淋、水肿、小便不利、痈肿疔疮、毒蛇咬伤等。现代常用于急性黄疸型肝炎、泌尿道感染、泌尿道结石、胆道结石、痈疮、毒蛇咬伤等。

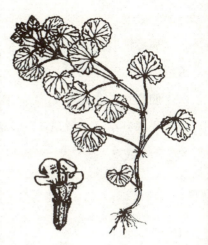

【采 制】4~5月份采收,采时连根拔起,洗净泥土,晒干切成1厘米长的段,晒干或烘干,筛尽杂质即可。

【鉴 别】金钱草为干燥皱缩的全草。茎棕色或暗棕红色,表面具皱纹、扭曲,叶对生,卵形或心脏形,长1~3.5厘米,宽1~3.5厘米,全缘表面灰绿色或黄绿色,背面色较浅,背面突起主脉1条,叶片用水浸后,透光可见黑色或棕色条纹,叶柄长1~4厘米,有的叶腋具长梗的花或果,花黄色,单生叶腋,裂片具紫黄色腺条,蒴果球形,有的现黑色腺条,种子多数。质易碎。气微,味淡。以色绿、叶完整、气清香者为佳。

◆ 附 方 ◆

慢性胆囊炎,胆结石:金钱草60克,马蹄金、虎杖、郁金各30克,香附、鸡内金各15克,水煎服。

乳腺炎:鲜金钱草适量,捣烂敷患处。

膀胱结石:金钱草(或广金钱草)、茯苓各15克,琥珀5克,车前草、海金黄色沙、白术、泽泻、猪苓、桃仁、红花、甘草梢各10克,官桂3克,水煎服,每日1剂,连服2日。

急性黄疸型肝炎:金钱草90克,茵陈45克,板蓝根15克,水煎,加糖适量,每日分3次服,连服10~15日为1疗程。

病毒性肝炎： 白花蛇舌草 30 克，金钱草 20 克，益母草 10 克，水煎服。

胆囊炎： 金钱草 45 克，虎杖 15 克，水煎服。

泌尿系结石： 琥珀 4 克，瞿麦、萹蓄各 15 克，海金沙 12 克，车前草 9 克，金钱草、薏苡仁、滑石各 30 克，甘草梢 3 克，水煎服。

苦 参

KU SHEN

【别 名】野槐根、地参、牛参。

【性 味】苦，寒。

【来 源】豆科植物苦参的干燥根。除新疆、青海外，全国各地均有分布。

【形 态】亚灌木。根圆柱状，外皮黄色。茎枝草本状，绿色，具不规则的纵沟。单数羽状复叶，互生；下具线形托叶；小叶有短柄，卵状椭圆形至长椭圆状披针形，先端圆形或钝尖，基部圆形或广楔形，全缘。总状花序顶生，被短毛；苞片线形；花淡黄白色；萼钟状，稍偏斜；花冠蝶形，旗瓣稍长，先端近圆形；雄蕊 10 个，雌蕊 1 个，子房上位，花柱纤细，柱头圆形。荚果线形，先端具长喙，成熟时不开裂。种子通常 3~7 枚，黑色，近球形。花期 5~7 月。果期 7~9 月。

【功 效】具有清热燥湿、祛风杀虫、利尿散结的功效。现代药理研究表明，具有利尿、抗病原体、抗肿瘤、抗病毒、抗炎、平喘、抗肝损伤及肝

八 画

纤维化、抗心律失常、抗心肌纤维化、抗银屑病的作用。用于治疗湿热下痢、黄疸、赤白带下、阴部瘙痒、周身风痒、疥疮顽癣、麻风、小便不利、瘰疬等。外用治烫伤。

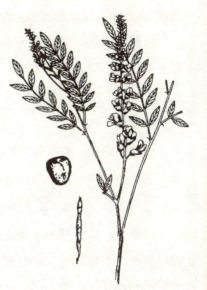

【采制】通常春、秋两季采挖，切去根头，除去细根、泥土，晒干，或趁鲜切片，晒干。先用清水洗净本品灰尘、霉斑，除去残茎，将大块切成小块。切前注意润透，如属干货，可以浸泡数小时，至软时取出。切成片后，晒干或用文火烘干。如处方上开麸炒，取制麦麸放入锅中炒热，再加入苦参炒至黄色，取出后，筛去麦麸即成。如开酒炒，按10%的比例，取苦参与酒拌炒，至酒干为止。取出冷却即成。

【鉴别】苦参个：根呈圆柱形，下部常有分枝，长10~30厘米，直径1~2厘米。表面灰棕色或棕黄色，有明显纵皱纹及横长皮孔，栓皮破裂后向外卷曲，剥落处显黄色，光滑。质坚韧，难折断，折断面纤维性，黄白色；气微，味极苦。

苦参片：切断面皮部与中心部分层有明显的微细放射状纹理及裂隙，有时可见同心性环纹。

◆ 附 方 ◆

血吸虫病腹水： 每日用苦参6~8克，水煎服。一般在服药2天内小便次数增多，腹围减小，为进一步行脾切除术创造了条件。

肝炎，肝纤维化： 除一般保肝治疗外，每日用苦参粉4克，装入胶囊或制成丸剂，分4次口服。黄疸消退时间平均为12.6日，最短为3日，肝肿大及肝功能恢复较快。

八 画

细菌性痢疾： 用苦参制剂（50%煎剂、注射剂、片剂）治疗急性细菌性痢疾258例，其中129例进行了系统观察，全部治愈。另用苦参30克，水煎分2次服。用单味苦参胶囊口服，100%的苦参液保留灌肠，治疗耐药细菌性痢疾。

急性肠胃炎： 每次用苦参4.5克，水煎服，每日2次；或用糖浆剂（每100毫升含生药30克），每次10~15毫升，每日服2次；也可用胶囊剂，每次0.25克干粉，日服4次。治疗急性肠胃炎，一般服药1~2天治愈。

肠滴虫： 口服苦参胶囊或苦参片，成人每次按生药1.2~4克的剂量，每日3次，小儿酌减，一般10天为1疗程。如疗效不显，可另用50%的苦参煎剂60~100毫升行保留灌肠，每日1次。

慢性结肠炎： 取苦参30克，加水500毫升，文火煎至80~100毫升，每晚临睡前保留灌肠。根据直肠镜检病变部位的深浅而定灌肠时的深浅，如部位较高时，灌完后把臀部抬高一些，以便药液充分流入。灌完睡觉，防止药液流出，第2天排便。灌肠期间忌食生冷、辛辣、油腻食物。7天为1疗程，疗程间隔2天。

躁狂型精神病： 苦参用量开始为每日9~12克，分2~3次饭后服；逐步增加剂量，病愈后再减少剂量，最大日服量为98克，平均为每日16~45克。使用日数最少为5日，最多者为154日。

慢性喘息性气管炎： 用苦参煎剂干粉胶囊，每次2粒（每粒含苦参0.4~0.5克），日3次，10日为1疗程。另用苦参结晶碱胶囊治疗43例，每次50~100毫克，日3次，5日为1疗程。

放射性食管炎： 给予基础治疗基础上，用苦参100克，水煎取液，不拘频服。1周为1疗程。

心律失常： 停用其他抗心律失常药3~7日，用心律宁片（苦参总碱制成）每次200毫克，日2次口服，连用3周以上。

苦楝皮

KU LIAN PI

【别名】金铃皮、川楝皮、楝皮、楝根皮、双白皮。

【性味】苦,寒,有毒。

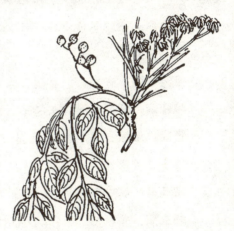

【来源】为楝科植物苦楝或川楝的干燥根皮。主产于四川、湖北、安徽、江苏、贵州、河南等地。

【形态】落叶乔木,高可达15米以上。树皮深棕色,有纵裂,全体有苦臭味。叶互生,2~3回奇数羽状复叶,叶柄大而圆,基部膨大,小叶卵形或披针形,边缘有圆齿。花、叶同时开放,淡紫色或白色(内服以白花楝树的根皮为佳,紫花楝树毒性大);腋生圆锥花序。核果圆卵形,果核5~7棱,根皮入药,随用随采,鲜用。

【功效】具有理气止痛、杀虫疗癣的功效。现代药理研究表明,具有抑菌、杀虫、镇痛、抗炎的作用。适用于治疗胃痛、腹痛、疝痛、蛔虫病、蛲虫病、头癣、体癣等。

【采制】四季可采,川楝以冬季采者最好(川楝素含量最高),楝树以春、夏季采为宜(苦楝素含量较高)。常先刮去粗皮再剥皮,晒干或低温烘干。

八 画

【鉴别】 苦楝皮有干皮和根皮2种。

干皮： 呈不规则块状或槽状卷片，厚3~7毫米。未除去粗皮的老皮，外表面粗糙，灰棕色至棕褐色，有宽纵裂纹及细横裂纹，并有灰棕色椭圆形横长皮孔，栓皮常呈鳞片状剥离；已除去外皮者，表面淡黄；幼皮表面紫棕色，平滑，有蜡质层。内表面黄白色。质韧，难折断，断面纤维性，用手折叠揉搓，可分成多层薄片。层层黄白相间，剥下的薄片有极细的网纹。无臭，味苦。

根皮： 呈不规则片状或卷片，厚1~5毫米。外表面灰棕色或棕紫色，微有光泽，粗糙，多裂纹。

附 方

钩虫病： 新鲜苦楝皮60克，水煎2~3小时，得药液20~30毫升，1次服完，连服3次。

月经不调： 苦楝子、香附、当归、川芎各10克，水煎服。

脘腹病，肝郁胁痛： 苦楝子、延胡索各10克，水煎服。

顽固性湿癣： 苦楝根皮适量，取上药，烧灰，研为细粉，以茶油调涂，隔天洗去再涂。

脓疱疮： 鲜苦楝叶适量，浓煎洗患处。

蛲虫病： 苦楝皮75克，百部150克，乌梅10克，加水2大碗，煎成1大碗，每晚用50毫升药液灌肠1次，连续2~4次。

癣： 苦楝皮适量，烘干，研细末，醋适量，调涂患处。

蛔虫性肠梗阻： 新鲜苦楝根皮150克，取上药，加鲜葱白100克，共捣烂，加醋适量调匀，用细面粉少量制成药饼。外敷脐周，待药干燥后换药，直到腹痛缓解，肛门排气并排出蛔虫为止。

败酱草

BAI JIANG CAO

【别名】黄花败酱、白花败酱、眠尔静、苦菜、杏煎。

【性味】辛、苦,微寒。

【来源】为败酱科植物黄花败酱或白花败酱或其近缘植物的带根全草。全国大部分地区均有分布,主产于江西、福建、四川等地。大部分地区习惯上以菊科植物苣荬菜和十字花科植物菥蓂作败酱使用。

【形态】草本。根茎粗壮,须根较粗,有特殊臭气。茎直立,节间长。基生叶丛生,有长柄,叶片长卵形,先端尖,边缘有粗齿;茎生叶对生,几无柄,叶片羽状全裂或深裂,裂片3~11枚,顶裂片较大,两侧裂片披针形或条形,叶缘有粗锯齿,两面有粗毛。聚伞圆锥花序,顶生,花萼小;花冠筒状,先端5裂;雄蕊4;子房下位。瘦果椭圆形,有3棱。

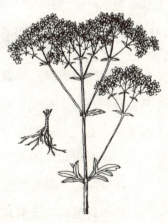

【功效】具有清热解毒、消痈排脓、祛瘀止痛的功效。用治肠痈、肺痈、疮痈、产后瘀滞腹痛。含多种皂苷、齐墩果酸、生物碱、鞣质、挥发油等。具有抗菌、抗肝炎病毒、促进肝细胞再生、改善肝功能、抗肿瘤等作用。现代常用于急慢性阑尾炎、肺脓疡、肺炎、急性化脓性扁桃体炎、胆道感染、腮腺炎等。

【采制】夏、秋采割,去泥土,用清水洗净后,铡成6毫米至1厘米长的片。晒干或用文火烘干。外用时,取新鲜败酱草,洗净后捣烂用。

八　画

【鉴别】 败酱草按其来源不同有以下2种。

黄花败酱： 全长50～100厘米。根茎呈圆柱形，多向一侧弯曲，直径0.3～1厘米，表面暗棕色至紫棕色，有节，节间长多不超过2厘米，节上有细根。茎圆柱形，直径0.2～0.8厘米，表面黄绿色至黄棕色，节明显，常有倒生粗毛；质脆，断面中部有髓或呈细小空洞。叶对生，叶片薄，多卷缩或破碎，完整者展平后呈羽状深裂至全裂，有5～11裂片，先端裂片较大，长椭圆形或卵形，两侧裂片狭椭圆形至条形，边缘有粗锯齿，上表面深绿色或黄棕色，下表面色较浅，两面疏生白毛，叶柄短，茎部略抱茎；茎上部叶较小，常3裂，裂片狭长，有的枝端带有伞房状聚伞圆锥花序。气特异，味微苦。

白花败酱： 根茎节间长3～6厘米，着生数条粗壮的根。茎不分枝，表面有倒生的白色长毛及纵向纹理，断面中空。茎生叶多不分裂，茎生叶常有1～4对侧裂片；叶柄长1～4厘米，有翼。

◆ 附　方

流行性腮腺炎： 鲜黄花败酱叶30克，生石膏20克，鸭蛋1个。先将前2味药捣烂，加鸭蛋清调匀，敷于肿痛处。24小时后如未消肿，照方再敷1次。同时取败酱60克，水煎分3次服，每日1剂。

产后腹痛如锥刺： 败酱草50克，水煎，分2次，加红糖调服。

痈疽肿毒： 鲜败酱草100克，水煎，分3次服，每日1剂，连服3～5天。

肝炎转氨酶高及絮浊试验阳性： 败酱全草（连根及果枝）50克，茵陈、女贞子各30克，水煎，分3次服，每日1剂，连服5～7剂。

细菌性痢疾： 鲜败酱草、鲜大飞扬草各30克，鲜车前草20克，水煎，分2次服，每日1剂，连服3～5天。

淋巴管炎： 鲜败酱草200克，水煎，分2次服，每日1剂。

慢性或亚急性阑尾炎： 败酱草、薏苡仁、红藤各30克，制附子6克，水煎50分钟，分2次服，每日1剂。

刺五加

CI WU JIA

【别名】五加参、加参。

【性味】甘、微苦、辛，温。

【来源】为五加科植物刺五加的干燥根及根茎。我国大部分省区有分布。

【形态】直立或攀缘状落叶灌木，高2~3米。根皮黄黑色，内面白色。枝灰棕色，软弱而下垂，蔓生状，无毛，节上通常疏生反曲扁刺。掌状复叶在长枝上互生，在短枝上簇生，叶柄常有细刺，叶片膜质至纸质，倒卵形至倒披针形，先端尖至短渐尖，基部楔形，边缘有细锯齿。夏、秋开花，伞形花序。花瓣5片，雄蕊5个，子房2室，花柱2枚。果实扁桃形，黑色，宿存花柱反曲。种子半圆形而扁，淡褐色。

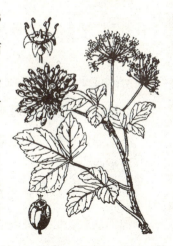

【功效】具有补脾益气、养心安神、补肾坚腰、活血通络的功效。用治脾肺气虚、倦怠乏力、食欲不振、久嗽虚喘、心脾两虚、失眠健忘、肾虚腰痛、阳痿不举、胸痹心痛、风寒湿痹、跌打肿痛等。现代常用于体虚乏力、神经衰弱、消化道溃疡、白细胞减少症、冠状动脉粥样硬化性心脏病、低血压、老年慢性气管炎、性功能障碍、糖尿病、高脂血症等。

【采制】春、秋两季采挖，洗净，趁鲜剥取根皮，鲜用或晒干备用。

八 画

【鉴别】 刺五加根茎呈不规则圆柱形，直径1.4~4.2厘米，有分枝，下部与根相接，表面灰棕色。根多圆柱形，多分枝，扭曲，直径0.3~1.5厘米，长3.5~12厘米，表面有纵皱纹，呈灰褐色或黑褐色，粗糙，皮较薄，有的剥落，剥落处呈灰黄色，皮孔明显。质硬，不易折断，断面黄白色。呈纤维性。气微香，味微辛，稍苦。

◆ 附 方 ◆

脾肾阳虚，腰膝酸软，体虚乏力，食欲不振，失眠多梦，神经衰弱，神经官能症，性功能减退，白细胞减少症，更年期综合征：单用刺五加加工成刺五加片（中成药）。每次口服2~4片，日服2~3次。

神经衰弱：刺五加40克，五味子20克，白糖50克，尼泊金0.05克，加工成复方刺五加糖浆（中成药）100毫升，每次口服10毫升，日服3次。

风湿性关节炎：①刺五加、威灵仙各9克，独活、防风、桂枝各6克，水煎服。②上药泡酒服。

小儿筋骨痿软，行走较迟：刺五加皮10克，牛膝、木瓜、茜草各6克，水煎服。

气虚水肿：刺五加皮15克，黄芪30克，水煎服。

神经衰弱，心悸失眠：刺五加15克，五味子10克，水煎服。

肾虚阳痿，早泄，遗精：刺五加15克，肉苁蓉、山药、熟地黄各10克，水煎服。

脾胃虚弱，食欲不振：刺五加15克，茯苓30克，白术10克，陈皮6克，水煎服。

肾虚腰痛：刺五加30克，杜仲15克，水煎服。

风湿疼痛： 刺五加、鸡血藤、海风藤各 15 克，威灵仙 10 克，两面针根 6 克，水煎服。

体虚乏力，食欲不振，糖尿病，高脂血症： 刺五加叶 30 克，水煎，代茶饮。

贯 众

GUAN ZHONG

【别名】贯仲、贯钟、凤尾草、管仲、黑狗脊。

【性味】苦，凉，有小毒。

【来源】为鳞毛蕨科植物粗茎鳞毛蕨、蹄盖蕨科植物峨眉蕨、球子蕨科植物荚果蕨、紫萁科植物紫萁、乌毛科植物乌毛蕨、苏铁蕨、狗脊蕨等的根茎。主产于湖南、广东、云南、四川、福建等地，西南、华南、华东及长江流域亦有出产。

【形态】多年生草本，高 30～80 厘米。根状茎直立，连同叶柄基部密生棕褐色，卵状披针形大鳞片。羽状复叶簇生，叶片倒披针形，草质，小叶 10～20 对，近全缘或顶部有浅缺刻；侧脉羽状分叉。孢子囊群分布于中部以上的羽片上，生于小脉中部以下。囊群盖圆肾形。

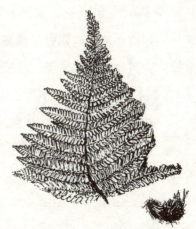

【功效】具有清热解毒、杀虫止血的

功效。现代药理研究表明，具有抗病毒、抗菌、驱虫、兴奋子宫的作用。适用于治疗风热感冒、温热斑疹、流行性脑脊髓炎、烧烫伤、漆疮以及蛔虫病、蛲虫病、绦虫病、吐血、衄血、便血、血崩等。

【采制】春末至冬初采挖为佳，削去叶及须根，洗净泥沙，晒干或切片晒干。炮制时拣去本品杂质，洗净泥沙，再用清水微泡。取出后，润2~3天，每天翻动1~2次，淋清水1~2次，边翻边淋水，以润透为限。削净毛，切约6毫米厚的马蹄形片。晒干或烘干，筛尽灰屑。制贯众炭时，取贯众片，将制麦麸先倒入锅中炒热，再放入贯众片，拌炒呈黑色，筛去麸即成。

◆附 方◆

预防乙脑：贯众、金银花各10克，甘草6克，水煎服。

预防麻疹：贯众10克，丝瓜络12克，水煎，代茶饮。

预防流感、流脑：贯众、板蓝根各10克，水煎，代茶饮。

流行性感冒：贯众30克，板蓝根10克，水煎服。

麻疹、水痘出不透彻：贯众、升麻各3克，芦根10克，赤芍6克，水煎服。

痄腮：鲜贯众6克，水煎服。同时取贯众适量，研末醋调敷患处。

蛔虫、钩虫病：①贯众30克，苦楝二层皮15克，水煎服。②贯众30克，川楝子10克，紫苏5克，水煎服。

妇女血不循经所致的崩漏：①贯众、牡丹皮、莲蓬炭各10克，水煎服。②贯众炭、地榆炭、地黄炭各15克，茜草炭、荆芥穗炭各10克，赤芍12克，当归6克，水煎服。

预防感冒：①贯众10克，水煎服。②贯众适量泡在水缸中，作饮水用。③贯众10克，甘草6克，水煎服。④贯众、黄芩、金银花各10克，甘草6克，水煎服。

罗汉果

LUO HAN GUO

【别名】拉汗果、假苦瓜。

【性味】甘,凉。

【来源】为葫芦科植物罗汉果的干燥果实。主产于广西。

【形态】多年生攀缘草质藤本,长2~5米。嫩茎暗紫色,有白色和黑褐色短柔毛,嫩枝叶折断有浅红色汁液溢出。根块状。卷须侧生于叶柄基部,叶互生,单叶;叶片卵形,先端尖,基部心形,边缘全缘或有不整齐的小钝齿,叶面有短柔毛,叶脉上的毛较密,嫩叶通常暗棕红色,密布红色腺毛,沿叶脉密生短柔毛;

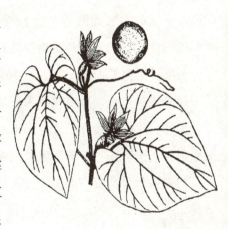

6月开花,雌雄异株;花淡黄而微带红色,排成总状花序生于叶腋;8~9月结果,果实卵形、椭圆形或球形,长4.5~8.5厘米,果皮薄,密生淡黄色柔毛,嫩时深棕红色,成熟时青色,内含多数种子。种子扁平圆形,淡黄色,边缘有槽。

【功效】罗汉果具有清热润肺、滑肠通便的功效。主要用于肺火燥咳、咽痛失音、肠燥便秘等症。本品煎汤或泡水服,可预防教师、歌唱家等因过度用喉引起的音哑失音,并可作夏令清凉饮料,用于暑热伤津口渴,还能用作糖尿病患者甜味剂的代用品,为亦药亦食佳品,已制成冲剂、茶剂、果露等,方便于人们保健、防病和治病。

现代临床上还用于百日咳、急慢性支气管炎、咽喉炎、急慢性扁桃体炎等。

【采制】通常于每年立秋后果实色变青褐、茸毛较少时采收，收后晾至果皮色发黄时置于特制烘房中火焙5~6天（烘时要轻轻翻动），烘至用手指弹果皮有响声即可，再刷去茸毛。

【鉴别】罗汉果有长果、圆果2种。

圆果：呈圆球形，直径4~7厘米。表面黄棕色、棕褐色或青黄色，平滑而微具光泽，一端中央有一圆点，为花柱基残痕，另一端有细小果柄痕，花柱基及果柄周围常残留有明显的棕红色细毛茸。体轻，果皮硬薄，易破碎，破开后，果皮内表面淡黄色，有毛绒样细微絮粒附着，果瓤集结成团球状，疏松似海绵，包被着众多类扁三角形层叠集结的种子，气微甜香，味极甜。

长果：呈卵圆形至长卵形，中部直径4~6.5厘米，两端顺圆，表面多为浅棕青色或黄青色，果皮较圆果更薄，其余同于圆果。

另外，除长果和圆果外，另有一种名为"冬瓜果"，其果形较长，两端略呈平截，表面有6~11条不明显的深色纵棱线。

如果因采收加工不当等原因，造成罗汉果摇之内瓤有响声（果皮与果瓤分离），则称为"响果"，是为次品。

【附方】

咽痛失音：罗汉果5克，蝉蜕、木蝴蝶各3克，一起置入茶杯内，倒入刚沸的开水，盖严杯盖，浸泡10分钟左右即可代茶饮，可反复加入沸水浸泡数次，直至无味，每日泡服1剂。

百日咳：罗汉果1个，鱼腥草30克，水蜈蚣30克，水煎服。

咳嗽：罗汉果半个，生鱼（鲤鱼、黑鱼）500克。将生鱼去鳞及内脏，与罗汉果同煮，喝汤吃鱼。

肺结核咳血：罗汉果15克，阿胶12克（烊化），水煎服。

八 画

喉痛失音：罗汉果1个，切片，水煎。频频饮服。

肺热阴虚痰咳不爽，肺结核：罗汉果100克，枇杷叶、南沙参、桔梗各150克，水煎，每次10毫升，每天3次。

肺燥咳嗽痰多，咽干口燥：罗汉果半个，陈皮6克，瘦猪肉100克。先将陈皮浸泡刮去白，水煮，饮汤食肉。

急、慢性气管炎，扁桃体炎，咽喉炎，便秘：罗汉果15~30克，开水泡，以茶饮。

百咳：罗汉果1个，柿饼15克，水煎服。

狗 脊

GOU JI

【别名】金毛狗脊、金毛狗、金狗脊、金毛狮子、猴毛头、黄狗头。

【性味】苦、甘，温。

【来源】蚌壳蕨科植物金毛狗脊的干燥根茎。主产于福建、四川、云南、广西等地。

【形态】多年生树蕨，高达2.5~3米。根茎平卧，有时转为直立，短而粗壮，带木质，密被棕黄色带有金色光泽的长柔毛。叶多数，丛生成冠状，大形；叶柄粗壮，褐色，基部密被金黄色长柔毛和黄色狭长披针形鳞片；叶片卵圆形，长可达2米，3回羽状分裂；下部羽片卵状披针形，长30~60厘米，宽15~30厘米，上部羽片逐渐短小，至顶部呈挟羽尾状；小羽片线状披针形，渐尖，羽状深裂至全裂，裂片密接，狭矩圆形或近于镰刀形，长0.5~1厘米，宽2~4毫米；亚革质，上面暗绿色，下面粉灰色，叶脉开放，不分枝。孢子囊群着生于边缘的侧脉顶上，略成矩圆形，每裂片上 2～12 枚，囊群盖侧裂呈双唇状，棕褐色。

【功效】祛风湿，补肝肾，强腰膝。

【采制】秋、冬二季采挖，除去泥沙，干燥；或去硬根、叶柄及金黄色绒毛，切厚片，干燥，为"生狗脊片"；蒸后，晒至六、七成干，切厚片，干燥，为"熟狗脊片"。

【鉴别】本品呈不规则的长块状，长 10～30 厘米，直径 2～10 厘米。表面深棕色，残留金黄色绒毛；上面有数个红棕色的木质叶柄，下面残存黑色细根。质坚硬，不易折断。无臭，味淡、微涩。生狗脊片呈不规则长条形或圆形，长 5～20 厘米，直径 2～10 厘米，厚 1.5～5 毫米；切面浅棕色，较平滑，近边缘 1～4 毫米处有 1 条棕黄色隆起的木质部环纹或条纹，边缘不整齐，偶有金黄色绒毛残留；质脆，易折断，有粉性。熟狗脊片呈黑棕色，质坚硬。

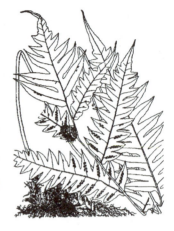

◆【附 方】

病后足肿：用狗脊煎汤渍洗。同时节食以养胃气。

年老尿多：金毛狗脊根茎、大夜关门、蜂糖罐根、小棕根各 25 克，炖猪肉吃。

风湿骨痛、腰膝无力：金毛狗脊根茎 30 克，香樟根、马鞭草各 20 克，杜仲、续断各 25 克，铁脚威灵仙 15 克，红牛膝 10 克，泡酒服。

五种腰痛，利脚膝：狗脊、萆薢各 100 克（锉），兔丝子 50 克（酒浸三日，曝干别捣）。上药捣罗为末，炼蜜和丸，如梧桐子大。每日空心及晚食前服三十丸，以新萆薢渍酒二七日，取此酒下药。

九 画

香 附
XIANG FU

【别名】 香附子、香附米、莎草根、东香附、南香附。

【性味】 辛、微苦、甘、平、无毒。

【来源】 为莎草科植物莎草的干燥根茎。主产于我国沿海各省市，以山东、浙江等地产量最多。

【形态】 多年生草本，高30厘米左右，地下有蔓延的匍匐茎和外皮黑色的块茎。地上茎三角形。叶细长，丛生，深绿色，有光泽。花生于茎顶，红褐色，花下有4~6片苞叶。果实长三棱形，成熟时灰黑色，外有褐色毛。6~7月开花。

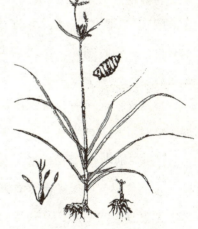

【功效】 具有理气解郁、止痛调经的功效。现代药理研究表明，具有舒张子宫、镇痛、抗菌、利胆保肝、中枢抑制、降压、增进肠道动力、促进脂肪组织释放游离脂肪酸的作用。适用于治疗肝胃不和、气郁不舒、胸腹肋胀痛、痰饮痞满、月经不调、崩漏带下等。

【采制】 春、秋两季采收，以秋采为佳。挖出后，用火燎去须根，放开水锅中稍煮或蒸透，即为光香附，也有不经火燎，直接晒干者，则为毛香附。湖南、山东、河南一带有将香附晒至七八成干，用石碾轧压，为防碾碎，可垫以稻草、麦秸或铁片，碾至毛须掉净，簸净须根杂质，晒至足干，即得香附米。浙江、福建、云南等地则用火烧去须毛，晒干即可。

有关香附的炮制，目前常用的有以下6种：

生香附：拣去杂质，碾成碎粒，簸去细毛及灰屑。

糖制香附：将碾碎的香附粒放入缸内，用白酒或黄酒及米醋拌匀。再用砂糖加水适量炒烊，然后将香附倒入锅内与砂糖水充分混合（香附粒每100千克用白酒或黄酒、米醋各20千克，砂糖6千克），炒干，取出，冷却。

四制香附：取净香附用米醋、黄酒、炼蜜（加开水烊化）、童便一同放入锅内用文火拌炒，至干后取出。生香附每100千克用米醋、童便、黄酒各12.5千克，炼蜜6千克。因取4种拌料同炒，故称"四制香附"。

醋香附：取生香附加醋拌均匀后（生香附每100千克用醋20千克），放入陶器缸内闷一夜，上面盖紧。然后取出置锅中，炒至微黄色，取出晾干。

制香附：取生香附100千克，生姜10千克（捣汁），加食盐3千克（加水溶解），米醋10千克，白酒10千克，一同混合均匀，再将香附放入缸内浸泡昼夜，并随时翻动，使之均匀吸收。然后取出，放入锅内，置文火上拌炒至干后取出，晒干或烘干。

香附炭：取净香附置锅内用武火炒至表面焦黑色，内部焦黄色，但须存性。炒时可淋少许清水，防止灰化，炒焦后取出，冷却。

【鉴别】多呈纺锤形，有的略弯曲，长2～3.5厘米，直径0.5～1厘米。表面棕褐色或黑褐色，有纵皱纹，并有数个略隆起的环节，"毛香附"在节上常有棕色的毛须，并残留根痕；"光香附"较光滑，环节不明显。质硬，经蒸煮者断面黄棕色或红棕色，角质样；直接晒干者断面色白显粉性，内皮层环纹明显，中部色较深，维管束点清晰可见。气芳香，味微苦。

【附方】

网状淋巴管炎：将香附30克，焙干研为细末，贮瓶备用。用时取香附子末6克，用温黄酒送服。不善饮者，用温开水送服亦可。每日1次，饭前或饭后服均可，服后盖被取汗更佳。

九 画

安胎：取香附子，炒，去毛，研为细末，每次用温开水送服3克，每日1次。治疗胎动不安，效果满意。

腰痛：生香附研粉，每次3克，日3次，用冷开水冲服，治疗寒热虚实的腰痛均宜，以实证优于虚证，寒证优于热证。

扁平疣：①将香附20粒，洗净，砸碎研末后加入鸡蛋或鸭蛋1个，混搅均匀，再加少许油盐煎炒服之，一般隔日或2~4天服1次，5~8次为1疗程。儿童用量酌减。孕妇忌服。②制香附200毫克，研成细末，分15等份，日1份，鸡蛋1个与香附末1份，搅拌均匀，花生油15毫升，锅内加热，放入拌匀鸡蛋香附末，煎煮熟后，再放上米醋，趁热吃下，1天1次。连服15天为1个疗程。

乳腺增生：醋柴胡、香附各9克，蒲公英30克（鲜者60克），赤芍12克，红花4.5克，水煎服。

月经不调，经量减少，经前胁肋胀痛、小腹作痛：柴胡、当归各6克，杭白芍15克，香附5克，川楝子10克，水煎服。

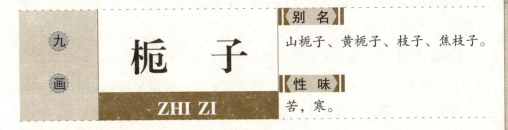

栀子
ZHI ZI

【别名】山栀子、黄栀子、枝子、焦枝子。

【性味】苦，寒。

【来源】为茜草科植物山栀的干燥成熟果实。主产于浙江、湖北、湖南、福建、江西等地。

【形态】常绿灌木，高达2米。茎多分枝。叶对生或三叶轮生，披针形，草质，光亮。夏季开花，花单生于叶腋或枝端，花冠开放后呈高脚碟状，白色，肉质，芳香。蒴果椭圆形，黄色或橘红色，顶端有绿色的宿存花萼。秋、冬采果及根，晒干。

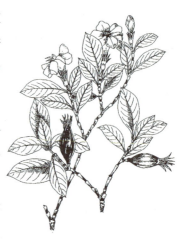

【功效】具有泻火除烦、清热利湿、凉血解毒、消肿止痛、清肝明目的功效。用治热病心烦、神昏谵语、湿热黄疸、热淋尿痛、血热出血、口舌生疮、疮疡肿毒、扭挫伤、肝热目赤等。现代常用于感冒高热、黄疸、泌尿道感染、尿路结石、上消化道出血、口腔溃疡、软组织扭伤、急性结膜炎等。

【采制】多于每年霜降后果实逐渐由青变红黄时采收。将采摘的果实除去果柄等杂物，经水略煮或蒸，取出晒或烘至七成干，置通风处堆放2~3天，再晒干或文火烘干。

炮制分生用、炒用、栀仁炭3种方法。

生栀子：将栀子筛去灰，鲜者晒干后砻破壳皮，取仁。取出后过筛，筛去碎粉、壳、皮片，拣去黑仁，晒干。干货微晒后，破壳取仁，晒干。

炒栀仁：取净仁分出大小，分别入锅净炒。炒至外呈黄色后取出，摊冷，筛去灰屑即成。

栀仁炭：取净仁用武火炒至外呈黑色，内呈老黄色时，取出冷却，筛去灰屑。

【鉴别】栀子呈长卵圆形或椭圆形，长1.5~3.5厘米，直径1~1.5厘米；表面红黄色或金黄色，具有6条翅状纵棱，棱间常有1条明显的纵脉纹，并有分枝；顶端残存萼片，基部稍尖，有残留果柄；果皮薄而脆，略有光泽，内表面色较浅，有光泽，具2~3条隆起的假隔膜；种子多数，集结成团，扁卵圆形，深红色或红黄色，表面具密而细小的疣状突起。气微，味微酸而苦。

九 画

◆ 附 方 ◆

湿热黄疸： 鲜栀子根 60 克，鲜天胡荽 100 克，瘦猪肉 120 克，水炖，服汤食肉，白糖调服。

慢性肝炎： 栀子根、柚子树根各 15 克，天胡荽、虎刺根各 25 克，五加皮 6 克，制附子 3 克，瘦猪肉 60 克，水炖，服汤食肉。

风火牙痛： 鲜栀子 120 克，水煎，调食盐少许服。

烫火伤： 栀子适量，研细粉，调茶油涂患处。

冠心病： 栀子、桃仁各 12 克，共轧成末，加炼蜜 30 克（或蛋清）调成糊状。将药摊敷在心前区，纱布敷盖固定。开始每 3 日换药 1 次，2 次后 7 日换药 1 次，6 次为 1 个疗程。

急性胆囊炎，神经症： 栀子、淡豆豉各 12 克，水煎服。

病毒性肝炎，胆囊炎： 栀子 9 克，甘草 3 克，黄柏 6 克，水煎服。

扭伤，挫伤： 栀子适量，研末，少加面粉，鸡蛋清调敷。

热水肿： 栀子 25 克，木香 7.5 克，白术 12.5 克，水煎服。

柿 蒂

SHI·DI

【别 名】 柿下、柿钱。

【性 味】 苦，寒，无毒。

【来 源】 为柿树科植物柿的干燥宿存花萼。主产于辽宁、河南、河北、山东、安徽、江苏、浙江、福建、广东、广西、湖南、湖北、山西、陕西、甘肃等地。

九 画

【形 态】落叶乔木,高达15米。树皮暗灰色,鳞片状开裂。单叶互生,叶片椭圆形至倒卵形,革质,全缘。花杂性,雄花成聚伞花序,雌花单生于叶腋,花黄白色。浆果卵圆球形,直径3.5~8厘米,橙黄色或鲜黄色,基部有宿存萼。冬季收集成熟柿子的果蒂(柿蒂),秋季收集柿的落叶(柿叶),晒干。经加工而成的饼状食品,称柿饼,其外表的白粉霜,称柿霜。

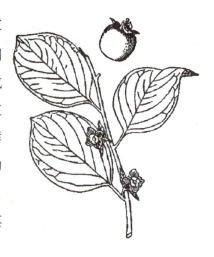

【功 效】具有止血祛斑、润肺生津的功效。现代药理研究表明,具有抑制心肌细胞凋亡及血管外膜成纤维细胞增殖、降血压、抑菌、降温、止血、抗炎、促进子宫收缩作用。适用于治疗各种出血、黄褐斑、咳喘、咽喉干痛等。

【采 制】柿蒂于冬季果实成熟时采或食用时收集,洗净,晒干备用。叶于夏秋季采收为佳,晒干备用。果实成熟时采收,加工制成柿饼备用。收集柿饼外附的白霜,放入锅内加热溶化,至呈饴糖状时,倒入特制的模型中,晾至七成干时,用刀铲下,再晾至全干,即成柿霜饼备用。

【鉴 别】柿的品种众多,但各种柿蒂均可药用。柿蒂呈扁圆形,直径1.5~2.5厘米,中央较厚,微隆起,有果实脱落后的圆形瘢痕,边缘较薄,4裂,裂片多反卷,易碎;基部有果梗或圆孔状的果梗痕。外表面黄褐色或红棕色,内表面黄棕色,密被细绒毛。质硬而脆易碎,气无,味涩。

◆ 附 方 ◆

胃热呃逆:柿蒂、代赭石、竹茹、木香各3克,共研细末。每次4克,加鸡蛋1个,蜂蜜1酒杯,开水冲服。

小儿脾虚泄泻:柿饼半只至1只,蒸熟,与米饭和匀食。

胃寒呃逆：柿蒂 30 克，丁香 15 克，共研末。每次 3 克，日服 2~3 次，生姜 9 克，煎汤送服。

高血压、脑动脉硬化、冠心病：柿叶 15 克，水煎，代茶常饮。

血小板减少性紫癜：柿叶 15 克，马兰根（路边菊根）、侧柏叶、阿胶（烊化）各 10 克，水煎服。

咽喉炎、口舌生疮、咳嗽：柿霜 9 克，口含咽下，每日 2 次。

避孕：柿蒂 7 个，放瓦片上焙干，研细粉，在月经净后 1~2 天内，用黄酒 30 毫升送服，连服 3 个月的经期。

误食桐油中毒：柿饼或成熟柿果（柿子）2~3 只嚼服。

血小板减少性紫癜：柿叶（经霜打落者）200 克，洗净，晒干，研细末，每次 3 克，早、晚开水送服，连服 1 个月。

痰嗽夹血：大柿饼 1 个，青黛 3 克。将柿饼饭上蒸熟，剖开，掺进青黛，临睡前薄荷汤（3 克，沸水冲泡）送服，隔日或每日 1 次，连服 3~5 天。

前 胡

QIAN HU

【别名】石防风、信胡、冬胡、土当归、水前胡。

【性味】苦、辛，微寒。

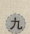

为伞形科植物紫花前胡和白花前胡的干燥根。主产于江苏、山东、浙江、江西、广西、安徽、湖南、湖北、四川等地。

【形态】为多年生草本。根圆锥状，表面棕黄色或棕褐色，有强烈气

九 画

味。茎中空，无毛，通常紫色，有纵沟纹。叶互生，根生叶和茎生叶有长柄，叶柄长13～36厘米，叶面脉上有短糙毛，叶背无毛；茎上部叶渐短，膨大成紫色叶鞘。8～9月开花，花深紫色，排成复伞形花序生于枝顶或侧生。9～11月结果，果实长圆形或卵状圆形。

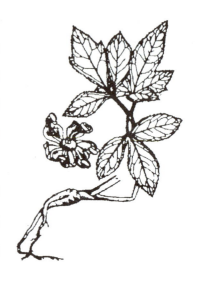

【功效】具有降气化痰、疏散风热的功效。用治肺热咳嗽、痰黄黏稠、风热感冒、咳嗽痰多等。现代常用于上呼吸道感染、急慢性支气管炎肺炎等。

【采制】根于冬季至次年春季茎叶枯萎或未抽花茎时采挖为佳，洗净，晒干备用。炮制时除去本品杂质，用清水洗净泥沙，去芦。取出后，再用清水冲洗几次，放入缸内稍加浸泡。如已透心变软，就可以不再润了；如未软，可取出再润一下，直至透心变软。切3毫米左右的厚片。晒干或烘烤干，筛尽灰屑，去掉虫伤及黑片。

【鉴别】白花前胡：根呈不规则圆锥形、圆柱形或纺锤形，稍扭曲，下部常有分枝，但支根多除去，长2～9厘米，直径1～2厘米，外表黑褐色至灰黄色，根头部中央多有茎痕及纤维状叶鞘残基，上部有密集的横向环纹，下部有纵沟、纵纹及横向皮孔。质硬脆，易折断。断面不整齐，淡黄白色，可见1棕色形成层环及放射状纹理，皮部约占根面积的3/5，淡黄色散有多数棕黄色小油点，木质部黄棕色。气芳香，味先甜后微苦、辛。

紫花前胡：与白花前胡药材有明显的区别。紫花前胡的主根较长，长3～15厘米，支根常存在，根茎上端有残留茎基，无纤维毛状物，茎基周围常有膜状叶鞘基部残留，断面类白色，皮部较窄，油点少，放射状纹理不明显，木质部占根面积1/2或更多。气芳香，味淡而后苦、辛。

附 方

肺热咳嗽，痰黄黏稠：前胡、杏仁、桑白皮、贝母、麦冬各9克，甘草5克，水煎服。

痰浊壅盛，咳嗽胸满，恶心呕吐：前胡、杏仁、半夏、陈皮、甘草各10克，水煎服。

麻疹并发肺炎：前胡12克，毛冬青20克，甘草6克，水煎服。

风热感冒，咳嗽气急：前胡、白前、桑叶、杏仁、桔梗各9克，薄荷、牛蒡子各6克，甘草3克，水煎服。

风火喉闭，锁喉风：苏子、前胡、赤芍、甘草、桔梗各10克，玄参、连翘、浙贝母各7.5克，水煎服。

风温初起，风热所感，冬温袭肺，咳嗽：薄荷、前胡、牛蒡子各7.5克，蝉蜕5克（去足、翅），淡豆豉20克，栝楼壳10克，水煎服。

肺热咳嗽有汗：前胡12克，桑白皮、地骨皮各10克，水煎服。

发汗解表，消疮止痛：前胡、柴胡、羌活、独活、枳壳、茯苓、荆芥、防风、桔梗、川芎各4.5克，甘草1.5克，水煎服。

茜 草
QIAN CAO

九画

【别名】血见愁、过山龙、风车草、小活血、染绯草。

【性味】苦，寒。

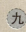

【来源】为茜草植物茜草的根及根茎。全国各地均产，以四川、贵州、云南、湖南、湖北、广东、广西、江西较多。

九 画

【形态】多年生蔓性草本。根细长，金黄色或橙红色。茎方形，具4棱，疏生细倒刺。叶4片轮生，有长柄；卵形或卵状披针形，先端渐尖，基部心形，全缘，叶柄、叶缘和叶反面均有细刺。秋季，梢头叶腋开淡黄色小花，排成圆锥状聚伞花序。结球形肉质浆果，成熟时黑色。

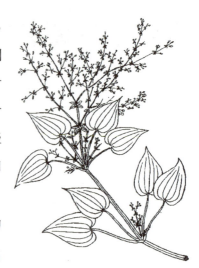

【功效】具有凉血止血、活血化瘀的功效。用治血热妄行，或血瘀脉络之各种出血证、血瘀经闭、产后瘀阻腹痛、跌打损伤、风湿痹痛。含蒽醌类物质如茜草素、黑茜素等。具有止血、镇咳、祛痰、解痉、抗菌等作用。现代常用于各种出血证、月经不调、痛经等。

【采制】春、秋两季均可采挖，以秋季采者质优，挖出根后，除去茎苗，去净泥土，晒干。

本品常用的炮制方法，大体上分为3种：

生用：除去本品杂质，除去芦苗，用清水洗净泥沙，微泡后取出，晾干余水，润透。铡约6毫米长，晒干或阴干。根粗者，应切片。

酒炒：取茜草100克，用白酒10毫升（10%的比例），放入锅内拌炒至干。取出，筛尽灰屑即成。

茜草炭：取茜草片置锅内炒至外表呈焦黑色，内部老黄色。炒时，防止燃烧，可喷洒少许清水，取出晾干。炒时应注意，要存性，不能灰化。

【鉴别】根茎呈结节状，下部着生数条根。根呈圆柱形，略弯曲，长10～25厘米，直径0.5～1.5厘米，表面红棕色或棕色，具细纵皱纹及少数细根痕；皮部易剥落，露出黄红色木部。质脆，易折断，断面平坦，皮部狭窄，紫红色，木部宽广，浅黄红色，可见多数小孔。气微，味微苦。

九 画

◆ 附 方 ◆

月经不调：丹参15克，茜草、牛膝各12克，桃仁、泽泻各10克，水煎服。

妇女血崩：茜草炭（茜草炒至表面黑色）、仙鹤草各15克，地榆炭、棕榈炭各12克，水煎服或与鸡蛋煎服。

各种出血：炒茜草、生地黄各15克，白芭根30克，小蓟12克，侧柏叶炭10克，水煎服。

跌打损伤：茜草、菊花、三七、虎杖各9克，地鳖虫7个，水煎，服用时加甜米酒、红糖各适量。

吐血，咯血：茜草炭、当归、川芎、白芍、香附各6克，熟地黄9克，水煎服。

妇女赤白带下：山药50克，生龙骨（捣细）30克，生牡蛎（捣细）30克，海螵蛸（去净甲，捣）20克，茜草15克，水煎服。

胖大海
PANG DA HAI

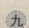 **别名**：通大海、大海、洋果、大海子、安南子。

 性味：甘、淡，微寒。

【来源】 为梧桐科植物胖大海的干燥果实。分布于越南、印度、马来西亚、印度尼西亚。我国广东、广西、福建等地亦有出产。

【形态】 落叶乔木，高30~40米。树皮粗糙而略具条纹。叶互生；叶柄长5~15厘米；叶片革质，卵形或椭圆状披针形。花杂性同株，成顶生或腋生的圆锥花序。蓇葖果 1～5 个，着生于梗，长 18～24 厘米，基部宽 5～6 厘米，呈船形，在成熟之前裂开；最初被疏柔毛，旋脱落。种子梭形或倒卵形，长 18～25 毫米，直径 12 毫米，深黑褐色，表面具皱纹；子叶大，长 12 毫米，宽 10 毫米，半圆形，胚乳丰富。

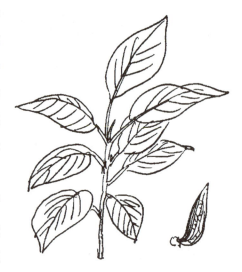

【功效】具有清热润肺、利咽开音、润肠通便的功效。用治痰热咳嗽或干咳无痰、咽痛音哑、肠燥便秘等。现代常用于急性支气管炎、急慢性咽喉炎、扁桃体炎等。

【采制】4～6 月间果实成熟开裂时，采下成熟种子，晒干即可。

【鉴别】呈椭圆形，先端钝圆，基部略尖，长 2～2.5 厘米，宽 1.2～1.7 厘米。外表深黄棕色或棕色，微有光泽，有不规则的细皱纹，基部具浅色的圆形种脐，有时残留种柄。外层种皮质轻松，易剥落，遇水膨大成海绵状。内层种皮红棕色至棕黑色，先端有 1 黄白色圆斑。剥取内层种皮后，可见胚乳肥厚，成 2 片，暗棕色或灰棕色。子叶 2 片，紧贴于胚乳，菲薄而大，气微，味微甘。嚼之有黏液性，种仁麻辣。

附 方

急性扁桃腺炎：胖大海 10 克，麦冬、板蓝根各 5 克，甘草 3 克，泡水，代茶饮。

声音嘶哑，甚则失音不语，咽喉疼痛：胖大海、蝉蜕各 5 克，生甘草 2 克。一起置入茶杯内，倒入刚沸的开水，盖严杯盖，浸泡 15 分钟左右即可代茶饮，可反复加入沸水浸泡数次，直至无味，每日上、下午各泡服 1 剂。

九 画

干咳失音，咽喉燥痛，牙龈肿痛，因于外感者：胖大海5枚，甘草3克。代茶饮服，老幼者可加入少许冰糖。

大便干燥出血：胖大海10枚，开水泡开，去核，加冰糖20克1次服。

慢性咽炎：胖大海15克，青果6克，绿茶5克，蜂蜜30克。先将青果煎煮沸片刻，取煎液冲泡胖大海和绿茶，加盖闷泡5分钟，兑入蜂蜜搅匀，慢慢饮用。

痰热咳喘，失音喑语的辅助性治疗：胖大海5克，海粉15克，冰糖适量。先将胖大海和海粉加清水适量，煮沸后加入冰糖，再煎一两沸即可，1次或多次饮用。

慢性咽炎及其他原因引起的咽喉部不适：胖大海9克，桔梗、生甘草各5克，沸水闷泡10分钟后代茶饮。

痔疮肿大，下血不止，大便秘结等：胖大海2枚，地榆炭、炒槐花各5克，荆芥炭3克，冰糖适量，一起置入茶杯内，倒入刚沸的开水，盖严杯盖，浸泡20分钟左右代茶饮，可反复加入沸水浸泡数次，直至无味，每日上、下午各泡服1剂。

急性子
JI XING ZI
九画

【别名】凤仙花子、凤仙子。

【性味】温，微苦、辛。

【来源】为凤仙花科植物凤仙花的干燥成熟种子。主产于四川、云南、贵州、广东、广西等地。

九 画

【形态】 1年生草本，高40~80厘米。茎直立，近肉质，光滑无毛。叶互生，单叶，叶柄长1~3厘米。6~8月开花，花通常粉红色、红色、紫色、白色、紫红色或杂色，花瓣5片，或重瓣；7~9月结果，果实椭圆形或纺锤形，密生柔毛，成熟时开裂，将种子弹出。种子椭圆形、扁圆形或卵圆形，表面棕褐色或灰褐色。

【功效】 具有软坚散瘀、破积下气、消肿解毒的功效。主治跌打损伤、经闭腹痛、痈疽肿毒、丹毒、毒蛇咬伤、骨鲠咽喉、食道癌等。

【采制】 于秋季果实成熟而尚未开裂时，拔起全草，晒干后打下种子，簸去皮壳及碎叶即可。

【鉴别】 呈扁圆形或卵圆形，直径1.5~3毫米。表面灰褐色或棕褐色，粗糙，除去表皮，则显光泽。种脐位于狭端，稍突出。质坚实，种皮薄，子叶灰白色，半透明，油质。无臭，味淡、微苦。

◆ 附 方

跌打扭伤： 鲜凤仙花、鲜桃树根皮、鲜韭菜根、鲜酢浆草各适量，共捣烂，酒调敷患处，每日换药1次，至红肿消失。

痈疖脓肿： 鲜凤仙花全草适量，捣烂醋炒热敷患处。

经闭腹痛，产后瘀血未尽： 凤仙花6克，水煎服。

指头疮，乳疮： 鲜凤仙花全草适量，捣烂敷患处。

难产： 急性子、酢浆草各15克，共研细粉，另取归身、黄芪各30克，水煎，冲上药粉服。

风湿关节痛：①凤仙透骨草 10 克，鸡血藤 15 克，牛膝 12 克，防风、苍术、黄柏各 9 克，水煎服。②凤仙透骨草、威灵仙各 15 克，桑枝 30 克，水煎服。

小儿麻痹后遗症：凤仙花全草、麻黄各 15 克，木瓜、牛膝、当归、蜂房各 10 克，红花、穿山甲各 6 克，水煎，熏洗患肢，盖被出汗，每日洗 2～3 次，每剂药洗 2 日。

闭经：①凤仙花 10 克，李树根 30 克，桃仁、大红花根（锦葵科的朱槿）、朱砂根各 15 克，水煎服。②急性子 6 克，水煎服。③凤仙花 6 克，水煎服。

指头炎、甲沟炎：鲜凤仙花（或嫩叶）适量，同白酒适量，捣烂敷患处，日换 1～2 次。

颈淋巴结结核：鲜凤仙花全草适量，捣汁涂敷患处，连用 10～15 日。

荨麻疹、过敏性皮炎：鲜凤仙花 10 余朵，炒鸡蛋吃。

枸杞子

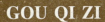

【别 名】红耳坠、地骨子、杞子、果杞、西果杞、甘枸杞、枸杞豆。

【性 味】甘，平。

【来 源】为茄科植物宁夏枸杞干燥成熟果实。主产于宁夏、内蒙古。此外新疆、河北、甘肃、青海等地亦产。

【形 态】小灌木，约 1 米多高。枝条细长；叶片披针形或长椭圆状披针形，互生或丛生，叶腋有锐刺；7～8月开淡紫红色或粉红色的花；花萼通常2裂至中部；花冠5裂，裂片边缘无毛，雄蕊5枚；9～10月结果，成熟时红色，卵形或长椭圆形，长6～21毫米，直径3～10毫米，味甜；种子多数。

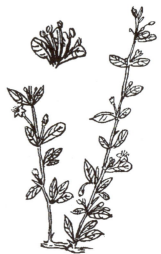

【功效】具有滋补肝肾、益精明目的功效。主要用于虚劳精亏、腰膝酸痛、眩晕耳鸣、内热消渴、血虚萎黄、目昏不明等。本品为药食兼用，既能补肾以生精，又能养肝血而明目，为补益肝肾要药。无论肾阴亏虚或肾阳不足，以及精亏血虚之证，皆可应用，又可养阴润肺、疗虚劳咳嗽。自古为服食滋补强壮佳品，有延年益寿之功。现代临床上还用于男性不育症、慢性萎缩性胃炎、高脂血症、糖尿病、链霉素副反应、脑动脉硬化、肥胖症等。

【采制】通常于6～9月间，于果实成熟时，采摘成熟果实。采摘后有晒干和烘干2种方法。晒干法先晾2天至皮皱后，再暴晒至干；烘干法则低温小火烘干即可。

【鉴别】枸杞子呈纺锤形或椭圆形，长1.5～2厘米，直径4～8毫米。表面鲜红色或暗红色，陈久者紫红色，具不规则皱纹，略有光泽，一端有白色的果柄痕，另一端有小凸块状花柱痕迹。质柔软而滋润。内藏种子多数，黄色，扁平似肾脏形。气微，味甜、微酸苦。嚼之唾液呈红黄色。

◆附　方◆

牙龈出血：枸杞子15克，旱莲草10克，水煎，取汁，徐徐含服。

糖尿病：枸杞子15克，兔肉250克，文火炖熟，食盐调味，喝汤食肉。

老年体弱，病后体虚，久服可益寿：枸杞子25克，同大米100克煮粥，每日分1～2次服用。

九 画

眼目昏花，腰膝无力，阳痿，并能健身益寿：枸杞子 30～60 克，白酒 500 克。浸泡 7 天后服，每次 5～10 毫升，每日 2～3 次。

慢性支气管炎及肾虚咳嗽：枸杞子 20 克，水煎，每日 1 剂，分 2～3 次服，可酌加白糖调味。

神经衰弱，头晕目眩：枸杞子、何首乌、锁阳、山茱萸各 90 克。将上药焙干，共研为末，每次 6 克，每日 2 次，开水冲服，长期服用。

肝肾亏损，腰膝酸软，头晕目眩，虚劳咳嗽，遗精，糖尿病，慢性肝炎，视力减退等：枸杞子 15 克，放入茶杯中，用沸水浸泡，代茶饮。

强身，延年：枸杞子、五味子各 6 克，泡开水代茶饮，可加冰糖或白糖调味。

敛汗，生津，止渴：枸杞子 10 克，五味子 6 克，共研为粗末，放入保温杯内，冲入沸水约 300 毫升，盖严，闷泡一昼夜，代茶饮。

头昏眼花，泪囊炎，迎风流泪，夜盲等：枸杞子 15 克，菊花 8 克，共用沸水泡，代茶饮。

茵 陈
YIN CHEN

【别名】土茵陈、茵陈蒿、绒蒿、臭蒿。

【性味】苦、辛，微寒。

【来源】为菊科植物茵陈或滨蒿（北茵陈）的干燥幼嫩茎秆。主产于安徽、山西、陕西等地。

【形态】 多年生草本，高 30~100 厘米。茎直立，基部木质化，上部多分枝，表面具纵浅槽。基生叶披散地上，有柄，2~3 回羽状全裂，或掌状裂；茎生叶，无柄，无毛，基部抱茎，羽状全裂。小头状花序排成圆锥花序状，球形或卵形，花缘黄色。瘦果长圆形。

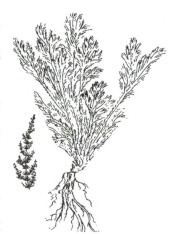

【功效】 具有利湿退黄、解毒疗疮的功效。用治湿热黄疸、小便不利、湿疮瘙痒等。含挥发油，油中有 β-蒎烯、茵陈炔烯等。具有利胆、保肝、降血压、扩张血管、降血脂、抗凝血、解热、镇痛、抗菌、抗肿瘤等作用。现代常用于急慢性黄疸型传染性肝炎、无黄疸型肝炎、胆囊炎、胆石症、胆道蛔虫病等。

【采制】 春季当幼苗高 6~10 厘米时采挖全草去根，或割取嫩叶，除去杂质，晾干或阴干（此时采收的称绵茵陈）；或秋季花蕾长成时采割地上部分，除去杂质及老茎，晒干备用（此时采收的称茵陈蒿）。

【鉴别】 茵陈多揉成团状，灰绿色，全株密被灰白色或灰黄色的绒毛。茎细小，直径 1~3 毫米，质脆，易折断。茎上或由基部着生多数具细长叶柄的叶，叶柔软，皱缩并卷曲，多为 2~3 回羽状细裂或掌状裂，裂片线形或略呈卵形，长 2~6 毫米，成簇。气微香，味微苦。

◆ 附 方 ◆

黄疸性肝炎： 茵陈 180 克，栀子 20 克，大黄 60 克，共煎成 1500 毫升，分 3 次服。

慢性肝炎： 茵陈、车前草各 30 克，地耳草、木贼、栀子根（用陈土炒）各 15 克，水煎服，每日 1 剂，7 日为 1 个疗程。

九 画

湿疹：茵陈30克，石菖蒲15克，苦参、千里光各20克，煎水洗患处。

单纯性口疮黏膜溃疡，复发性口腔溃疡：茵陈30克，以沸水250毫升冲泡，轻者每日漱口数次，重者代茶饮，连用3～5天。

胆道蛔虫症：茵陈50克，乌梅10克，水煎，分2次服。

荨麻疹，皮肤肿痒：茵陈30克，荷叶15克，蜂蜜适量。将前2味烘干，研末，每次5克，蜜水送服。

蜂螫：鲜茵陈叶适量，捣烂，外敷患处。

痧症，腹部绞痛，肢麻：鲜茵陈50克，鲜黄荆叶30克，鲜青木香10克，捣烂，加冷开水绞汁服。

厚 朴
HOU PU

【别名】制朴、川朴、刀朴、根朴、苑朴、厚皮、香皮、赤朴。

【性味】辛、苦，温。

【来源】为木兰科植物厚朴和凹叶厚朴的干燥树皮。主产于四川、浙江、湖南、贵州、湖北等地。

【形态】落叶乔木，树皮淡褐色。叶互生，革质，狭倒卵形，长15～30厘米，宽8～17厘米，顶端有凹缺或成2钝圆浅裂片，基部楔形，侧脉15～25对，下面灰绿色，叶柄有白色毛。花白色，芳香，花被片9～12；雄蕊和心皮多数。聚合果圆柱状卵形，长11～16厘米。蓇葖木质，有短尖头。花期4～5月。果期9～10月。

【功效】具有燥湿除满、下气消积、化痰平喘的功效。用治湿阻中焦、腹脘胀满、食积气滞、便秘腹胀、痰壅咳喘。现代常用于急慢性胃肠炎、细菌性痢疾、消化不良、支气管炎、支气管哮喘等。

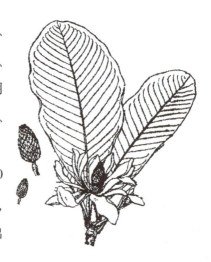

【采制】通常4～6月剥取生长15～20年的树干皮，置沸水中微煮后，堆置土坑里，上盖青草使之"发汗"，待水分自内部渗出后，内表面变紫褐色或棕褐色时，再蒸软，取出，卷成筒状，晒干或炕干。根皮及枝皮剥下后可直接阴干。

【鉴别】筒朴（包括靴朴）：干皮呈卷筒状或双卷筒状，长30～35厘米，厚2～7毫米，习称"筒朴"，干皮卷成单卷形如古书称为"万卷书""单如意"；卷成双卷称为"双如意"。近根部的干皮一端展开如喇叭口，长13～25厘米，厚3～8毫米，习称"靴筒朴""靴朴"。外表面灰棕色或灰褐色，表面粗糙，栓皮有时呈鳞片状易剥落，有明显的椭圆形皮孔和纵皱纹。被刮去粗皮者，表面较平坦，显黄棕色。内表面较平滑，紫棕色或深紫褐色，具细密纵纹，划之显油痕。质坚硬油润，不易折断，断面外部灰棕色，颗粒性；内部紫褐色或棕色，富油性，有时可见多数发亮的细小结晶（厚朴酚结晶）。气香，味苦带辛辣感。

根皮（根朴）：呈单筒状或不规则块片，有的劈破，有的弯曲似"鸡肠"，习称"鸡肠朴"，长18～32厘米，厚1～3毫米，表面灰棕色，有横纹及纵皱纹，劈破处呈纤维状。质硬，易折断。嚼之残渣较多。余同干皮。

枝皮（枝朴）：皮薄呈单筒状，长10～20厘米，厚1～2毫米，表面灰棕色，具皱纹。质脆，易折断，断面纤维性。嚼后残渣亦较多。余同干皮。

耳朴：为近根部枝干基部皮，呈片状或半卷状，多似耳形。其余同筒朴。

附方

脾胃寒湿，脘腹胀满，胃痛呕吐： 姜厚朴、橘皮、茯苓各 6 克，草豆蔻、木香、炙甘草各 3 克，干姜 2 克，水煎服。

风寒咳喘，寒热头痛： 桂枝、芍药、生姜、厚朴、苦杏仁各 9 克，甘草 6 克，大枣 4 枚，水煎服。

痰壅咳喘，痰多稀白： 苏子、半夏各 9 克，当归、炙甘草、前胡、姜厚朴各 6 克，肉桂 3 克，大枣 3 枚，生姜 2 片，水煎服。

梅核气，咽口似有异物梗阻： 半夏、茯苓各 12 克，厚朴、生姜各 9 克，苏叶 6 克，水煎服。

消化不良： 厚朴 10 克，苍术 6 克，陈皮、甘草各 3 克，水煎服。

妊娠呕吐： 姜制厚朴 15 克，生赭石 50 克（另包先煎），竹茹 12 克，清半夏 10 克，生姜 3 片，水煎，加炼热的蜂蜜 15 克调匀，分 2 次服，每日 1 剂，连服 2 日。

荆芥
JING JIE

【别名】 芥穗、线芥、细芥、姜芥、四棱杆蒿。

【性味】 辛、微苦，微温。

【来源】 为唇形科植物荆芥的全草或花穗。主产于江苏、浙江、江西、湖南、河北等地。

【形态】 1 年生草本，高 60~90 厘米。茎直立，四棱形，基部稍带紫色，上部多分枝，全株有短柔毛。叶对生，有柄，羽状深裂，线形或披针形，全缘，两面均被柔毛，下面具凹陷腺点。初夏间梢端开淡红色唇形花，穗状轮伞花序，多轮生于梢端，形成穗状，芳香如樟味；花期夏季。小坚果卵形或椭圆形，棕色；果期秋季。

【功效】具有祛风解表、利咽、透疹、止血的功效。用治感冒发热、头痛、咽痛、风疹瘙痒、麻疹初起、吐血、衄血、便血、崩漏、疮疡初起兼表证者。现代常用于感冒、流感、急慢性咽喉炎、结膜炎、荨麻疹、过敏性皮炎、接触性皮炎、疖肿、胃肠道出血、功能性子宫出血等。

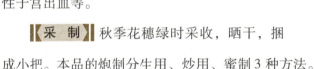

【采制】秋季花穗绿时采收，晒干，捆成小把。本品的炮制分生用、炒用、蜜制3种方法。

生用：将本品去心、拣尽杂草后，扎成小把，数小把捆成1大捆，苑部朝下，竖立在缸内，加入清水浸泡2～4小时，取出，散捆。以小把在缸中洗净泥沙后取出，晾干水分，去苑，铡细。同时，将散捆与铡时散落下来的穗叶收集起来，筛去泥沙，拣尽杂屑，放入箩筐内后，再放进缸内，加清水反复淘洗，洗净泥沙后取出，晒干。与梗分别存放，即可生用。

炒用：取荆芥入锅炒至呈黑黄色后，取出，冷却后入药。

蜜制：取荆芥入锅用文火炒热，取出，再按每50克荆芥用蜜25克的比例，将蜜放入锅内溶解后，再加入荆芥拌炒，至蜜水干时取出，冷却，待不粘手后入药。据对比试验，荆芥炒热后再加入蜜中，比不炒热时加入蜜中吸收蜜水快，颜色鲜，好看一些。

【鉴别】茎呈方柱形，上部有分枝，长50～80厘米，直径0.2～0.4厘米，表面淡黄绿色或淡紫红色，被包柔毛，体轻，质脆，断面类白色。叶互生，多已脱落，叶片3～5羽状分裂，裂片细长。穗状轮伞花序顶生，长

2~9厘米，直径约7毫米。花冠多脱落，宿萼钟状，先端5齿裂，淡棕色或黄绿色，被短柔毛，小坚果棕黑色。气芳香，味微涩而辛凉。

荆芥穗为干燥的花穗，花冠多已脱落不全，花萼黄绿色，质脆易碎，气味与全草相似，但较强烈。

◆ 附 方 ◆

风寒感冒，寒热头痛，目眩：荆芥9克，防风、羌活、独活、柴胡、前胡、桔梗、枳壳、茯苓各6克，川芎、甘草各3克，水煎服。

风热壅肺，咽喉肿痛：荆芥穗、牛蒡子、桔梗各10克，甘草5克，水煎服。

妇女产后出血不止：荆芥穗（炒炭）15克，棕榈炭6克，血余炭3克，水煎服。

荨麻疹：荆芥60克，碾粉过筛，装纱布袋，均匀撒布患处，用手掌反复揉搓至发热为度，1日数次。

吐血，衄血，便血：荆芥炭适量，研细。每服6克，米汤送服。

皮肤瘙痒症：荆芥穗30克。烘干，研细末，纱布袋装，均匀地撒布患处，然后用手掌来回揉搓，使患处产生热感为度。

初产用力过猛引起脱肛：炒荆芥、炒枳壳各5克，鳖头1个，蜂蜜适量。先将鳖头放入炭火中烧成炭（以烧至烟尽时为度，立即取出），与荆芥、枳壳共研成细末，加蜂蜜适量调成软膏。用时先以陈艾叶、葱白各90克，煎水熏洗患处，再将药膏涂擦肛肠及其周围，并用消毒敷料将下脱之肛肠轻轻上托，再嘱患者坐在敷料上1~2小时。

经行吐衄：荆芥穗炭6克，怀牛膝10克，生山栀、牡丹皮各9克，水煎，分2次服。

产后血晕：荆芥穗20克，生地黄15克，丹皮12克，水煎服。

骨碎补

GU SUI BU

【别名】 毛姜、申姜、石毛姜、碎补、猴姜、过山龙、中华槲蕨。

【性味】 苦,温。

【来源】 为水龙科植物槲蕨及中华槲蕨或骨碎补科植物骨碎补的干燥根。各地均有出产,主产于我国东南沿海各地。

【形态】 多年生草本,高25～40厘米。根茎粗壮肉质,如生姜状,横走,密生钻状披针形鳞片。叶有2种形状:不生孢子囊的叶无柄,卵圆形,长约7厘米,宽3～6厘米,枯黄色、红棕色或灰褐色,边缘浅裂,网状叶脉明显,在根茎上彼此覆瓦状重叠;生孢子囊群的叶有短柄,长椭圆形,长22～40厘米,宽14～18厘米,两面无毛,羽状深裂,裂片7～13对,披针形,边缘有不明显的缺刻,网状叶脉明显的,孢子囊群圆形,沿裂片中脉两侧着生,2～4行,无囊群盖。

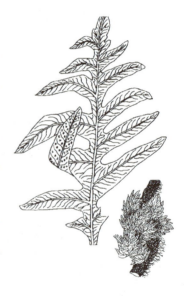

【功效】 具有活血续筋、补肾强骨、聪耳固齿的功效。用治跌打损伤、筋断骨折、瘀滞肿痛、肾虚腰痛脚弱、耳鸣耳聋、牙痛、久泻等。现代常用于软组织损伤、闭合性骨折、骨质疏松症、腰肌劳损、牙周病等。

【采制】 骨碎补全年可采,以冬末、春初所采为佳。鲜用者去净泥土,除去附叶即得。干用者除去杂质后晒干或蒸熟后晒干,用火燎去鳞片。

九 画

炮制时先除去本品杂质,再用清水洗净泥沙。晾干余水,润一夜后,切约1.5厘米长片。晒干或用文火烘干。开炒骨碎补时,照处方取骨碎补片,先将油砂倒入锅中炒热,再加入骨碎补,炒至起泡、膨大,外表呈棕色,内呈老黄色。取出,筛去油砂即成。

【鉴别】呈扁平长条状,有的分枝,长5～15厘米,宽1～1.5厘米,厚2～5毫米。外表密被棕色至暗棕色的小鳞片,柔软如毛,经火燎者鳞片已脱落,表面呈淡棕色至暗棕色,两侧及上面具突起的圆形叶痕,少数有叶柄残基,下面残留短的须根。质轻脆,易折断,断面红棕色,有多数黄色维管束小点(分体中柱),排列成环。气微弱,味淡、微涩。

◆附 方◆

鸡眼,疣: 骨碎补9克,研成粗末,放入95%的酒精100毫升中浸泡3日备用。用时先将足部鸡眼疣子用温水洗泡柔软,再用小刀削去外层厚皮;然后涂搽骨碎补酒精浸剂,每2小时1次,连续4～6次,每日最多10次。搽后略有痛感,几分钟可消失。或取骨碎补30克,研为细末后加蜂蜡适量盛容器内熬化成膏状,该软膏不刺激皮肤,能使角化组织软化脱落,且保护穴窝内肉芽生长。用骨碎补酒(骨碎补50克,放入75%的酒精500毫升中浸泡14日)涂患处,日6次。涂药前用温水温敷患处,保持病变区清洁,酒精过敏者忌用,用药过程中定时到医院复诊,忌食辛辣刺激食品。

脱发: 骨碎补15克,白芷10克,斑蝥5只,将之浸于90毫升米酒中15日,滤取药液涂患处。每日3～4次,连用10～15日为1疗程。

升麻方: 用于牙周病、牙龈水肿疼痛、口臭、口渴等。升麻、骨碎补、生石膏等量研粉,加冷水调匀(按2:8配比),每日含漱3次。

穿心莲

CHUAN XIN LIAN

【别名】 金香草、苦胆草、四方莲、一见喜。

【性味】 苦,寒。

【来源】 爵床科植物穿心莲的干燥地上部分。主产于广东、广西、福建等地。

【形态】 1年生草本,高60～80厘米。茎直立,四方形,多分枝,枝条对生,有纵棱,节膨大。叶对生,单叶;叶片椭圆形或椭圆状披针形,长6～7厘米,宽2～3厘米,先端渐尖,基部楔形,边缘全缘,两面均无毛;叶柄短。茎、叶味极苦。10～11月开花,花白色带淡紫色斑纹,排成圆锥花序。10～11月结果,果实直立,椭圆形,稍扁似橄榄核,长约1.5厘米,宽约0.5厘米,疏生腺毛,内有种子约12粒,种子有种钩。

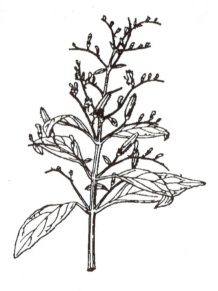

【功效】 具有清热解毒、凉血、消肿的功效。主治感冒、扁桃体炎、肠炎、痢疾、肺炎、支气管炎、腮腺炎、尿路感染、痈疖疮疡、化脓性中耳炎等。

【采制】 开花初期采收,晒干即可。

【鉴别】 茎方形,多分枝,长50～70厘米,节稍膨大;质脆,易折断。叶片皱缩，易碎，展开后呈披针形或卵状披针形，长3～12厘米，宽2～5厘米，先端尖，基部楔形，全缘或波状，上面绿色，下面灰色，两面光亮。气微，味极苦。

◆附 方◆

风热感冒，肠炎，痢疾，扁桃体炎，咽喉炎，肺炎，支气管炎，尿道感染： 用穿心莲制成穿心莲片温水冲服。

支气管炎，大叶性肺炎： 穿心莲9克，十大功劳10克，陈皮6克，水煎服。

尿道感染： 穿心莲、甘草各6克，木通、车前草、滑石各10克，黄柏12克，蒲公英15克，水煎服。

湿热泻痢： 穿心莲、苦参、秦皮各10克，马齿苋30克，芍药15克，甘草6克，水煎服。

疖肿，蜂窝织炎： 穿心莲、三颗针各15克，金银花9克，七叶一枝花6克，水煎服。

络石藤 LUO SHI TENG

【别名】络石、石鲮、白花芪、爬墙虎。

【性味】苦，微寒。

【来源】为夹竹桃科植物络石的茎叶。主产于江苏、安徽、湖北、山东、广东、广西、浙江等地。

【形态】常绿缠绕性藤本。嫩枝被灰褐色柔毛，老枝上有气生根。叶对生，革质，椭圆形或卵状披针形。4～6月开花，花冠白色，高脚蝶状，花冠筒中部膨大。9～10月结蓇葖果，圆柱形，杈生，褐色，无毛，种子多数，顶端有白色光亮的种毛。

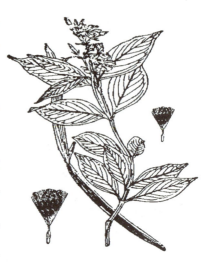

【功 效】 具有祛风通络、凉血消痈的功效。用治风湿痹痛、筋脉拘挛、咽喉肿痛、痈疽疮疡、血热吐血等。现代常用于风湿性关节炎、急性扁桃体炎、急性咽喉炎、痈疮等。

【采 制】 秋末冬初，叶子尚未脱落时，割取地上茎藤部分，收集晒干，扎成小把。

【鉴 别】 茎枝圆柱形，长短不一，直径1.5～5毫米，多分枝，弯曲，表面赤褐色或棕褐色，有纵细纹，散生攀缘根或点状突起的根痕，以节部为多，茎节略膨大，质坚韧，折断面淡黄白色，叶片对生，多数已脱落，呈椭圆形或卵状披针形，有时稍卷折，淡绿色或暗绿色，厚纸质。气弱，味微苦。

◆ 附 方 ◆

风湿热痹，关节热痛： 生石膏30克，苍术15克，络石藤、海风藤各12克，牛膝10克，水煎服。

吐血： 络石藤叶30克，荠苧、乌韭各15克，水煎，分2次服。

痈疽肿痛： 络石藤15克，皂刺、栝楼仁各9克，乳香、没药各6克，甘草3克，水煎服。

急性咽喉炎，扁桃体肿大： 络石藤、赤茯苓各12克，射干、紫菀各9克，木通6克，桔梗4克，水煎服。

筋骨酸痛：络石藤50克，白酒500毫升。将络石藤切碎，浸泡于酒中，密封15天，每次服10~30毫升。

跌打损伤：络石藤30克，土牛膝10克，水煎去渣，加黄酒适量，分2次服。

外伤出血：①络石藤适量，晒干，研细末，瓶装备用，临用时取适量，干掺伤口，加压止血。②取络石藤鲜叶，洗净，捣烂，外敷伤口。

风湿性关节炎：络石藤30克，骨碎补15克，土牛膝9克，五加皮20克，水煎，去渣，加酒适量，分2次服。每日1剂，连服3~5天。

肺结核：络石藤30克，地苔25克，兰花参、大蓟根各20克，猪肺120克，加水共炖烂，喝汤吃肺（猪肺可加作料吃，也可不吃）。

喉炎咽塞，呼吸困难：络石藤、叶共60克，水煎，去渣，频频含咽。

威灵仙

WEI LING XIAN

【别名】铁脚威灵仙、棉团铁线莲、东北铁线莲、能消、葳灵仙、灵仙。

【性味】辛、咸，温，有毒。

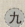【来源】为毛茛科植物威灵仙、棉团铁线莲或东北铁线莲的干燥根茎。主产于河北、山东、安徽、江苏、浙江、广东、广西、江西、湖南、湖北、四川、贵州、云南等地。

【形态】多年生缠绕木质藤本，全株干后变黑色。根茎呈柱状，长1.5~8厘米，根茎下着生多数细根，细根圆柱形，表面黑褐色或灰黑色。茎

和小枝近无毛或有疏的短柔毛。叶对生，单数羽状复叶，纸质；小叶片卵形或卵状披针形，网脉两面均不明显，叶边缘全缘，两面近无毛或有疏生的短柔毛；叶柄通常卷曲攀缘他物。6～9月开花，花白色，组成圆锥状聚伞花序生于枝顶或叶腋。8～11月结果，果实扁卵形，有毛，果实顶端有伸长的白色羽毛。秋采根及根茎，鲜用或晒干备用。

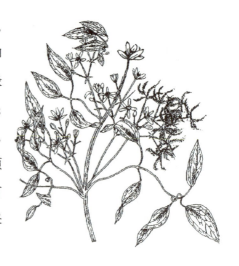

【功效】具有祛风湿、通经络、消痰涎、散癥积的功效。现代药理研究表明，具有降压、兴奋平滑肌、利尿、降血糖、抑菌、抗炎利胆、解痉镇痛、抗肿瘤的作用。适用于治疗痛风、顽痹、腰膝冷痛、偏头痛、跌打损伤、脚气、疟疾、癥瘕积聚、破伤风、扁桃体炎、诸骨鲠咽等。

【采制】威灵仙全年均可采挖，以秋采为佳，挖取根部后，除去地上部分及泥土晒干即可。

炮制时除去本品杂质，洗净泥沙，去残茎。再用清水浸泡8～10小时。取出，沥干余水，再润一下，润透为止。切3毫米的长片。晒干或烘干，筛尽灰屑即成。如开酒炒，取威灵仙入锅炒热，按每50克威灵仙用白酒15毫升，或威灵仙100千克，用黄酒12～15升，拌炒至干后取出，冷却后入药。

【鉴别】根茎呈柱状，长1.5～3.5厘米，偶有达10厘米者，直径0.3～1.5厘米。表面淡棕黄色，上端残留茎基、下侧着生多数细根。根呈细长圆柱形，稍弯曲，长7～15厘米，直径1～3毫米；表面黑褐色，有细纵纹，有的皮部脱落，露出黄白色木部。质坚脆，易折断，断面平坦，皮部与木部间常有裂隙，木部淡黄色。气微，味淡。

附 方

流行性腮腺炎：取鲜威灵仙根洗净，切细，捣烂，每用500克加米醋250毫升，浸入玻璃瓶内，盖紧勿令泄气。3日后取出醋浸液，用棉签蘸涂患处，每2~3小时涂搽1次。

急性黄疸型传染性肝炎：将威灵仙根烘干研成细粉，每次取药末9克，加入鸡蛋1个搅匀，用菜油或麻油煎后服用。每日3次，连服3日。治疗过程中忌牛肉、猪肉及酸辣。

关节炎：将威灵仙500克，切碎，和入白酒1500毫升，放入锅内隔水炖30分钟后取出，过滤后备用。每次服10~20毫升，日服3~4次。

丝虫病：取鲜威灵仙根500克，切碎，加水煎煮30分钟后取汁，再加入红糖500克，白酒100毫升煎煮片刻。总药量在5日内分10次服完，每日早、晚各1次，小儿用量酌减。

胆石症：取威灵仙60克，水煎，每日1剂，早、晚分服。本品对肝胆管泥沙样结石疗效特别显著。

咽喉炎等：取鲜威灵仙洗净捣汁，将消毒棉花捻成条状，一端浸药汁后塞入患侧鼻孔达上鼻道即可。用上述方法治疗咽喉炎、急性扁桃体炎、急性会厌炎、角膜溃疡等，效果颇佳。

骨鲠：①取威灵仙30克，加水2碗，煎成1碗，在0.5~1小时内慢慢咽完，1日内可咽服1~2剂；亦可将威灵仙16克，和入米醋适量，煎取药液缓缓咽服，可获良好效果。②用鲜威灵仙60~100克（或干品30~50克）切成小段，与米醋300~500毫升同煮沸30分钟，待温，将药液含于口中，慢慢咽下，可使喉部刺痛不适感逐渐减轻，反复多次直至喉中异物感消失。③用威灵仙90克，加水1500毫升煎至500毫升，加陈醋70毫升，白糖60克，徐徐含咽。

胃痛： 取威灵仙 30 克，水煎，去渣取汁，加生鸡蛋（去壳后搅匀兑入）2 个，红糖适量，共煎成蛋汤，温服。成人一般服 1 剂，约过半小时，即可止痛。胃痛止勿再服。本方适用于辨证属胃寒痛，证见胃痛甚、额冒汗、手足冷、嗳气、呕恶、不思食、喜暖畏寒。凡胃及十二指肠溃疡疼痛者禁用。

钩藤

GOU TENG

【别名】 钩钩、吊钩藤、钩藤钩、双耳钩。

【性味】 甘、微苦，微寒。

【来源】 为茜草科植物钩藤或华钩藤及其同类多种植物的带钩枝条。主产于广东、广西、湖南、江西、浙江等地。

【形态】 攀缘状灌木，长可达 10 米，嫩枝四方形，有白粉，无毛，茎枝圆柱形或类方形，节上叶腋有对生的两钩，钩尖向下弯曲，形似鹰爪，故称钩藤，或仅一侧有钩，另一侧为凸起的疤痕，钩的长度约 1.2～2 厘米。叶对生，单叶；叶片椭圆形或卵状披针形，叶面无毛，叶背在脉腋内常有束毛，略呈粉白色，干后变褐

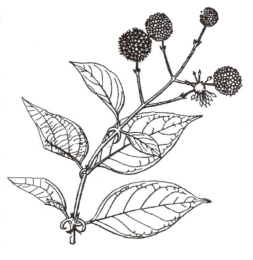

红色，叶边全缘；叶柄长8～12毫米。6～7月开花，花小，黄色或黄白色，10～11月结果，果实倒圆锥形。种子多数，细小，两端有翅。

【功效】具有熄风止痉、清热平肝的功效。用治热极生风、痉挛抽搐、小儿高热惊风、肝阳眩晕、头涨头痛等。现代常用于流行性脑脊髓膜炎、流行性乙型脑炎、子痫、小儿脐风、高血压、耳源性眩晕等。

【采制】一般秋、冬两季采收有钩的嫩枝，剪成短段，1.5～2厘米，使钩与茎两端平齐（俗称"双平头"），晒干或蒸后晒干。

【鉴别】茎枝呈类方柱形或圆柱形，长2～3厘米，直径2～5毫米。表面紫红色或棕红色，有细纵皱纹，光滑无毛，茎节部环状微突起，对生2个向下弯曲的钩，形如船锚，亦有仅生1钩者。钩长1～2厘米，光滑，钩端渐尖，断面稍呈圆形。钩茎下侧的茎上均有1个凹点，为叶柄脱落的痕迹，托叶痕呈环状。质轻而坚韧，断面皮部纤维性，髓部淡黄色。气微，味微苦。

◆ 附 方 ◆

小儿急惊风，牙关紧闭，手足抽搐：钩藤12克，全蝎5克，木香、天麻、甘草各3克，羚羊角粉（2次冲兑）2克，水煎服。

肝阳上亢，头痛，头晕，目赤：钩藤、桑叶、夏枯草各12克，地龙、菊花、黄芩各9克，薄荷5克，水煎服。

梅尼埃病：泽泻60克，法半夏30克，白术、钩藤各10克，水煎，分3次服，每日1剂。

脑猪囊尾蚴病：槟榔60克，大戟3克，木瓜10克，钩藤12克，水煎服，每日1剂。

原发性高血压：钩藤、桑叶、菊花、夏枯草各10克，水煎服。

汗出不止：山茱萸、白术各15克，龙骨、牡蛎各30克，水煎服。

九　画

遗尿：山茱萸、覆盆子、茯苓各9克，附子3克，熟地黄12克，水煎服。

老人尿频失禁：山茱萸9克，五味子6克，益智仁6克，水煎服。

高血压，头晕目眩，神经性头痛：钩藤15克，水煎服。

颜面神经麻痹：钩藤60克，鲜首乌藤120克，水煎服。

小儿惊痫：钩藤15克，龙齿30克，石膏0.9克，栀子仁0.3克，子芩0.15克，川大黄15克（锉碎，微炒），麦门冬0.9克。上药捣为粗末，水煎，去滓，不计时温服。

癫痫：钩藤、蝉蜕各15克，黄连、甘草、大黄（微炮）、天竺黄各30克。上捣罗为末，每服3克，加入生姜、薄荷各少许，水煎至四分，去滓，温服。

孕妇胎动不安，血虚风热：钩藤、人参、当归、茯神、桑寄生各3克，桔梗4.5克，水煎服。

桑 叶

SANG YE

【别名】铁扇子、霜桑叶、冬桑叶。

【性味】甘、微苦，寒。

【来源】桑科植物桑的叶。全国各地均有栽培，以江苏、浙江一带为多。

【形态】落叶乔木，高3～7米。嫩枝有柔毛，叶互生，卵形或椭圆形，边缘有粗锯齿；穗状花序，生于叶腋，与叶同时生出；花小，黄绿色。聚合果密集成短穗状，腋生，肉质，有柄，椭圆形，熟时紫色或黑色，酸甜可食，称为桑葚。嫩枝为桑腋，根皮为桑白皮。

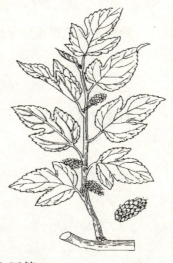

【功效】具有疏散风热、清润肺燥、清肝明目、平抑肝阳等。用治风热感冒、肺热燥咳、肝热目赤、视物模糊等。现代常用于上呼吸道感染、肺炎、百日咳、急性结膜炎、角膜溃疡、高血压等。

【采制】叶初霜后采摘为佳。嫩枝于春末夏初采收为佳，去叶，趁鲜切片，晒干备用。根皮于秋季叶落时至春季发芽前采挖，刮去外面黄棕色或橙黄色粗皮，纵向剖开，剥取根皮，晒干或趁鲜切丝晒干备用。果穗于4～6月变红时采收；晒干或略蒸后晒干备用。

【鉴别】霜桑叶多卷缩破碎；完整者有柄，呈卵形或宽卵形，长8～13厘米，宽7～11厘米，先端尖，边缘有锯齿，有时作不规则分裂，基部楔形、圆形或心脏形，上面黄绿色，略有光泽，叶脉处有细小毛茸，下面色稍浅，叶脉突起。小叶脉交织成网状，密生细毛，质脆易碎。气微，味淡，微苦涩。

附　方

燥热伤肺，干咳无痰：沙参9克，桑叶、杏仁、浙贝母、豆豉各6克，栀子、梨皮各3克，水煎服。

目暗昏花：霜桑叶、菊花各30克，熬透去渣，浓缩，对蜜收膏，每服9克。

外感风热，目赤肿痛：①蔓荆子9克，霜桑叶、荆芥、白蒺藜各6克，秦皮3克，煎汤，趁热洗目。②以霜桑叶9克，菊花6克，煎汤，洗目。

肝阴不足，视物昏花：桑叶1份，黑芝麻4份，分别研粉，混合，炼蜜为丸。每次9克，每日2次。

高血压病：桑叶、菊花、槐花各12克，水煎服。

目赤目痒：桑叶30克，芒硝10克，先水煎桑叶，去渣，再加芒硝溶化，趁热熏洗双目。

桑寄生

SANG JI SHENG

【别　名】茑木、桑肾。

【性　味】甘、苦，平。

【来　源】为桑寄生植物槲寄生、寄生草、桑寄生或毛叶桑寄生的干燥枝叶。主产于河北、河南、辽宁、吉林、安徽、内蒙古、湖南、浙江、河南、广东、广西等地。

【形态】常绿寄生小灌木。老枝无毛，有多数细小的突点，嫩枝略有暗灰色短毛。叶互生或近对生，单叶，叶片卵形或长圆状卵形，幼叶有毛，老叶无毛，叶柄长0.5～1.5厘米，无毛或幼时有极短锈色毛。8～10月开花，花红褐色，排成聚伞花序生于叶腋，有花1～3朵。9～10月结果，果实椭圆形，表面有小瘤体，摸之有粗糙感。

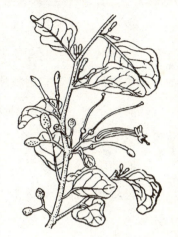

【功效】具有补肝肾、强筋骨、祛风湿、安胎、下乳、降压等功效。主治腰痛、关节痛、扁桃体炎、胎动不安、栓塞性脉管炎、筋骨无力等。

【采制】槲寄生四季可采，以冬、春两季采的最好。去粗茎，切段，晒干或蒸后晒干。桑寄生冬季至次年春采收，去粗茎，切段晒干或蒸后晒干。炮制时先去掉本品粗枝，用清水洗净后放入缸内，加入清水。夏季浸泡1天，冬季浸泡2天，体质变软的，不宜久泡，只要微泡。取出，再润一下。润透后，铡1厘米左右长。晒干，簸去叶与灰。处方上开酒炒时，按桑寄生每50克用白酒10毫升的比例，先将桑寄生入锅炒热，再喷入白酒，拌炒至干后，取出，冷却。

【鉴别】茎枝呈圆柱形，2～5叉状分枝。表面黄绿色、黄棕色或金黄色，光滑无毛，有明显纵皱纹。节膨大，常由节处断落。质轻脆，易折断，折时有粉状物飞扬，断面不平坦，皮部黄色，木部色浅，有放射状纹理，髓部常偏向一边。叶对生于树梢，多已脱落，叶片呈长椭圆状披针形，长2～7厘米，宽0.5～1.5厘米，可见3条明显的弧形脉，稍厚而有光泽，似革质而略柔，黄棕色，皱纹明显。药材常带花果。花小形，单生或数朵簇生于枝梢两叶间，果椭圆形，黄棕色或暗红色，无臭，味微苦，嚼之发黏。

附方

栓塞性脉管炎： 桑寄生、黑老虎根各10克，千年健6克，防风、秦艽、桂枝各5克，制马钱子0.5克，水煎，每日1~2剂，分2次服，合并溃疡者用乌贼骨研细粉外敷，每1~2日换药1次，连服7~15日。

胎动不安： 桑寄生15克，艾叶（微炒）、阿胶各10克（捣碎，炒令黄燥），水煎，饭前分3次温服。

胎动腹痛： 桑寄生、阿胶（烊化）各15克，艾叶5克，水煎服。

坐骨神经痛： 桑寄生15克，独活10克，蜈蚣2条，乌梢蛇12克，水煎服。

先兆流产： 桑寄生、菟丝子各12克，续断、阿胶、熟地黄、白芍、党参、白术、山药、陈皮各10克，水煎服。

桔梗
JIE GENG

【别名】苦桔梗、白桔梗、牙桔梗、梗草、卢如。

【性味】苦、辛，平，无毒。

【来源】为桔梗科植物桔梗的干燥根。全国各地均产，主产于安徽、辽宁、吉林、内蒙古、湖北、河南等地。

【形态】多年生草本，高30~90厘米，全株光滑无毛。根肉质，圆柱形，或有分枝。茎直立，单一或分枝。叶近于无柄，生于茎中、下部的叶对生或3~4片轮生，茎上部的叶有时为互生；叶片卵状披针形。7~8月开花，花单生于茎顶，或数朵疏生于茎顶，或数朵成疏生的总状花序；花萼钟状，先端5裂；花冠钟状，蓝紫色，裂片三角形；8~10月结果，蒴果倒卵形，熟时顶部5瓣裂。种子卵形。

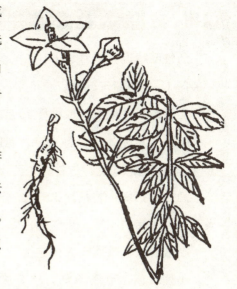

【功效】具有开宣肺气、祛痰排脓的功效。现代药理研究表明，具有祛痰、降血糖、抑真菌、降血脂的作用。用于外感咳嗽、咽喉肿痛、支气管炎以及肺痈吐脓、胸满胁痛、痢疾腹痛。

【采制】桔梗于春、秋两季（以秋产质佳）采收生长2年以上的植株，鲜品用木棱、瓷片等刮去栓皮，洗净，晒干即可（亦有不去外皮直接晒干者）。

【鉴别】南桔梗：呈圆柱形或长纺锤形，略扭曲，偶有分枝，长6~25厘米，直径0.5~2.5厘米，顶端有根茎（芦头），其上有数个半月形的茎痕。表面白色或淡黄白色，全体有不规则纵皱及沟纹，并有横向皮孔样的瘢痕。质硬脆，易折断，折断面略不平坦，可见放射状裂隙，皮部类白色，形成层环明显，木质部淡黄色，俗称"金井玉栏"。气微，味微甜后稍苦。南桔梗过去以野生品为主，现有较多栽培品，栽培品与野生品性状区别点在于：由于栽培品多仅生长2~3年，故芦头较短，呈短圆柱形，一般无芦碗（茎痕），甜味较重，苦味较少，质地不及野生品坚实，存放时间稍长后易变深色。

北桔梗：与南桔梗相比，其形多细长，分枝常见，体质较轻，北桔梗多为野生品。

附方

急性咽喉炎：取桔梗60克，水煎服，每日1剂，早、晚2次分服。一般服1~2剂即可见效。

慢性细菌性痢疾：取桔梗30克，水煎服，每日3次。

肺痈：桔梗、贝母各9克，鱼腥草、生薏苡仁、冬瓜仁、白茅根各30克，忍冬藤15克，生甘草3克，水煎服。

急性腰扭伤：将桔梗30克，焙干研为细末，分为2份，每次服1份，黄酒冲服，每日1次，重症每日服2次。服后卧床休息，使局部微出汗。

咽喉肿痛，咳而胸满：桔梗、炙甘草各9克，水煎服。

小便癃闭，点滴不利，伴有胸脘痞满：桔梗5~10克，琥珀5克（冲服），水煎服。

声音嘶哑：桔梗、木蝴蝶、甘草各6克，水煎服。

射干 SHE GAN

【别名】乌扇、蝴蝶花、扁竹。

【性味】苦、辛，寒。

【来源】鸢尾科植物射干的干燥根茎。分布于全国各地。

【形态】叶片对折，呈马刀形，长可达60厘米，茎直立，高约40~120厘米，聚伞花序顶生，2歧状分枝，呈橘黄色，有红色斑点，蒴果三角状倒卵形。花期7~8月，果期9月。

十　画

【功效】 具有解毒利咽、祛痰止咳的功效。用治咽喉肿痛、痰多咳喘、痈肿疮疡等。现代常用于咽喉炎、扁桃体炎、支气管炎等。

【采制】 栽后2～3年收获，春、秋季挖掘根茎，洗净泥土、晒干，搓去须根再晒至全干；或除去杂质，洗净，浸泡2～4小时，捞出，沥干，润透，切1～2毫米斜片，干燥。置通风干燥处，防蛀。

【鉴别】 为类圆形或不规则薄片。外皮黄褐色、棕褐色或黑褐色。切面黄色或土黄色，颗粒性。有筋脉点，质硬。气微，味苦、微辛。以粗壮、质硬、断面色黄者为佳。

◆附　方

风热郁结，咽喉红肿热痛： 射干、金银花各9克，薄荷、牛蒡子、甘草各6克，水煎服。

急性扁桃体炎： ①蒲公英30克，金银花、射干、山豆根、麦冬、石菖蒲各12克，桔梗、大黄各10克，薄荷、甘草各5克，水煎服。②射干、山豆根、金银花、桔梗、麦冬各12克，蒲公英30克，大黄10克，薄荷、甘草各5克，水煎服。

痰热壅肺，咳嗽气喘： 射干、桑白皮、栝楼各12克，马兜铃、黄芩、前胡、桔梗各10克，甘草5克，水服。

寒饮郁肺，痰多稀薄，咳嗽气喘： 射干、麻黄、冬花各6克，紫菀、制半夏各9克，生姜3片，细辛、五味子各1.5克，大枣7枚，水煎服。

慢性咽喉炎： 射干、金银花、玉竹、麦冬、知母各10克，红糖适量，水煎服，10日为1个疗程。

桃 仁
TAO REN

【别名】桃核仁、山桃仁。

【性味】苦、甘，平。

【来源】为蔷薇科植物桃或山桃的种仁。主产于四川、陕西、山西、河北、河南、山东、云南等地。

【形态】为落叶小乔木，高达8米。小枝绿色或半边红褐色，无毛，冬芽有细柔毛。叶互生，在短枝上呈簇生状；叶片椭圆状披针形，中部最阔，先端长尖，基部阔楔形，边缘具细锯齿，两面无毛；叶柄长7～12毫米，具腺点。花通常单生，具短梗；萼片5个，基部合生成短萼筒，红色，外面有绒毛；花瓣5片，倒卵形，粉红色；雄蕊多数，着生于萼筒边缘；子房1室，花柱细长，柱头小，圆头状。核果近球形，有短绒毛；果肉白色或黄色；核极硬，有棱及深沟。种子1枚，扁卵状心形。花期4月，先叶开放。果熟期6～7月。

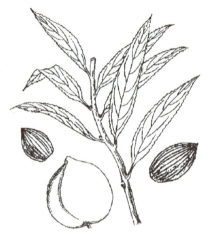

【功效】具有活血祛瘀、消痈排脓、润肠通便、止咳平喘的功效。用治瘀血阻滞之经闭、痛经、产后瘀痛、跌打损伤、癥瘕痞块、肺痈、肠痈、肠燥便秘、咳嗽气喘等。现代常用于月经不调、痛经、冠状动脉粥样硬化性心脏病、软组织扭伤、肺脓疡、急性阑尾炎、习惯性便秘等。

【采制】秋季桃子成熟时，收集桃核，敲破，取出种仁，晒干。通常以秋桃仁较饱满，质佳；夏桃仁多瘦瘪无肉，不堪入药。

【鉴别】 桃仁：种子长卵形，扁平，长1.2～1.8厘米，宽0.8～1.2厘米，厚2～4毫米。顶端尖，中部膨大，基部钝圆而偏斜，边缘薄。种皮黄棕色至红棕色，有纵皱，密布颗粒状突起，自基部合点处分出多数脉纹。尖端一侧有1棱线痕（种脐）。种皮薄，易剥去。内有富于油质的子叶2片。气微，味微苦，略具杏仁香味。

山桃仁：种子呈类卵圆形，较小而肥厚，长约0.9厘米，宽约0.7厘米，厚约0.5厘米。余与桃仁同。

◆ 附 方 ◆

冠状动脉粥样硬化性心脏病，心绞痛：红花9克，丹参、郁金各12克，栝楼15克，薤白10克，陈皮、甘草各6克，水煎服。

中风（脑血栓形成），口眼㖞斜，舌强，语言謇涩：红花、桃仁、赤芍各15克，当归20克，川芎、穿山甲各10克，鸡血藤30克，水煎服。

月经不调，经前腹痛，行经不畅：生地黄15克，桃仁、赤芍、当归各9克，红花、川芎各6克，水煎服。

跌打损伤，胸胁瘀痛：柴胡、当归、花粉、桃仁各9克，红花、山甲珠、酒大黄各6克，甘草3克，水煎服。

狗咬伤：鲜桃树叶适量，用口将其嚼烂敷于伤口即可。未化脓者一般1剂即愈；化脓者切不可将伤口敷盖，只宜敷于伤口周围，每天换药1次，直至痊愈。

糖尿病：桃胶30～60克，洗净，加水煮，加食盐少许食之。

高血压病：桃仁、杏仁各12克，栀子3克，胡椒7粒，糯米14粒。共捣烂，加鸡蛋清适量调成糊，每晚睡前敷1足的涌泉穴（足心），每天1次，左右足交替使用，6次为1疗程。

萎缩性鼻炎：桃叶 100 克，加水 300 毫升，煎至 100 毫升。每天服 2 次，每次服 50 毫升，连服 10 天为 1 个疗程。

血虚，产后，老人便秘：桃仁、芝麻、胡桃仁各等份，白糖适量，共炒黄，研碎，加白糖拌匀。每次 10 克，嚼食，或开水送服。

莱菔子

LAI FU ZI

【别 名】 萝卜子、莱菔。

【性 味】 辛、甘，平，无毒。

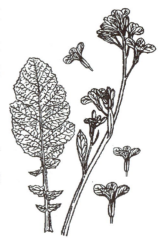

【来 源】 为十字花科植物莱菔的干燥成熟种子。各地均有出产，主产于河北、河南、浙江、黑龙江等地。

【形 态】 1 年生或 2 年生草本，高 20~80 厘米。直根粗壮，肉质，长圆形或圆锥形，长短和大小变化较大，外皮白色，断面白色。基生叶和下部叶大头羽状分裂，边缘有钝齿，两面均疏生粗毛。3~6 月开花，花白色，排成总状花序生于枝顶；5~8 月结果，果实圆柱形，长约 3 厘米，顶端有渐尖的喙。种子卵圆形或椭圆形，稍扁，表面黄棕色、红棕色或灰棕色。

【功 效】 具有止咳平喘、下气消食的功效。现代药理研究表明，具有抗菌、抗真菌、促进胃肠蠕动、降压的作用。用于慢性气管炎、支气管哮喘、风寒咳嗽、食积气滞、胸闷腹胀、下痢后重等。

【采制】种子于夏季果实成熟时采割植株，晒干，搓出种子，除去杂质，再晒干备用。结实后老根于种子成熟后采挖，除去地上部分，洗净，晒干备用。基生叶于冬季或早春采收，风干或晒干备用。鲜根汁随采随用。

炮制分生用与炒用2种方法。

生用：将莱菔子放入箩筐中后，将箩筐放入清水缸中，反复淘洗干净后取出，晒干。

炒用：取净莱菔子置锅中用文火炒至微鼓起并有香气时为度，取出，放凉后入药。

【鉴别】莱菔子呈椭圆形而稍扁平。长径2.5～4毫米，短径2～3毫米。表面淡红棕色或黄白色，一侧有时可见3～5条凸起的棱线，顶端有1褐色小点（种脐），皮薄易碎，破开后种仁分2片，黄白色或黄色，有油性。无臭，味甘，有萝卜味。

◆ 附 方

回乳：将莱菔子30克，打碎，水煎，分2次温服，此为1日量。如效果不明显时可重复应用。一般服2～3剂即可显效。

中风后腹胀：将莱菔子文火炒黄，研细末，取10克以米酒和为直径3厘米薄饼。将药饼盖脐孔上，纱布固定，每12小时换药1次。30例患者经治疗12～48小时，腹胀逐渐减轻，肠鸣音增强或排气。

高血脂：用莱菔子180克，入烘箱，令脆，为粉末，装胶囊，每粒0.5克。用法：每次6粒，日3次，空腹开水送下。

痰浊内盛，身重乏力：取莱服子9克炒至爆壳，研细末，每日3次，餐后服，30日为1疗程，2～3个疗程。

牙痛：取莱菔子27粒，去红皮，研为细末后以人乳和匀，左边牙痛即于右鼻中点少许；如右边牙痛，即于左边鼻中点之。一般外用1～2次即可止痛。

习惯性便秘：用莱菔子 50 克，高火炒黄，分 2 次温水送服。

术后腹胀：将中药莱菔子 250 克装入自制小布袋内，扎紧袋口，放入家用式微波炉（900 瓦）中，用高火加热 2~3 分钟，取出待温度适宜，置患者脐部及脐周腹部多点仰卧位热敷，每次治疗 20~30 分钟，日 1 次。对腹胀未消失者，可重复治疗。

黄褐斑：以莱菔子置锅内文火炒至微鼓起，略见焦斑，闻有香气时取出略冷，去皮取仁碾碎，每饭前冲服，每日 2~3 次，每次 6~9 克，1 个月为 1 疗程，进服 2~3 个疗程。

排尿功能障碍：10 克莱菔子炒熟，1 次顿服。

湿疹：取莱菔子 60 克，放置于热砂锅中拌炒 10 分钟，取出研末，装瓶备用。若皮损渗出液较多或伴发热感染者，以干粉撒于皮损处，待渗液和脓水干燥后，改用以麻油调药粉呈糊状外搽，1 日多次。用莱菔子外用治疗湿疹 24 例，疗效满意。

小儿疳积：单味莱菔子 20~30 克，炒制，研末，醋调成稀糊状，外敷贴神阙穴，每日 2 次，以双层消毒纱布及胶布"十"字固定。以 7 日为 1 个疗程，治疗 2 个疗程。

莪 术
E ZHU

【别名】蓬莪术、文术、蓬述、述药、山姜黄、绿姜。

【性味】辛、苦，温。

【来源】为姜科植物莪术的根。主产于广东、广西、浙江、台湾、云南、四川、辽宁等地。

【形态】多年生草本,高约1米。根茎粗壮,肉质,外皮淡黄色或白色,内部黄色,有樟脑般香味。根细长,末端常膨大成纺锤形或长卵形的块根(莪苓)。叶直立基生;叶片椭圆状长圆形,先端尖,基部狭,叶面绿色,中部有紫斑,两面光滑无毛;春季开花,花序由根茎单独抽出,常先叶而生,穗状花序阔椭圆形,苞片卵形或倒卵形,下部的绿色,顶端红色,上部的较长而紫色;花萼白色;花冠管长约2.5厘米,裂片3片,黄色;唇瓣黄色,5~6月结果,果实卵状三角形,光滑。

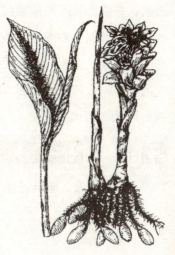

【功效】具有破血行气、消积止痛的功效。用治血瘀气滞之癥瘕积聚、经闭、痛经、心腹刺痛、跌打损伤、饮食积滞、脘腹胀痛等。现代常用于血瘀经闭、肝脾肿大、跌打损伤、冠状动脉粥样硬化性心脏病、心绞痛、子宫肌瘤等。

【采制】根茎和块根于冬季茎叶枯萎后采挖为佳,洗净,除去须根,将根茎与块根分开蒸或煮至透心。晒干备用。

莪术有2种炮制方法:

生莪术:先筛去灰屑,拣去杂质,再入清水中洗净,稍加浸泡,取出润2~4天,每天翻动1~2次,淋水1~2次。至润透后切3~6毫米厚的圆片,也可采用洗净之后放入蒸锅内稍加蒸软,然后取出切片,放烤箱中烤干或晒干,筛去灰屑即成。

醋莪术:按每100千克莪术片用醋10~20毫升,放入锅内,再加水,使其浸没,用文火煮至透心,捞出,切片,晒干。有的用生莪术片,煮后取出不晒,阴干。

【鉴别】呈卵圆形、长卵形、圆锥形或长纺锤形,顶端多钝尖,基部多钝圆,长2~8厘米,直径1.5~4厘米。表面灰黄色至灰棕色,上部环节凸起，有圆形微凹的须根痕或有残留的须根，有的两侧各有1列下陷的芽痕和类圆形的侧生根茎痕，有的可见刀削痕，体重，质坚实，断面灰褐色至蓝褐色，蜡样，常附有灰棕色粉末，皮层与中柱易分离，内皮层环纹棕褐色。气微香，味微苦而辛。莪术以个大、质坚实、断面色发绿、气香者佳，我国以广西贵县所产为佳。

附方

食积痞胀，呕吐酸水：莪术、三棱、香附、谷芽各30克，青皮、槟榔各15克，黑丑9克，丁香、毕橙茄各6克，共为细末，醋和为丸。每次6克，日服2~3次。

腹中包块：丹参、三棱、莪术各9克，皂角刺3克，水煎服。

漆疮：莪术、贯众适量，水煎洗之。

经血不通，血凝不行：当归、川芎、芍药、桂心、莪术、牡丹皮各2.5克，人参、甘草、牛膝各3.5克，水煎服。

胸痹，郁结不散：附子、莪术各30克，胡椒、枳实（麸炒）各15克。为散。每次15克，热酒调下。

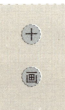

柴 胡
CHAI HU

【别 名】北柴胡（硬柴胡）、南柴胡（软柴胡）。

【性 味】苦，凉、平，无毒。

【来 源】为伞形科植物柴胡和狭叶柴胡的干燥根。北柴胡主产于辽宁、甘肃、河北、河南等地，南柴胡主产于湖北、湖南、四川等地。

【形态】 多年生草本，高可达60厘米。主根圆锥形，细长，支根较少，棕色至红棕色。茎单一，上部略作"之"字形弯曲，并多分歧。叶互生，线状披针形，先端渐尖，全缘，叶脉5～9条，近于平行。花黄色，腋生或顶生伞形花序；花期7～9月。双悬果长圆形或长圆状卵形，分果具为粗钝棱，成熟的果实棱槽中油管不明显；果期8～10月。

【功效】 具有疏散退热、舒肝升阳的功效。现代药理研究表明，具有解热、抗病毒、抗炎、降血压、保护肝脏缺血性损伤、增强淋巴细胞活性、抑制肝癌细胞、抗肝纤维化、抗惊厥、抗内毒素活性的作用。用于感冒发热、寒热往来、疟疾、胸胁胀痛、月经不调、子宫脱垂、脱肛等。

【采制】 多于春、秋两季采挖，先割去茎秆，挖出根部，除去泥土及杂质，晒干或烘干（华东地区将春季采收的柴胡称为"春柴胡""芽胡""草柴胡"等）。

生用： 拣去本品内杂物，筛尽灰屑，清水洗净泥沙后再用清水稍加浸泡。取出，晾干余水。摊开，去芦。切成1厘米长的筒片。晒干或用文火烘干，筛尽灰碎。

麸炒： 取制麦麸放入锅中炒热，加入柴胡片炒至呈黄色，筛去麦麸即成。

酒炒： 取柴胡入锅炒热，按每500克柴胡用白酒30毫升，拌炒均匀，至炒干呈黄色为限。

酒润麸炒： 按每500克柴胡用白酒30～50毫升，将酒喷在柴胡上润一夜。再取制麦麸，放入锅中炒热，加入柴胡拌炒，至黄色为限。筛去麸即成。

蜜炒： 按每500克柴胡用蜜120克的比例，先将蜜放入锅中溶化，再加入柴胡拌炒至干。

鳖血炒：按每500克柴胡用新鲜鳖血120克，炒至呈黄色为度。此法古籍中有记述，实际应用不多。

醋炒柴胡：取柴胡片用醋拌匀，置锅内用文火炒至醋干，取出晒干。醋与柴胡的比例，每100千克柴胡用醋6升。

【鉴别】**北柴胡**：为柴胡的根，呈圆锥形，常有分枝，长6~15厘米，直径0.3~0.8厘米。顶端多常有残留的茎基，或短纤维状的叶基。表面黑褐色或浅棕色，具纵皱纹、支根痕及皮孔。质硬而韧，不易折断，断面呈片状纤维性；皮部浅棕色，木部黄白色。气微香，味微苦。

南柴胡：为狭叶柴胡的根，又名红柴胡、香柴胡、软柴胡，根较细，多不分枝，根头顶端密被纤维状叶基残余。表面红棕色或黑棕色，靠近根头处多具明显的横向疣状突起。质稍软，易折断，断面略平坦，具败油气。

◆【附 方】◆

感冒，寒热阵发，呕吐，疟疾：柴胡6克，黄芩、姜制半夏各10克，水煎服。

寒热往来，胸肋胀满，心烦呕吐：柴胡12克，姜制半夏6克，党参、黄芩、生姜、甘草各10克，大枣5枚，水煎服。

无黄疸型肝炎（气滞型）：柴胡、当归、白芍、郁金、栀子各10克，板蓝根、夏枯草各15克，枳壳6克，水煎服。

肝郁或外伤所致胁痛：柴胡、陈皮、香附、芍药各9克，枳壳、川芎各6克，甘草3克，水煎服。

伤寒邪在少阳，寒热往来，胸胁苦满，口苦咽干：柴胡9克，黄芩、人参、半夏、炙甘草各6克，生姜3克，大枣12枚，水煎服。

慢性肝炎，转氨酶偏高：丹参18克，鳖甲15克，黄芩12克，柴胡、白芍、郁金、佛手、法半夏各9克，党参10克，生姜6克，甘草3克，水煎服。

原发性痛经：柴胡、香附、玄胡、五灵脂、炙甘草各10克，白芍20克，水煎服。

乳腺增生：夏枯草、牡蛎各30克，柴胡、栝楼各15克，橘叶、穿山甲各10克，甘草6克，水煎服。

栝 楼

GUA LOU

【别名】瓜蒌、栝楼实、天瓜、果蓏。

【性味】苦，寒，无毒。

【来源】为葫芦科植物栝楼或双边栝楼的干燥成熟果实。主产于山东、安徽、河南、四川、浙江、江西等地。

【形态】多年生草质藤本，长可达10米。生于山坡林缘、平地或水边，常栽培。块根粗长柱状，肥厚，外皮灰黄色，断面白色，肉质，富含淀粉。茎有浅纵沟。卷须生于叶腋。叶互生，叶片近圆形，掌状深5~7裂，边缘有疏齿或缺刻。花白色，雄花数朵生花梗顶端，花瓣细裂成丝状；雌花单生于叶腋。瓠果卵形，成熟时黄褐色，内有肉质瓜瓤。种子瓜子形，卵状，棕色。

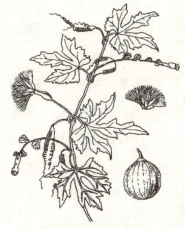

【功效】具有润肺化痰、散结滑肠的功效。现代药理研究表明，具有

抑菌、抗癌、增强心功能、降低血液黏度、祛痰的作用。用于痰热咳嗽、肺痈、慢性气管炎、结胸、胸痹、肺结核咳血、黄疸、便秘、痈肿初起等。

【采制】果实于秋、冬季成熟时采收，连果梗摘下，置通风处阴干备用。根于秋季采挖，洗净，除去外皮，切段或纵剖成瓣，晒干备用。种子于秋季果实成熟时采摘，剖开，取出种子，洗净，晒干备用。果皮于秋季果实成熟时采摘，剖开，除去果瓤及种子，阴干备用。炮制时，除去本品果柄与梗，放入清水中洗净泥沙、灰尘，特别是霉点与黑点。取出后，沥干水，将栝楼压扁，切成丝或小块。晒干或烘干，筛去灰屑。如未去子的，不宜再去子，药品以完整、不破、皱缩、皮厚、粉性足者为佳。

【鉴别】栝楼仁多为近成熟果实呈类球形或长椭圆形，长7～15厘米，直径6～10厘米。表面橙红色或浅棕色，皱缩或较光滑，顶端有圆形的花柱残基，基部略尖，具残存的果柄。轻重不一。剖开后内表面黄白色，有红黄色丝络，果瓤橙黄色，黏稠，与多数种子黏结成团。具焦糖气，味微酸甜。

◆附 方◆

胸痹闷痛：全栝楼15克，薤白10克，水煎服。

年老体虚便秘：全栝楼30克，玄明粉10克，共捣烂，轻煎服。

急性乳腺炎：全栝楼、赤芍、甘草各30克，丝瓜络15克，水煎，加红糖适量趁热服。

麻疹，咳嗽：栝楼皮1个（焙焦为末），将梨1只挖洞，装入栝楼末，用面包住烧熟。1天3次分食，2岁以下小儿2天吃1只。

流行性腮腺炎：天花粉、绿豆各50克。共研细末，冷开水调成糊，外涂患处，每天3～5次。

冠心病，心绞痛：栝楼适量，焙干研细末。每次10克，每天3次冲服。

乳腺炎：鲜栝楼1～2个，捣烂敷患处（暴露乳头，使乳汁排泄通畅）。

利下便：陈栝楼100克，煎汤，待温坐浴20分钟。

党 参

DANG SHEN

【别名】党参分台党与两党（东党、西党）。

【性味】甘，平。

【来源】台党又名潞党、潞台党、川党参，两党又名纹党、洁面党、结党。为桔梗科植物党参的干燥根。台党主产于东北、西北、山西及四川等地；两党，主产于东北各地的，称东党；产于陕西、甘肃等地的，称西党。

【形态】多年生草本。根长圆柱形，直径1~1.7厘米，顶端有1膨大的根头；外皮乳黄色至淡灰棕色，有纵横皱纹。茎缠绕，长而多分枝，下部疏生白色粗糙硬毛，上部光滑，叶对生、互生或假轮生。被疏柔毛；叶片卵形或广卵形，先端钝或尖，基部截形或浅心形，全缘或微波状，上面绿色，下面粉绿色，花单生，具细花梗；花萼绿色，圆状披针形，先端钝，光滑或有稍被茸毛；蒴果圆锥形，3室，有宿存花萼。种子小，褐色有光泽。秋季挖根，用木板反复搓揉，最后晒干。

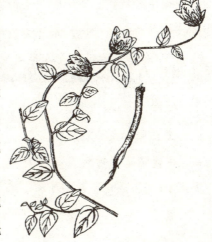

【功效】具有补中益气、健脾益肺的功效。主要用于脾肺虚弱、气短心悸、食少便溏、虚喘咳嗽、内热消渴等症。本品与人参补气功能相近，一般补气健脾，多用党参代替人参用，气虚欲脱的危急重症只能用人参，不能用本品代替。现代临床上还用于功能性子宫出血、低血压、神经官能症、脏器下垂等症。

【采制】 党参秋末采挖，西党栽培品栽培年限较长（4～5年）。西党（防党）常挖采后不经水洗，去净茎叶及须根细尾后烘焙搓直至八九成干，喷酒后再蒸熟扎把烘干。纹党去净杂质后洗净，沸水撩过，边晒边搓直，用木板压扁（亦可烘干）。条党种植3～4年后采挖洗净，沸水撩过，边晒边搓直，晒干。潞党参亦为边晒边捏直。东党参、白党参则直接采挖，洗净，晒干。

【鉴别】 呈长圆柱形，稍弯曲，长10～35厘米，直径0.4～2厘米。表面黄棕色至灰棕色，根头部有多数疣状突起的茎痕及芽，每个茎痕的顶端呈凹下的圆点状；根头下有致密的环状横纹，向下渐稀疏，有的达全长的一半，栽培品环状横纹少或无；全体有纵皱纹及散在的横长皮孔，支根断落处常有黑褐色胶状物。质稍硬或略带韧性，断面稍平坦，有裂隙或放射状纹理，皮部淡黄白色至淡棕色，木部淡黄色，有特殊香气，味微甜。

◆ 附 方 ◆

反胃，呃逆： 党参、生赭石、清半夏、茯苓皮各30克，全栝楼15克，生甘草3克，水煎服。

再生障碍性贫血： 党参15克，苍术9克，鸡血藤、何首乌各30克，大枣10枚，水煎，每日1剂，分3次服。

崩漏： 炙党参、炙黄芪、艾叶各15克，百草霜（包煎）30克，生姜3片，水煎服。

类风湿（掉毛草即昆明山海棠）： 党参、当归各20克，掉毛草10克，白酒500毫升。共泡药酒，7天后服药酒，每次5～10毫升，每日2次。

自汗，盗汗： 党参、浮小麦、麻黄根、牡蛎各10克，柴胡、升麻、炙甘草各7克，生姜3片，水煎服。

十 画

神经衰弱：党参9克，马尾松30克，水煎，每日1剂，分3次服。

气血不足所致月经过多，或月经后期：党参、龙眼肉各20克，黄芪2克，白术、茯苓、当归、酸枣仁、远志、木香各15克，甘草6克，水煎，取汁，每日分3次服。

气虚月经后期：党参、黄芪各10克，水煎服，每日1~2剂。

痛经：党参、当归、黄芪、白芍、熟地黄、川芎各10克，水煎服。

妊娠呕吐：党参、神曲各15克，伏龙肝60克，水煎，放凉后频饮。

缺乳：党参、黄芪各40克，川芎9克，白芷12克，水煎服，每日1剂。

产后盗汗：党参15克，麻黄根、炒浮小麦各9克，水煎服，每日1剂。

子宫脱垂：党参15克，黄芪30克，当归、升麻、益母草各10克，枳壳5克，水煎，每日1剂，分3次服。

子宫虚寒，长久不孕：党参、当归各50克，乌鸡1只。乌鸡宰杀去毛及内脏，将党参和当归用布包好，放入鸡腹内，煮熟后用食盐调味，分数次服。

小儿疳积：党参、白术各30克，羌活12克，木香6克，羊肝（切碎）1副。先将前4味药共研为细末，再同羊肝共拌匀，置锅内蒸熟后取出焙干，研细末，每次6克，每日2次，开水送服。

小儿疝气：党参15克，升麻3克，水煎服，5剂为1疗程，并针刺内庭穴。

风疹：党参7克，荆芥6克，当归、连翘各15克，水煎服。

肾炎，蛋白尿：党参20克，黄芪、芡实各30克，猪肾1个。剖开猪肾洗去尿味，与药共炖至熟，食盐调味，饮汤食肉。

体虚，气血不足：党参30~60克，或加黄芪、当归、大枣等，炖猪肉服用，食盐调味，食肉喝汤。

病后体弱，食少，乏力：党参30克，大米100克。党参先用水煎取汁，用药汁煮大米为粥，1～2次食完。

脾胃气虚，气短乏力，食少而面黄：党参30克，茯苓、白术各40克，炙甘草、大枣各30克，生姜20克，黄酒1000毫升。前6味药捣碎，纱布袋装好，用黄酒浸泡，密封，每日搅拌1次，3日后去渣取酒饮用，每日早、晚空腹各服50～100毫升。

夏枯草

XIA KU CAO

【别名】夏枯球、铁色草、棒柱头花、大头花、白花草。

【性味】苦、辛，微寒。

【来源】为唇形科植物夏枯草的果穗或全草。全国多数省区出产，主产于江苏、浙江、安徽、河南等地。

【形态】多年生草本。茎方形，基部匍匐，高约30厘米，全株密生细毛。叶对生；近基部的叶有柄，上部叶无柄；叶片椭圆状披针形，全缘，或略有锯齿。轮伞花序顶生，呈穗状；小坚果褐色，长椭圆形，具3棱。花期5～6月。果期6～7月。夏季当果穗半枯时采下，晒干。

【功效】具有清肝明目、平肝潜阳、散结解毒的功效。用治肝热目赤、肝虚目昏、肝阳眩晕、瘰疬、瘿瘤、乳痈肿痛、痈肿疮毒等。现代常用于急性结膜炎、高血压病、慢性淋巴结炎、淋巴结核、单纯性甲状腺状、急性乳腺炎、乳腺增生症等。

十 画

【采制】 果穗于夏季呈棕红色时采收为佳，除去杂质，晒干备用。全草于夏至后采收为佳，洗净，除去杂晒干备用。

【鉴别】 夏枯草呈圆棒状，略压扁，长1.5～8厘米，直径0.8～1.4厘米，淡棕色或棕红色，少数基部带有短茎。全穗由4～13轮宿存苞片和花萼组成，每轮有对生苞片2枚，呈横肾形，长约8毫米，宽约1.2厘米，膜质，先端尖尾状，脉纹明显，外有白色粗毛。每1苞片内有花2～3朵，花冠多已脱落，宿萼2唇形，上唇3齿裂，下唇2裂，闭合，内有小坚果4枚。果实卵圆形，尖端有白色突起，坚果遇水后，表面能形成白色黏液层。体轻、柔，不易破裂。气微清香，味淡。

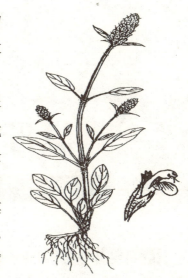

◆ 附 方 ◆

急性结膜炎： 菊花、银花、板蓝根各10克，夏枯草、黄柏各15克，薄荷6克，生甘草5克，水煎，先趁热熏蒸双眼，至温后饮服，早、晚各1次。

肝虚目昏： 夏枯草15克，当归12克，白芍、玄参、枸杞子各10克，炙甘草3克，水煎服。

单纯性甲状腺肿： 夏枯草、当归、生牡蛎、珍珠母各30克，昆布、丹参各15克，共研为末，炼蜜为丸。每次9克，日服2次，3个月为1疗程。

高血压病： ①夏枯草、钩藤各15克，水煎服。②夏枯草、决明子各30克，水煎服。

乳痈初起： ①夏枯草、蒲公英各30克，水煎服。②夏枯草12克，鹿角15克，水煎服。

益母草

YI MU CAO

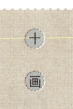

【别名】 益母蒿、茺蔚草、坤草、鸡母草。

【性味】 辛、苦,凉,无毒。

【来源】 唇形科植物益母草的干燥地上部分。全国各地均有,野生或栽培。

【形态】 1年或2年生草本。茎直立,方形,单一或分枝,被微毛。叶对生;叶形多种,1年根生叶有长柄,叶片略呈圆形,基部心形;最上部的叶不分裂,线形,近无柄,上面绿色。下面浅绿色,两面均被短柔毛;6~8月开花,花多数,生于叶腋,呈轮伞状;苞片针刺状;花萼钟形,花冠唇形,淡红色或紫红色,上下唇几等长,上唇长圆

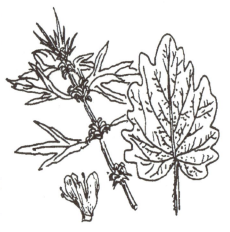

形,全缘,下唇3裂,中央裂片较大,倒心脏形,花冠外被长绒毛,尤以上唇为甚;7~9月结果。小坚果褐色,三棱状(茺蔚子),长约2毫米。

【功效】 具有活血祛瘀、调经利尿、清热解毒的功效。现代药理研究表明,具有兴奋子宫、降压、抑菌、活血化瘀、抑制微小血管血栓形成、防治急性肾功能衰竭等作用。用于瘀血腹痛、崩中漏下、胎漏难产、胞衣不下、产后血晕、恶露不尽及月经不调、痛经、闭经、急性肾炎水肿尿少、痢疾、

肠炎、痔疮、疮疖痈疽、毒虫咬伤等。

【采制】一般于5～8月间当叶生长茂盛而花未全开时，割取地上部分，晒干，捆把。

【鉴别】茎呈方柱形，上部多分枝，四面凹下成纵沟，长30～60厘米，直径约0.5厘米，表面灰绿色或黄绿色，体轻，质韧，断面中部有髓，叶相互对生，有柄，叶片灰绿色，多皱缩，破碎，易脱落，完整者下部叶掌状3裂，上部叶羽状深裂或深浅裂成3片，再分裂成小裂片，宽3～6毫米，裂片全缘或具少数锯齿，轮伞花序腋生，小花淡紫色，花萼筒状，花冠呈唇形较小。切段长者长约2厘米，气微，味微苦。

◆附 方◆

痤疮：将益母草烧成灰，用等量的普通肥皂加热熔化，两者调匀，冷却成块。每日2次洗面部。忌辛辣刺激性饮食。又有报道，面部皮肤经洁肤、负离子喷雾同时按摩10分钟后，去除粉刺及成熟脓头，取益母草浓缩颗粒剂1包（含生药15克），用清水溶解后，加入面膜粉中（成分：高黏土、矿物泥等）调成糊状，用软毛刷均匀涂敷于面部皮肤，约2毫米厚，露出口眼鼻，30分钟后洗去，每周2次，4周为1疗程。

功能性子宫出血：用益母草汤（益母草120克，仙鹤草60克），日1剂，水煎服，出血停止2日后停用，1个月经周期为1疗程，持续治疗1～5个疗程。

药物流产后出血：在妊娠囊排出后，立即用益母草冲剂，每日3次口服，每次15克，连服3日。

荨麻疹：用益母草30克，水煎分服，2周为1疗程。再用益母草120克，水煎后全身沐浴，每日1次。

肠易激综合征：益母草50克，水煎服，每日1剂，10日为1疗程。

不孕症： 取益母草（鲜品）30克，或干品15克，雌鸡1只，重约1千克。去除鸡内脏，将鸡洗净，把切好的益母草加少许盐、姜和米酒调味，放入鸡腹内，然后把整只鸡放置于有盖大碗内，加少量清水，盖好盖，再放入大锅内隔水用文火炖至熟烂。晚上连鸡肉、药、汤一起吃，吃不完次日晚上再吃。

心肌缺血： 益母草片，每日4片，2次口服，1个月为1疗程。

脂溢性皮炎： 益母草100克，加水煎煮半小时后，取汁400毫升，200毫升口服，200毫升加入1匙醋（约5毫升），用消毒纱布蘸湿后，湿敷患部（如为头皮部的皮炎，则在洗净头发后，用上述煎剂均匀淋于头皮部，用手指轻轻按摩，保留10～20分钟后，再用清水洗去），日2次，每次10～20分钟，连用2个疗程。

徐长卿
XU CHANG QING

【别名】 遥竹消、竹消、鬼督邮、一支箭、九头狮子草。

【性味】 辛，温，无毒。

【来源】 为萝藦科植物徐长卿的干燥根及根茎或带根的全草。各地均有出产，以四川、贵州等地较多。

【形态】 多年生草本，高60～80厘米。根茎短而直生，有多数须根，外表深黄褐色，有特殊香气。茎直立，无毛。叶对生，单叶，几无柄；叶片披针形或条形，7～9月开花，花黄绿色或黄白色，排成圆锥状聚伞花序生于枝顶或叶腋,长达 7 厘米,有花 10 多朵;花萼 5 深裂;花冠 5 裂;副花冠裂片 5 片,厚肉质;雄蕊 5 枚;柱头五角形。8～10 月结果,果实圆锥形,长约 6 厘米,直径约 6 毫米,内有种子多数,种子顶端有长约 1 厘米的白绢质种毛。

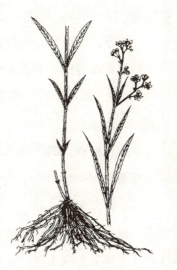

【功 效】具有祛风镇痛、清热解毒、杀虫止痒的功效。现代药理研究表明,具有镇痛、镇静、抑菌、提高免疫力、改善心肌代谢、抗乙肝病毒等作用。用于风湿痹痛、跌打损伤疼痛、脘腹痛、牙痛、痢疾、肠炎、慢性气管炎、毒蛇咬伤、湿疹、风疹、顽癣、荨麻疹、疥疮等。

【采 制】秋末或春初挖根,去净茎、叶、泥沙,阴干。

【鉴 别】根茎呈不规则柱状,有节。长 0.5～3 厘米,直径 2～4 毫米;顶端带有残茎。四周着生多数细长的根。根呈圆柱形,弯曲,长 10～16 厘米,直径 1～1.5 毫米;表面淡褐色或淡棕黄色,具微细的纵皱纹,并有纤细的须根;质脆易折断,断面皮部黄白色,木部细小,黄棕色,有粉性。具丹皮酚特异香气,味辛,有麻舌感。

◆ 附 方 ◆

湿疹,荨麻疹,接触性皮炎:①用徐长卿 6～12 克,水煎服。②取徐长卿 6～12 克,水煎,外洗或制成酊剂应用。

风湿性关节炎:徐长卿根 30 克,泡酒 25 毫升,4～5 天服完。

神经衰弱:①散剂以徐长卿全草研粉,每次 10～15 克,每日 2 次。②丸剂以徐长卿全草制蜜丸,每丸含生药 5 克,每次 2 丸,每日 2 次。③胶囊以散剂入胶囊,每个 0.5 克,每服 20 个,每日 2 次。20 日为 1 疗程。

湿疹，荨麻疹，神经性皮炎： 徐长卿15克，煎水洗患处。

腱鞘囊肿： 取徐长卿全草100克浸入50%～70%的酒精250毫升中泡10日，药液备用。囊肿局部消毒后刺破，或以药线"十"字缝扎，以棉球蘸上液后按压局部，隔日1换。

玫瑰糠疹： 每次用本品25毫升，每日2次，口服；血管内氦氖激光低能量照射，功率为1.5～5毫瓦，照射时间60分钟，日1次。1周为1疗程，疗程间隔3日，治疗期间并用抗组胺药。

胃脘疼痛、腹胀吐酸： 徐长卿8克，青木香10克，乌贼骨5克，瓦楞子4克，甘草3克，共研粉。每服5克，水冲下。

海风藤

HAI FENG TENG

【别名】 风藤、巴岩香、青蒌藤。

【性味】 辛、苦，微温。

【来源】 为胡椒科植物细叶青蒌藤的干燥藤茎。主产于浙江、福建及台湾等地。

【形态】 木质藤本，全株均无毛，老藤茎外皮有厚的木栓质，灰褐色，柔软而有弹性，横切面有梅花状的花纹。叶互生，叶片较薄，卵状椭圆形或阔椭圆形，长6～15厘米，宽3～7厘米，边缘上半部常有疏锯齿。5～8月开浅黄色花，单朵生于叶腋；花瓣多数；雄蕊多数；心皮多数。8～12月结果，果实为聚合果，近球形，直径2.5～5厘米。

【功效】具有祛风除湿、通络止痛的功效。用治风寒湿痹、关节疼痛、跌打损伤、胸痹心痛。现代常用于风湿性关节炎、扭挫伤、冠状动脉粥样硬化性心脏病等。

【采制】9~10月份割取地上蔓茎，除掉小藤和叶，晒干即可。

【鉴别】海风藤呈长圆柱形而扁，长短不等，直径0.3~2厘米，表面灰褐色或褐色，有纵纹理及明显的节，节部膨大，上生不定根。横断面皮部窄，木质部与射线相间放射状排列，木部灰黄色，有许多小孔，射线灰白色，中央有灰褐色髓。质轻而脆，折断面纤维状。气清香，味辛。

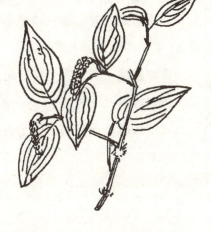

◆ 附 方

慢性腰腿痛，坐骨神经痛：海风藤、鸡血藤、黑老虎根各15克，两面针10克，浸白酒服或水煎服。

损伤性腰腿痛：海风藤、杜仲、威灵仙各15克，千斤拔30克，水煎冲酒服。

风湿骨痛：海风藤、三叉苦根各15克，鸡血藤18克，黑老虎根20克，水煎服。

冠状动脉粥样硬化性心脏病，心绞痛：海风藤15克，丹参、赤芍、川芎、降香、当归各12克，郁金10克，水煎服。

跌打损伤：制乳香、当归各9克，海风藤、赤芍、苏木、降香、䗪虫各12克，三七6克，水煎服。

胃十二指肠溃疡：海风藤15克，米碎木9克，水煎服。

风湿痹痛：鸡血藤、半枫荷、当归、枫香寄生、海风藤、豆豉、姜各15克，牛膝9克，水煎服。

风湿痹痛：海风藤、威灵仙、秦艽、桂枝、川芎各9克，水煎服。

暑湿腹痛：海风藤30克，水煎服。

肾炎水肿：海风藤、大青叶、淡竹叶各15克，红蓼、白鸡肫各12克，水煎服。

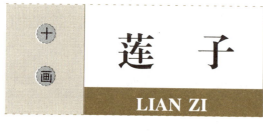

莲子
LIAN ZI

别名：白莲、伏莲、藕实、莲实、莲蓬子、泽芝。

性味：甘、涩，平。

来源：为睡莲科植物莲的干燥成熟种子。主产于湖南、湖北、江苏、江西、浙江、福建等地，以湖南产最佳，福建产量最多。

形态：多年生水生草本。根茎肥厚横走，外皮黄白色，节部缢缩，生有鳞叶与不定根，节间膨大，内白色，中空而有许多条纵行的管。叶片圆盾形，上面暗绿色，下面淡绿色；叶柄着生于叶背中央，圆柱形，中空，表面散生刺毛。7～8月开花；花大，单一，顶生，粉红色或白色，芳香；萼片4个或5个，绿色，早落；花瓣多数，长圆状椭圆形至倒卵形，雄蕊多数，花药线形，黄色，9～10月结果，坚果椭圆形或卵形，果皮坚硬、革质；内有种子1枚，俗称"莲子"。秋末、冬初割取莲房，取出果实，晒干。

功效：具有补脾止泻、益肾固精、止带、养心安神的功效。用治脾虚泄泻、食欲不振、肾虚遗精、滑精、带下、心悸、失眠等。现代常用于慢性胃肠炎、遗精症、神经衰弱、功能性消化不良等。

【采制】一般于秋季果实成熟时，采割莲房，取出果实，除去果壳，取种子晒干即得红莲。若采收除去果壳后趁鲜除去种皮，有的地区还捅去种胚，即得白莲子。

【鉴别】莲子分为红莲子（含湖莲子和湘莲子）、白莲子（含建莲和广昌白莲）2类的，亦有细分为湘莲子、红莲子和建莲、广昌白莲4种的。

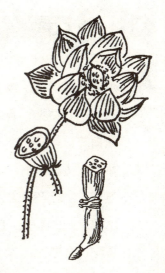

湘莲子：系指产于湘南洞庭湖一带的莲子。呈圆球形，直径1.2～1.4厘米，表面灰粉红色，有3条纵向深色纹，顶端有壶盖样的红棕色突起，周围有1圈环状下凹，下端有1小凹入。种皮甚薄，紧贴莲肉。质结实，破开后，中央有较大空隙，内有青绿色种胚（莲心）1枚。莲肉白色具粉性。味甘淡。

湖莲子：系指产于湖北长江水域及江、浙一带产区的商品。商品色较湘莲红色略深，种子呈长椭圆形，长1.2～1.6厘米，直径0.8～1.2厘米，故又有名为"红莲子""冬瓜莲"。粉性略弱于湘莲，余与湘莲同。

建莲：系指主产于福建建阳、建瓯一带的白莲，颗粒较长大，直径达1.5～1.8厘米，长达2厘米，表面白色至黄白色，质结实，富粉性。过去建莲加工时，常在种子中间划一刀，留下划痕，习称"腰横玉带"。较湘莲及湖莲结实。

广昌莲子：系指主产于江西广昌、石城一带的白莲，不仅去种皮，而且捅去种胚（莲心），颗粒较大而圆整，直径1.5～1.8厘米，表面白色至黄白色，顶端常有开裂，底部亦有小孔（系捅除种胚留下的痕迹）。质结实，富粉性。质地亦较湘莲、湖莲结实。

另外，莲子以新货及干货为佳，新货（当年货）嚼之微显糯性而不十分硬脆，而且煮之易烂，陈货则咬之硬脆，久煮不烂。干透莲子用手探入搅之，其声响脆，易于搅动；而受潮货则声音沉闷，较为费劲。

十 画

◆ 附 方 ◆

久泻：莲子60克，研为细末，每次3克，每日2次，米汤送服。

泄泻：莲子肉、饭锅粑各120克，白糖30克。将前2味药焙干，研为细末，加入白糖，调拌均匀，每日分3次服下。

尿白浊：莲子、芡实、葵花茎心各30克，韭菜根35克，冬瓜子20克，水煎，每日1剂，分3次服。

遗精：①莲子8克，远志9克，生龙骨27克，牡蛎21克，菟丝子12克，水煎服。②莲子、金樱子各20克，芡实15克，水煎服。

盗汗，自汗：莲子、芡实、淮山药、薏苡仁、白糖各30克，红曲15克。前5味药共研为细末，加入白糖调匀，每次9克，每日2次，开水冲服。

阴虚盗汗：莲子、大豆各7粒，黑枣7个，浮小麦20克。每日1剂，水煎分2~3次服。

白带异常：莲子24克，萆薢30克，胡椒9克，共研为细末，每次6克，每日2次，开水送服。

保胎：莲子30克，苎麻根50克，鸡蛋2个。先将莲子和苎麻根研为细末，再同米酒、红糖适量和匀，打入鸡蛋后蒸熟，每日2次服下。

贫血乏力，心悸怔忡，健忘，睡不安等：莲子、桂圆肉各30克，大枣10枚，冰糖适量。莲子用温热水泡软去皮、心，与桂圆肉、大枣同放入锅中，加水适量，煎煮至莲子酥烂即可，加入冰糖调和饮，睡前饮汤，亦可吃莲子、桂圆肉，每周1~2次。

大便稀溏，色淡不臭，面色萎黄：莲子肉、淮山药各60克，鸡内金18克，饭锅粑12克。各药焙黄，共研为细末，每次6~9克，早、晚各服1次，开水冲或拌稀饭服。

麻黄

MA HUANG

【别名】 麻绒、龙沙、卑相、狗骨、卑盐、川麻黄、草麻黄。

【性味】 辛、微苦,温。

【来源】 为麻黄科植物草麻黄或木贼麻黄及中麻黄的干燥草质茎。主产于山西、内蒙古、河北、宁夏、陕西、青海、吉林等地,以山西省大同所产之麻黄品质最佳。

【形态】 多年生草本,高20～40厘米。老株木质化,呈小灌木。根茎常根卧于地。小枝圆状,对生或轮生,干后截面髓部呈棕红色。叶对生,叶片退化成膜质鞘状,下部合生,上部2裂,裂片呈三角形。5～6月开花,雄球花多成复穗状;雄蕊7～8枚。8～9月种子成熟,肉质红色,卵圆形或半圆形,直径6～7毫米。

【功效】 具有发汗解表、宣肺平喘、利水消肿的功效。用治风寒表实证、咳喘实证、风水肿、风寒痹证。现代常用于感冒、流行性感冒(简称流感)、支气管炎、支气管哮喘、肺炎、急性肾炎、风湿性关节炎、荨麻疹等。

【采制】 8～9月份割取地上绿色草质茎(以茎心充实、髓内呈黄棕色或棕红色、有黄色粉状物者为佳),除去杂质,置于通风处晾干(不宜日晒或长期堆放)。

本品的炮制方法，常用的有3种：

麻黄：拣去本品杂质，用清水洗净后，铡成约6毫米至1厘米的长筒片。晒干或烘干，筛去灰屑。

蜜炙麻黄：取麻黄入锅炒热后，按每千克麻黄用蜜75克或100千克麻黄用蜜10~15千克的比例计算，将炒热的麻黄取出，再放蜜于锅中，加水少许溶解后，加入麻黄，拌炒至不粘手为度。

麻绒：取已切碎的麻黄放入碾槽里研至纤维疏松成绒状后取出。

【鉴别】**草麻黄**：茎呈细长圆柱形而微扁，少分枝，直径1~2毫米，通常切成长2~3厘米的小段。表面淡绿至黄绿色，有细纵走棱线，手触之微有粗糙感，节明显，节间长2.5~4.6厘米，节上有膜质鳞片约2片，上部灰白色，锐长，三角形，尖端反卷，基部棕红色，连合成筒状。茎质脆，易折断，断面略纤维性，外圈为绿黄色，中央髓部呈暗红棕色，习称"朱心麻黄"。气微香，味微苦涩。

中麻黄：呈细长圆柱形，直径为1.5~3毫米，全草呈黄绿色，节上的膜质鳞叶分3片轮生，长2~3毫米，灰白色，节间长2~6厘米，手触之有粗糙感。

木贼麻黄：茎呈细长圆柱形，多分枝，较草麻黄稍细。表面草绿色至黄绿色，有纵走棱线，手触之无粗糙感，节间长1.5~3厘米，节上有2片膜质鳞叶，长1~2毫米，上部为短三角形，灰白色，尖端多不反曲，基部棕红，连合成筒状，其他与草麻黄相似。

【附方】

外感风邪，邪气在表，恶寒发热，头痛身痛，无汗，舌苔白，脉浮紧：麻黄、桂枝各9克，杏仁、甘草各6克，水煎服。

感冒风寒，头痛鼻塞：麻黄3克，牛蒡子、防风、荆芥各10克，甘草6克，生姜3克，水煎服。

感冒风寒，鼻塞声重，语音不出，或咳嗽痰多，胸满气短：麻黄9克，杏仁12克，甘草3克，生姜6克，水煎服。

邪热壅肺，烦躁口渴，咳嗽气喘：麻黄、甘草各6克，杏仁9克，石膏24克，水煎服。

风水水肿，恶风发热，一身悉肿：麻黄、生姜各9克，生石膏18克，甘草6克，大枣4枚，水煎服。

续 断

XU DUAN

【别名】川续断、川断、六汗。

【性味】苦、辛，微温。

【来源】为川续断科植物川续断的干燥根。出产于四川、西藏、贵州、云南、广西、湖南、湖北、江西等省区。

【形态】多年生草本，高60~130厘米。根圆柱形，表面黄褐色。茎直立，中空，有6~8条纵棱，棱上疏生下弯粗短硬刺和细柔毛。基生叶丛生，叶片琴状羽裂，顶端裂片大，卵形，两侧裂片3~4对，叶面密生白色刺毛或乳头状刺毛，叶背沿叶脉密生刺毛；茎生叶在茎之中下部为羽状深裂，中裂片披针形，边缘有粗锯齿，上部叶披针形，不裂或基部3裂。7~9月开花，花白色或淡黄色，组成头状花序球形，生于枝顶，基部有叶状总苞片；花萼4裂；花冠管长9~11毫米，基部狭缩成细管，顶端4裂；雄蕊4枚。9~11月结果，果实倒卵柱状，包藏在小总苞内。

【功效】具有补肝肾、强筋骨、续折伤、利关节、安胎、止崩漏的功效。主治腰肌劳损、坐骨神经痛、习惯性流产、跌打损伤、筋断骨折、肝肾不足等。

【采制】多于秋季采挖，除去根头及须根，用微火烘至半干，堆置"发汗"至内心变绿色时，再烘干。加工时不宜日晒，否则易于变硬，色发白，质次。贵州、广东、广西等地用晒干法。

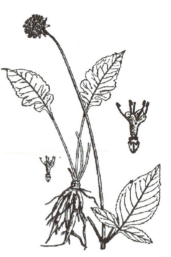

【鉴别】续断多呈长圆柱形，略扁，微弯曲，长5～15厘米，直径0.5～2厘米。外表灰褐色或棕褐色，全体有明显扭曲的纵皱及沟纹，可见到横裂的皮孔及少数须根痕。质软，久置干燥后变硬，易折断，断面不平坦，皮部外缘呈褐色，内呈墨绿色或棕色，木部黄色呈放射状花纹。气微香，味苦、微甜而后涩。

湖北所产续断：多头尾截平，根条较均匀而顺直，表面灰褐或黄褐色，质柔糯而韧，断面灰褐或灰绿。

贵州、广东、广西所产续断：顶端常带芦头，表面常呈土灰色或土黄色，质较硬，断面类白色。

◆附 方

滑胎不孕：炒菟丝子40克，桑寄生、续断、阿胶各20克，共研粉，炼蜜为丸。每服10克，日服2次。

腰膝酸痛，四肢痿软无力：续断20克，破故纸、牛膝、木瓜、萆薢、杜仲各10克，共研粉，炼蜜为丸。每服9克，日服2次。

男性不育症：续断、杜仲、枸杞子各9克，菟丝子、黄精、鹿角胶（或霜）各12克，水煎服，连服1～3个月。

慢性腰痛： 续断、杜仲各 15 克，以水、酒煎服。

跌打损伤，筋断骨折： 续断、当归各 30 克，煅自然铜 15 克，土鳖虫 30 个（火烘为末）。共研细末，红曲打糊为丸。每服 1.5 克，早、晚各 1 次，温酒送下。

蛇床子
SHE CHUANG ZI

【别　名】 蛇粟、蛇床、蛇珠、蛇床仁。

【性　味】 辛、苦，温。

【来　源】 为伞形科植物蛇床的干燥成熟果实。主产于山东、河北、江苏、浙江等地。

【形　态】 1 年生草本。根圆锥状细长。茎直立，高 10～50 厘米，中空，表面有纵细棱。叶互生，2～3 回羽状全裂，末回裂片线形或线状披针形，边缘及叶脉粗糙，两面无毛。4～7 月开花，花白色，排成复伞形花序生于枝顶或侧生；总苞片 6～10 片，线形，边缘有细睫毛；小总苞片多数，线形，边缘有细睫毛；萼齿不明显；花瓣 5 片；雄蕊 5 枚。6～10 月结果，果实长圆形，长约 3 毫米，宽约 2 毫米，有 5 棱，果棱翅状。

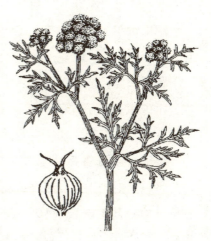

【功　效】 具有温肾壮阳、燥湿杀虫的功效。用治肾虚阳痿、宫冷不孕、

皮肤瘙痒、疥癣、湿疹、阴痒等。现代常用于性功能减退、阴痒、湿疹瘙痒等。

【采制】多于夏、秋两季果实成熟时，割取全草或果穗，晒干，打落种子，除去杂质晒干。

【鉴别】蛇床子呈椭圆形，由2个分果合成，长约2毫米，直径1毫米。黄绿色或灰黄色，顶端有2枚向外弯曲的宿存花柱基，外形似胡萝卜子状，分果背面略隆起，有突起的纵线，其中有1条浅色的线状物，果皮松脆，种子细小，灰棕色，有油性。气香，味辛凉而有麻舌感。

◆ 附 方 ◆

肾虚阳痿，女子不孕症：蛇床子、菟丝子、五味子各等量，共捣筛，炼蜜为丸。每服9克，日服2次。

妇女阴痒：蛇床子、白鲜皮花、黄柏各50克，荆芥、防风、苦参、龙胆草各15克，薄荷3克，水煎熏洗。每日2次。

皮肤瘙痒症：①蛇床子、地肤子、苦参各30克，黄柏15克，花椒5克，甘草10克，煎水温洗与内服。②以蛇床子、明矾、百部、花椒、苦参各9~15克，煎水熏洗患处。

滴虫性阴道炎，湿疹：①蛇床子15克，水煎，灌洗阴道。②蛇床子15克，苦参、白矾各10克，花椒（或竹叶花椒）6克，煎水熏洗阴道1~2次。

肾虚阳痿，遗精，尿频：①蛇床子12克，菟丝子15克，五味子10克，水煎服。②蛇床子、五味子、枸杞子、菟丝子各等量，研细粉，每次服6克，每日服3次，开水送服。

湿疹，外阴瘙痒：①蛇床子、地肤子各30克，苦参15克，花椒（或竹叶花椒）10克，煎水熏洗患处。②蛇床子、地肤子各15克，艾叶、花椒（或竹叶花椒）、明矾、雄黄各10克，煎水洗患处。③蛇床子、铁冬青、石仙桃各等量，煎水洗患处。

淡竹叶

DAN ZHU YE

【别名】 竹叶、竹叶麦冬、淡竹米。

【性味】 甘、淡，寒。

【来源】 为禾本科植物淡竹叶的干燥全草。主产于江苏、浙江、湖南、湖北等地。

【形态】 多年生草本，有木质缩短的根茎。须根细长，中部可膨大为纺锤形块根，黄白色，肉质。秆高40～90厘米，光滑无毛，丛生。叶互生，单叶；叶片披针形，长6～12厘米，宽2～3厘米，先端尖，基部狭缩成短柄，有明显的小横脉，与纵向平行脉形成长方形的网格状。边缘有多数短刚毛；两面无毛或有小刚毛。7～9月开花，圆锥花序；小穗条状披针形，有短柄。9～10月结果，果实椭圆形。

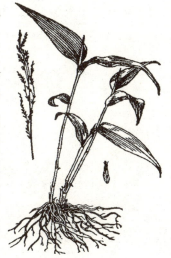

【功效】 具有清心除烦、利尿通淋的功效。用治热病烦渴、小儿惊啼、口舌生疮、小便涩痛等。现代常用于急性感染性热病、病毒性心肌炎、尿路感染、急性口腔溃疡、急性咽炎等。

【采制】 夏季未抽花穗前采收，洗净，除去杂质，晒干备用。

【鉴别】 淡竹叶长25～75厘米。茎呈圆柱形，有节，表面淡黄绿色，断面中空。叶鞘开裂。叶片披针形，有的皱缩卷曲，长5～20厘米，宽1～

3.5厘米;表面浅绿色或黄绿色。叶脉平行,具横行小脉,形成长方形的网状格,下表面尤为明显。体轻,质柔韧。气微弱,味淡。

◆ 附 方 ◆

心火亢盛,口疮,尿赤:淡竹叶、木通各10克,甘草6克,生地黄15克,水煎服。

热病烦躁:淡竹叶15克,生地黄、麦冬、知母各10克,水煎服,热甚加石膏30克同煎。

感冒发热:淡竹叶30克,葛根、路边青各15克,岗梅根10克,薄荷6克,水煎服。

热病后期,余热未清,气阴两伤:石膏30克,麦冬18克,淡竹叶、半夏各9克,人参5克,粳米8克,炙甘草3克,水煎服。

菟丝子

TU SI ZI

【别名】吐丝子、菟丝饼。

【性味】甘,温。

【来源】为旋花科植物菟丝子的干燥成熟种子。主产于江苏、辽宁、吉林、河北、山东、河南等地。

【形态】1年生寄生草本。茎细柔呈线状,左旋缠绕,多分枝,黄色,随处生吸器,侵入寄主组织内。无绿色叶,而有三角状卵形的鳞片叶。花期7~9月。花白色,簇生;小花梗缺或极短;苞片及小苞片鳞状,卵圆形;花萼环状，裂片卵形或椭圆形；花冠短钟形，5 浅裂，裂片三角形；雄蕊 5 个，花药长卵圆形，花丝几无；雌蕊短，子房 2 室，每室有 2 胚珠，花柱柱头头状。8～9 月结果，蒴果扁球形，褐色，有宿存花柱；种子 2～4 粒，卵圆形或扁球形，黄褐色。

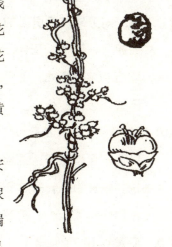

【功效】具有滋补肝肾、固精缩尿、安胎、明目、止泻的功效。主要用于阳痿遗精、尿有余沥、遗尿尿频、腰膝酸软、目昏耳鸣、虚漏胎、胎动不安、脾肾虚泻、外治白癜风等。本品取其汁可用于美容祛斑。现代临床上还用于防止小儿呼吸道反复感染、神经衰弱、男子不育症、女子黄体不健的不孕症、乳腺增生症、前列腺增生、前列腺炎等。

【采制】秋季种子成熟时连寄主一起割下，晒干，打下种子，簸去杂质，筛去泥土即可。炮制时将菟丝子筛尽灰屑，放入箩筐内，再将箩筐放入缸内，加入清水淘洗，反复多次。洗净后取出，沥干余水，再晒干或烘干，簸去灰屑与未成熟的种子，即可生用。如开盐炒，取菟丝子入锅炒热，按每 50 克菟丝子用盐 2 克的比例，将盐加开水溶解后，分次洒入锅内，边洒边炒，至盐水干取出。

【鉴别】呈类圆形或卵圆形，直径 1～1.5 毫米。表面灰棕色或黄棕色，微粗糙。放大镜观察表面有细密的深色小点，一端有微凹的线形种脐。质坚硬，不易被指甲压碎。用开水浸泡，表面有黏性，加热煮至种皮破裂时露出白色卷旋状的胚，形如吐丝。气微，味淡。

◆ 附 方

多梦：①菟丝子 20～30 克，水煎，每日 1 剂，分 2～3 次服。②菟丝子 50～80 克，水煎服，每日 1 剂。

十一画

月经期劳累过度引起的血崩： 菟丝子25克，煎汤，洗患处。

白癜风，漆疮： 菟丝子250克。捣碎，置500毫升白酒内浸泡7日后，取药液涂擦患处，每日3次。

阳痿，遗精： 菟丝子、五味子、覆盆子、车前草、枸杞子、山药各10克。每日1剂，水煎分2~3次服。

肝肾不足型眩晕： 菟丝子、菊花、天麻各12克，枸杞子9克。共研为细末，炼蜜为丸，每次9克，每日2次，开水冲服。

白内障： 菟丝子、肉苁蓉、珍珠母各30克，枸杞子25克，磁石40克，麻雀肉100克。先将5味药共研为细末，同麻雀肉共调匀，蒸熟，焙干，再研为细末，每次6克，每日3次，温开水送服。

肝血不足，视物模糊： 酒炙菟丝子10克，鸡蛋1只。菟丝子研细粉，调入鸡蛋中煎食之。

眩晕： 菟丝子、何首乌各20克，鸡蛋2只。共加水煮熟，每日分2次，食蛋喝汤。

月经先后无定期： 菟丝子、山药各15克，熟地黄、当归、白芍各12克，茯苓、荆芥炭各10克，柴胡9克，水煎，每日1剂，分3~4次服。

健身益寿，并治肝肾不足之腰痛，眩晕，遗精等： 菟丝子、五味子各30克，白酒500毫升。浸泡7日后，每次20~30毫升，每日2~3次。

消耗渴不止： 菟丝子10克，煎汁，冰糖调服代茶饮。

乌须发： 菟丝子10克，全当归15克，旱莲草、何首乌各25克，大枣4枚。加水共煮，每日1剂，早、晚各服1碗，连服1个月。

前列腺炎： 菟丝子、茯苓、莲子、泽泻各5克。茯苓、泽泻和莲子切成小碎块，与菟丝子一起置入茶杯内，倒入刚沸的开水，盖严杯盖，浸泡20分钟左右即可代茶饮，可反复加入沸水浸泡数次，直至无味，每日上午和晚上各泡服1剂。

鹿茸

LU RONG

【别名】斑龙珠、花鹿茸、马鹿茸、锯鹿茸、关鹿茸、西鹿茸。

【性味】甘、咸，温。

【来源】为鹿科动物梅花鹿或马鹿的公鹿未成骨化而密生茸毛的幼角。主产于我国的北方，其他地区也有出产。

【形态】体长约1.5米，体重约100千克，尾短，长约9厘米。耳大直立。颈细长。臀部有明显的白色块斑。仅雄鹿有角，雌鹿无角。角实心，起初是瘤状，紫褐色，布满茸毛，富有血管，成长后分枝，生长完全的共有4个枝叉。冬毛厚密栗棕色，白色斑点不明显，腹毛淡棕色。夏毛薄，无绒毛，全身红棕色，白色斑点显著，腹毛淡黄白色。四肢细长，行动敏捷，嗅觉、听觉发达，容易受惊，喜群居。

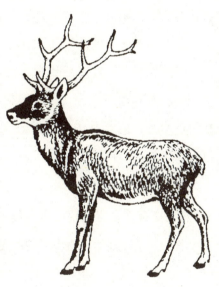

【功效】具有温肾壮阳、强筋健骨、行血消肿的功效。主要用于阳痿遗精、腰脊冷痛、阴疽疮疡、乳痈初起、瘀血肿痛等症。是冬季常用的补药。现代临床上还用于治疗乳腺增生、房室传导阻滞、风湿性心脏病引起心力衰竭、白细胞减少症、再生障碍性贫血、创伤性骨折、小儿筋骨萎软、行迟、齿迟、囟门不合等。

【采制】鹿茸分锯茸和砍茸2种。雄鹿第1次长出的圆柱形茸，锯下称"初生茸"，3~4岁梅花鹿进入产茸期，以收取"二杠茸"为主。5岁以上收取"三岔茸"。1年中第2次采收茸为"再生茸"（又名"二茬茸"）。马鹿一般收取"三岔茸"和"四岔茸"。砍头收取带脑骨皮鹿茸为"砍茸"。采茸时期及采茸种类要视鹿茸生长情况等综合考虑。

锯茸：一般从第3年的鹿开始锯茸，二杠茸每年可采收2次，第1次在清明后45~50天（头茬茸），采后50~60天 采第2次（二茬茸）；三岔茸则采1次，约在7月下旬。锯时应迅速将茸锯下，伤口敷上止血药。将锯下的茸立即进行烫炸等加工，阴干或烘干。

砍茸：将鹿头砍下，再将茸连脑盖骨锯下，刮净残肉，绷紧脑皮，进行烫炸等加工，阴干。

以上为排血茸的大致加工方法，梅花鹿茸多加工为排血茸。

带血茸加工：收茸后迅速将锯口向上立放，不要使茸内血液流失，马上封闭锯口进行加工处理，经过多次连续水煮和烘烤，通过茸皮渗透作用，散掉茸内水分，把茸血中的色素及干物质保留在茸体内，主要是马锯茸加工，其产品多供应出口。

【鉴别】梅花鹿茸又名黄毛茸，有人形容其"黄毛红地"（因其皮红毛黄）；马鹿茸又名青毛茸，有人形容其"青毛灰地"（因其皮灰毛青）。

梅花鹿茸：①锯茸呈圆柱形，多具1~2个分枝。具1个侧枝，习称"二杠茸"，主枝长17~20厘米，侧枝长9~15厘米，锯口直径4~5厘米，枝顶钝圆，系加工而成，俗称"回头"，较尖者为"捻尖"，侧枝较主枝略细。外皮红棕色或棕色，布有红黄色或棕黄色细茸毛，上部毛密，下部较疏。锯口面黄白色，有蜂窝状细孔，外围无骨质。体轻。具2个侧枝者习称"三岔茸"，主枝长23~33厘米，略呈弓形而微扁，分枝较长，先端略尖，下部有纵棱线及突起小疙瘩，皮红黄色，茸毛较稀而粗。二茬茸（再生茸）和头茬茸近似，但主枝不圆或下粗上细，下部有纵棱筋，毛较粗糙，锯口外围多已

十一画

骨化，体较重。气微腥，味微咸。②砍茸为带头骨的茸，茸形与锯茸同，二茸相距约7厘米，脑骨前端平齐，后端有1对弧形骨分列两旁，习称"虎牙"。外附脑皮，皮上密生茸毛。③初生茸呈圆锥形或圆柱形，无分岔，长25～30厘米，直径2～3厘米。外皮红棕色至棕色，密生黄棕色或浅灰色细毛茸。茸部锯口略圆形，黄白色有蜂窝状细孔，全枝显骨化，仅中上部切面呈海绵状孔隙，气微腥，味微咸。

马鹿茸： 亦有锯茸和砍茸2种。形状与花鹿茸近似，但较粗大，分枝较多，侧枝1个者习称"单门"，2个者习称"莲花"，3个、4个以上者习称"三岔""四岔"等。其中以莲花、三岔为主。马鹿茸有东马鹿茸和西马鹿茸之分，东马鹿茸系主产于东北地区者，亦称"关马茸"；产于西北者则为"西马鹿茸"。东马鹿茸主枝长25～33厘米，外皮灰黑色，毛青灰色或灰黄色，下部有纵棱。西马鹿茸主枝长30～100厘米，表面有棱，多抽缩干瘪，分枝较长且弯曲，茸毛粗长，灰色或黑灰色，锯口色较深（因其多为血茸），常见骨质。稍有腥气，味微咸。

在砍茸的鉴定中，主要观察两枝茸形态是否对称（不相同对称则为"鸳鸯"），将茸倒放平稳者为"四平头"；用3个指头放在"二杠茸"枝间的脑骨上，适合3指距离，称为"正三指"。

鹿茸鉴定中常以是否有明显骨钉及纵棱线（俗称起筋）、茸毛的软硬程度、二杠茸"回头"是否明显（若已加工为"捻尖"则茸质较老）等来判断茸质的老嫩。

◆附方◆

肾虚阳痿，小便频数： 鹿茸片6克，山药30克，白酒500毫升，泡7天后服，每次1小杯，每日2次。

肾虚腰痛，劳累则甚： 鹿茸片5克，菟丝子15克，小茴香9克，羊肾1对，共炖，加食盐调味，饮汤食肉。

附 方

肾阳不足，精血亏虚，畏寒肢冷，阳痿早泄，宫冷不孕，小便频数，腰膝酸痛，头晕耳鸣，精神疲乏：鹿茸粉0.5克，隔日1次，淡盐开水吞服或蒸鸡蛋同服。

小儿发育不良：鹿茸粉少许，内服，每日1次。

妇女冲任虚寒、带脉不固所致的崩漏不止，白带过多：鹿茸粉适量与乌贼骨、蒲黄、当归等制成散剂。

遗精：鹿茸3克，淫羊藿100克，食盐5克，先将鹿茸研为细末，其余2味水煎取汁冲服鹿茸粉，每日1剂，每周服1~2剂。

紫癜：鹿茸5克，黄芪50克，当归、阿胶珠、白术、茜草、艾叶各15克，水煎，每周服1~2剂，分3次服。

产后下血，淋沥不止：鹿茸5克，血竭、赤石脂、牡蛎各6克，海螵蛸15克，三七粉4.5克。先将前5味药水煎取汁，冲服三七粉，每日2次。

肾虚不孕：鹿茸18克，雄蚕蛾4.5克（去足、翅），肉苁蓉、山药各30克。共研为细末，炼蜜为丸，每丸重9克，每次1丸，每日2次，开水送服。

老人冬季阳虚，畏寒，肢体不温：鹿茸6克，红参20克，白酒1000毫升。先将红参、鹿茸蒸软后，放入白酒中，加盖密封，浸泡15天后饮用。

慢性低血压：鹿茸精口服液，每次5~10毫升，每日2次。对伴有低血压的慢性循环障碍，可使脉搏和缓有力，血压上升，心音增强。

再生障碍性贫血：鹿茸适量，锉为细粉，每次取1克，口服，每天2次，用温开水送下，连服3月。

旋覆花

XUAN FU HUA

【别名】金沸花、覆花、金钱花、夏菊、轩花、金盏花、小黄花。

【性味】苦、辛、咸，微温。

【来源】为菊科植物旋覆花、线叶旋覆花和大花旋覆花的干燥头状花序。主产于河南、江苏、浙江、河北、安徽、黑龙江、吉林、辽宁等地。

【形态】多年生草本，高30~70厘米。茎直立，有细纵棱和长伏毛，根茎粗壮。单叶，互生，无叶柄；叶片长圆形或长圆状披针形，长4~10厘米，叶面有疏毛或近无毛，叶背有伏毛和腺点。6~10月开花，花小，组成头状花序生枝顶，排成伞房状；总苞半球形；边缘为舌状花，舌片黄色，线形，长约13毫米；中央为管状花，黄色。9~11月结果，果实圆柱形，长约1毫米，顶端有短柔毛。

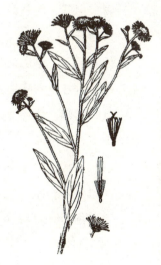

【功效】具有消痰行水、降气止呕的功效。用治咳喘痰多、胸中满闷、呕吐噫气等。现代常用于急慢性支气管炎、胃神经官能症、慢性胃炎等。

【采制】多于夏、秋季当花将开足时采摘花头，去掉茎叶杂质，先晒至半干，再晾干（晾时平铺于席上，不可铺厚以防霉变，翻动时宜轻，以免破碎）。炮制时将本品拣去梗屑、虫串，筛尽灰碎。在炮制过程中应注意此花的茸毛容易飞扬，故应带口罩，在避风处进行，以免绒毛吸入引起咳嗽。配方时，应装入布袋中煎。开蜜炙时，按每500克用蜜125克的比例，将蜜入锅溶解后加旋覆花拌炒均匀，至蜜干为止。取出，冷却至不粘手入药。

【鉴别】 呈扁球形或类球形，直径1~1.5厘米，总苞苞片多数，覆瓦状排列，苞片披针形或条形，长4~11毫米，灰黄色，总苞基部有时残留花梗，苞片及花梗表面被白色茸毛。舌状花1列，黄色，长约1厘米，花瓣多卷曲，常脱落，先端3齿裂；管状花多数，棕黄色，长约5毫米，先端5齿裂；子房顶端有多数白色冠毛，长约5毫米。有时可见椭圆形小瘦果。体轻，质脆易散碎。气微，味微苦。

附方

胃气虚弱，噫气呕吐，痰湿内阻：旋覆花、党参、生姜、半夏各10克，代赭石20克，甘草6克，大枣4枚，水煎服。

外感风寒，咳嗽痰喘：旋覆花、前胡、半夏、茯苓各9克，荆芥穗6克，细辛、甘草各3克，生姜3片，大枣2枚，水煎服。

咳嗽痰喘，发冷发热：旋覆花、制半夏各10克，前胡、荆芥各6克，细辛1克，水煎服。

肝郁胁痛：旋覆花、青皮、郁金各10克，葱叶5克，水煎服。

咳嗽痰喘，胸闷气急：①杏仁6克，旋覆花、桑白皮、紫苏子各10克，水煎服。②旋覆花（或金沸草）、前胡、制半夏、枳壳各10克，水煎服。

慢性气管炎，咳嗽气喘痰多：旋覆花12克，桑白皮15克，桔梗、盐肤木各10克，水煎服。

急慢性气管炎，咳嗽痰多气喘：旋覆花12克，白前6克，制半夏、杏仁各10克，水煎服。

脾胃虚寒，嗳气呕逆：旋覆花（或金沸草）、党参、制半夏、陈皮各10克，代赭石15克，水煎服。

菊花

JU HUA

【别名】黄菊花、北野菊、岩香菊。

【性味】苦、辛,微寒。

【来源】为菊科植物野菊、北野菊或岩香菊的头状花序。主产于江苏、四川、广西、山东等地。

【形态】多年生草本,高60~150厘米。茎直立,有纵棱和短柔毛,叶互生,单叶,有短叶柄;叶片卵形或卵状三角形披针形,羽状浅裂或半裂,裂片顶端圆或钝,边缘有粗锯齿,叶背面有短柔毛。秋季开花,组成头状花序生于枝顶或叶腋,头状花序直径2.5~5厘米。药菊有的直径达20厘米。边缘的舌状花多层,舌片白色或其他颜色,中央的管状花多数,黄色,气味清香。秋季结果,果实柱状,无毛。

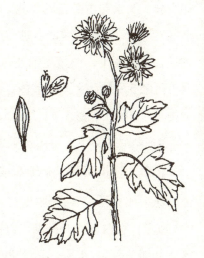

【功效】具有散风清热、平肝明目的功效。主要用于风热感冒、头痛眩晕、目赤肿痛、眼目昏花等。本品又能清热解毒,用于疔痈肿毒。本品尚有白、黄之分。亳菊、滁菊、贡菊、怀菊、祁菊、川菊、杭白菊等均属白菊花,长于平肝潜阳、明目,主治肝阳上亢证和各种目疾;黄杭菊为黄菊花类,疏散风热效力胜过白菊,主治风热外感和热毒疮肿。现代临床上还用于治疗冠心病、高血压、高脂血症、神经官能症等。

【采制】菊花按产地可分为亳菊、贡菊、杭菊、怀菊等。

亳菊：多于11月中、下旬分2次采收，在枝条分叉处折断花枝，扎成小把，倒挂于屋檐下或室内通风处，阴干八成时（约需20天），用硫黄熏白，再摊开晒干即可。

滁菊：多于10月下旬至11月中旬根据开花顺序逐朵分3次采摘，先经1~2小时摊晒后，再经硫黄熏制，再摊晒4~5天后，置于室内1~2天，再晒至干即可。

贡菊：多于11月份分数次采收后在烘房内经60~70℃的温度烘烤2~3小时干燥即可。

杭菊：多于10月下旬至11月份分3次采摘（有头水花、二水花、三水花之分：头水花占总量的50%；隔6~7天采二水花，约占30%；三水花大小全摘），采摘后先暴晒2小时，上笼蒸3~5分钟（蒸过熟则香味减弱，蒸烂黏结且不易晒干，蒸过生则花色发白），蒸好的花置于竹匾上暴晒2天，翻1次，再晒3~4天后置于室内，数日后再晒1~2天至花完全变硬时即可。怀菊则多于10月下旬至11月上旬择晴天露水干后采摘，鲜花置于搭好的架子上经1~2个月阴干，再用水喷洒湿润后，经硫黄熏后晒干即可。

【鉴别】亳菊：呈圆盘或扁扇形（经加工倒挂、包装压扁形成），松散。花平摊直径1.5~3厘米；舌状花花瓣4~5层，花瓣长1~2厘米，宽约0.3厘米，类白色，基部略带红色，挺直而不卷曲；管状花不典型，花心多隐藏。基部总苞3~4层，黄绿色或褐绿色，外面被柔毛，体轻质柔润（每10克约100朵花），香气淡，有干草样气味，味甘、微苦。其主要特征为花较大，舌状花瓣较长宽且直，不露花心。

滁菊：呈扁球形或长扁圆形，呈绒球状，中心约见黄色花心，平摊直径1.5~2.5厘米；舌状花花瓣，约4~6层，白色或类白色，不规则扭曲；管状花略外露或被舌状花掩盖，质较重（每10克约60朵花）；总苞淡褐色。气芳香（浓磁），具艾蒿样气，味甘、微苦。其主要特征为气味芬芳，花瓣细长浓密呈绒球状，色白。

贡菊：呈扁球形或不规则球状，平摊直径 2～3.5 厘米，舌状花长 1～1.5 厘米，宽约 0.2 厘米，5～8 层排列，类白色，舌状花（花心）金黄色偶有外露或不见；基部为翠绿色总苞，体亦较轻（每 10 克约 95 朵）；气芳香，味甘、微苦，其特点常称为"金心玉瓣""翠蒂名香"。

杭菊：常数朵至数十朵粘连成压缩片状。单一花朵直径 2.5～4 厘米。舌状花瓣 3～4 层，常粘连，长 1 厘米，宽 0.5 厘米，类白色或淡黄白色；花心深黄色，外露较大；总苞灰绿色。质柔润较重（每 10 克约 65 朵），气清香，味甘、微苦。

怀菊：外形似亳菊，呈圆盘或扁扇形，摊平直径 1.5～2.5 厘米，舌状花 6～7 层，类白色，间有浅红色、浅紫色，长约 1 厘米，宽 0.2～0.3 厘米，花心较小多隐藏；总苞绿色或黄绿色。质松而柔软，气香，味淡、微苦，其特点为花瓣小，紧密，色不均（夹杂），浅红，浅紫，花心小。

◆附 方◆

闭经：白菊花、鸡冠花、月季花各 50 克，大乌泡根、土牛膝各 15 克，水煎，取汁，对红糖 50 克和匀，每日分 3 次服。连服 3 剂。

小儿风疹：黄菊花 25 克，蝉蜕、枳实各 10 克，大黄 9 克，水煎服。

睑缘炎：白菊花 15 克，白矾 2 克，共煎水，取汁，趁热熏洗患处。每日 3 次。

麦粒肿：①白菊花 20 克，水煎，取汁，头煎内服，二煎洗患处。每日 2 次。②白菊花 30 克，野菊花 10 克，龙胆草 6 克，甘草 5 克，水煎，每日 1 剂，分 3 次服。

头风眩晕：菊花适量，晒干，研末和米蒸，做酒服。

疔毒：白菊花 120 克，甘草 12 克，水煎，顿服，渣再煎服。

泪囊炎：①黄菊花、桑叶各 30 克，冰片 2 克。先用水煎桑叶、菊花，取汁，再加入冰片调匀，熏洗患眼，每日 2～3 次。②菊花、枸杞子各 15 克，巴戟天、肉苁蓉各 10 克，金银花 12 克，水煎，每日 1 剂，分 3～4 次服。

急性结膜炎：白菊花、草决明、灯芯草、大黄、白蒺藜、竹叶各3克。将上药共用水煎取药液，洗患眼，每日2~3次。

中暑：菊花15克，白芍、金银花各12克，柠檬酸2克，白糖适量。将前3味药同煮20分钟，取汁，加入柠檬酸、白糖即可服用。

热毒所致的风热感冒、咽喉肿痛、痈疽等：金银花15克，黄菊花10克，茉莉花3克，一起置入茶杯内，倒入刚沸的开水，盖严杯盖，浸泡15分钟左右即可代茶饮，可反复加入沸水浸泡数次，直至无味，每日泡服1剂。

高血压，证见头痛头涨、目眩眼花、心烦易怒、失眠多梦等：菊花、钩藤、生地黄各5克，白芍3克。将生地黄和白芍切成小碎块，与其他药一起置入茶杯内，倒入刚沸的开水，盖严杯盖，浸泡20分钟左右即可代茶饮，可反复加入沸水浸泡数次，直至无味，每日上、下午各泡服1剂。

高血压，证见头晕目眩、耳鸣耳聋、脑鸣、口苦、烦躁、性急易怒等：菊花5克，槐花3克，夏枯草10克，一起置入茶杯内，倒入刚沸的开水，盖严杯盖，浸泡15分钟左右即可代茶饮，可反复加入沸水浸泡数次，直至无味，每日上、下午各泡服1剂。

淫羊藿

YIN YANG HUO

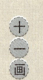

【别名】
仙灵脾、阴阳合、千两金、三枝九叶草、桃园三结义。

【性味】
辛、甘，温，无毒。

【来源】为小檗科植物心叶淫羊藿、箭叶淫羊藿及大花淫羊藿等的干燥茎叶。主产于陕西、辽宁、山西、湖北、四川、广西、台湾等地。

【形态】淫羊藿为多年生草本。根茎长，横走，质硬，须根多数。叶为2回3出复叶，小叶9片，有长柄，小叶片薄革质，卵形至长卵形，先端尖，边缘有刺毛状细齿，侧生叶，外侧呈箭形，叶面无毛，叶背面有短伏毛。3月开花，花白色，组成圆锥形花序生于枝顶；花瓣4片；雄蕊4片。秋季结果，果卵圆形，长约1厘米，内有多数黑色种子。

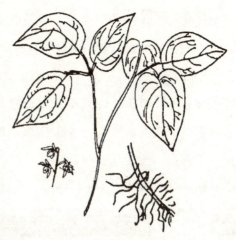

【功效】具有补肾壮阳、祛风除湿的功效。现代药理研究表明，具有抗病毒、抗菌、兴奋性欲、镇咳、祛痰与平喘、降压、防治骨质疏松、促进成骨细胞增殖、促进骨折愈合、提高免疫力、抗肿瘤、保护肾损伤、提高耐缺氧能力、抗辐射损伤、抗衰老、抗炎、抗心律失常等作用。适用于治疗阳痿不举、筋骨挛急、腰膝无力以及半身不遂、风湿痹痛、四肢不仁、小儿麻痹症。

【采制】夏、秋季割取地上部分，除去杂质，晒或晾至半干扎成小捆，再晒或晾至干。

分生用、酒炒、炙用3种炮制方法。

生用： 拣去本品草屑，用清水洗净，去莄。铡约3毫米长。晒干或烘干，筛尽灰屑。

酒炒： 将淫羊藿入锅炒热，按每50克淫羊藿用白酒2毫升的比例，将酒喷入锅内拌炒至干，取出冷却。

炙用： 取羊脂油置锅内加热熔化后，去渣，加入淫羊藿微炒，至羊脂油基本吸尽，淫羊藿呈微黄色时，取出，放凉。每100千克淫羊藿用羊脂油（炼油）20～25千克。

【鉴别】多扎成小把，全草长30～40厘米。茎细长，具有数条细纵纹，中空，呈黄绿色或淡黄色，具光泽。通常为2回3出复叶，2枚常生于茎顶。小叶片卵圆形，长3～5厘米，宽2～4厘米，先端微尖或钝圆，顶端小叶基部心形，两侧小叶较小，偏心形，外侧较大，呈耳状。边缘具黄色刺毛状细锯齿，表面黄绿色，略具光泽，背面灰绿色，主脉7～9条，放大镜下可见茎部有稀疏长柔毛，细脉两面突起，网脉突出不甚明显，均具有细而长的小叶柄。叶片薄草质，较易破碎。气微，味微苦。

附方

肾虚阳痿：①淫羊藿、菟丝子各等份，共研粉。每服5克，日服3次，黄酒送服，20天为1疗程。②单用淫羊藿适量浸酒20日，酌情饮之。

老年肾虚，头晕目眩，烦躁，四肢麻木，或更年期高血压：淫羊藿、仙茅各12克，巴戟天10克，当归、黄柏、知母各9克，水煎服。

宫冷不孕症：淫羊藿100克，肉苁蓉50克。浸于白酒1000毫升中，7日后饮用，每次1小杯，日服2～3次。

风湿痹痛，来往不定：淫羊藿、威灵仙、川芎、桂心、苍耳子各30克，共研为末，温酒调下3克，日服3次。

慢性气管炎：取淫羊藿茎、叶（干品），以其总量的80%煎取浓汁，20%研粉，两者混合为丸。每日量相当于生药30克，2次分服。

神经衰弱：用3%的淫羊藿煎液游子透入法，每日1次。10～20次为1疗程。少数患者另服镇静剂。

骨刺鲠喉：取淫羊藿15～20克，置锅内以文火焙焦后，洒入饱和糖水150～200毫升（白糖、红糖均可），抖匀焙干。再加水400毫升，煎至350毫升左右，稍凉即服。一般服药1次即可，未愈者可加服1次。

骨质疏松： 用淫羊藿每日 200 克，水煎服，每日 3 次。

包皮血管性水肿： 将阴茎置于盛有 20%～30% 的淫羊藿甲醇提取液的容器中浸泡，局部红肿热痛明显，宜先将药液置冰箱中冷却后使用，液面达阴茎根部，日 2 次，每次 20 分钟，5 日为 1 疗程。

皮肤血管性水肿： 用 15%～30% 的淫羊藿甲醇提取液浸透 6 层纱布后置病灶上湿敷，每次 30 分钟，日 3 次。

黄 连

HUANG LIAN

【别名】元连、川黄连、川连、小川连、鸡爪连、味连、单枝连、雅连、云连。

【性味】苦，寒，无毒。

【来源】为毛茛科植物黄连、三角叶黄连或云连的干燥根茎，以上 3 种黄连分别习称为"味连""雅连"和"云连"。味连主产于重庆，雅连主产于四川，云连主产于云南。

【形态】多年生草本，高 15～25 厘米。根茎黄色，常分枝，密生须根。叶基生，叶柄无毛；叶片稍带革质，卵状三角形，3 全裂；花茎 1～2 个，与叶等长或更长；2 歧或多歧聚伞花序，苞片披针形，萼片 5 个，黄绿色，长椭圆状卵形至披针形，2～4 月开花，花瓣线形或线状披针形，先端尖，中央有蜜槽；雄蕊多数，纤轮雄蕊比花瓣略短或近等长，花药广椭圆形，黄色；蓇葖 6～12 个，具柄，长 6～7 毫米。3～6 月结果，种子椭圆形，褐色。

【功效】具有清热解毒、止血杀虫的功效。现代药理研究表明，具有抗菌、降压及扩血管、舒张平滑肌、降血糖、抑制鼻咽癌细胞、保护胃黏膜及镇吐、促进大鼠胃溃疡愈合、保护中枢神经细胞等作用。适用于治疗伤寒、菌痢、肺结核、热病心烦、百日咳、湿疹、痈疽疮毒、口疮、吐血、鼻衄、下血、疳积、蛔虫病、纤毛虫病等。

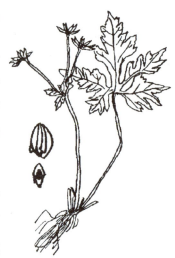

【采制】味连：一般移栽5年后采收，秋末冬初雪前采挖，采挖后不能用水洗，抖去泥土，烘干至一折就断时，趁热置于竹制槽笼中冲撞去泥沙、根须及残余叶柄。

雅连：一般栽培4~5年后采收，一般于立冬前后采收，抖去泥后，烘炕至皮干心湿，筛簸去部分杂质再烘至全干，然后在竹槽笼中撞去根须、泥沙，剪去残余的连秆和过长的"过桥"即可。

云连：种植4年以上收获，抽挖出根茎粗壮者，抖去泥土，晒干或烘干再撞去根须、泥沙即可。

【鉴别】味连：多分枝，集聚成簇，形如鸡爪，单枝长3~6厘米，直径3~7毫米。表面黄褐色，有不规则结节状隆起及须根或须根痕，部分节间平滑，习称"过桥"，上部残留棕色鳞叶或叶柄残基。质坚硬，折断面不整齐，皮部暗棕色，木部金黄色，有放射状纹理，中央髓部红棕色，有时空心。气微，味极苦。

雅连：多单枝，略呈圆柱形，长4~8厘米，直径0.5~1厘米。"过桥"较长，顶端有少许残茎。

云连：多为单枝，较细小，长2~4厘米，直径2~4毫米。表面棕黄色。有"过桥"，折断面较平坦，黄棕色。

十一画

◆ 附 方 ◆

急、慢性胆囊炎：黄连15克，共研为细末，装入胶囊，每次1.5克，每日3次，开水冲服。

皮肤瘙痒：黄连15克，置100毫升50%的酒精内，浸泡40小时后，取药液搽患处。

胃热呕吐：黄连3克，紫苏叶9克，水煎服。

噎膈，反胃，消化不良：黄连3克，鹿角霜、炮姜、陈皮、半夏各6克，肉桂、炒谷芽各9克，共研为细末，每次6克，每日1次，开水冲服。

胃溃疡：黄连8克，连翘、鸡内金各10克，红豆蔻5克，水煎服，每日1剂，分3次服用。

胃痛，吐酸：黄连、煅牡蛎各60克，丁香6克，共研为细末，每次3克，每日2次，开水冲服。

久泻不止（慢性肠炎）：黄连、吴茱萸、罂粟壳、木香各30克，共研为细末，加面粉、米醋，调糊为丸，如梧桐子大，每次20粒，每日2次，空腹时服用。

吐血：黄连、黄芩、大黄、棕榈炭、白茅根、丹皮、荷叶各30克。将上药分别炒焦（棕榈炭除外），共研为细末，每次15克，每日3次，温开水送服。

糖尿病：黄连30克，天花粉135克，薏苡仁150克，茯苓125克，知母90克，麦冬60克。将方中各药装入猪肚子内，蒸熟后将其焙干，研为细末，制丸如梧桐子大；每次20丸，每日2次，开水送服。

肝阴不足、肝火上炎之头痛目眩：黄连、菊花各20克，羊肝适量。将黄连和菊花研末，与羊肝片拌匀，每日分2次蒸熟食之。

失眠：黄连3克，肉桂2克，灯芯草适量，水煎服。

小儿惊风：黄连、龙胆草、桔梗各3克，生姜适量，水煎服。

小儿流涎：黄连、儿茶各1.5克，共研为细末，用梨汁冲服。

小儿夜啼：黄连、灯芯草、薄荷各3克，淡竹叶少许，水煎服。

痔疮肿痛：黄连10克，核桃4个。将黄连研为细末，同核桃仁共研为糊状，每晚涂于肛门处，外用纱布敷盖，连用5日为1个疗程。

阴痒：黄连15克，猪苦胆1个。将黄连研为细末，装入猪苦胆内，用纱布包裹苦胆，温水泡10分钟后，外敷阴部，每日2~3次。

奶癣：黄连3克，蓖麻油9克。将黄连研为细末，与蓖麻油共调匀。涂抹患处。

结膜炎：黄连10克，硼砂1.5克。先将黄连研为细末，加开水浸泡5分钟后，取药液，再加入硼砂溶化调匀，用棉签蘸药液涂眼睑，每日3次。

黄芪

HUANG QI

【别名】库伦芪、川芪、红岁芪、大有芪、绵黄芪、黄耆、北芪、建芪、淮芪。

【性味】甘，温。

【来源】为豆科植物膜荚黄芪、蒙古黄芪或多序岩黄芪的干燥根。前2种习称"黄芪"，后1种称"红芪"。主产于甘肃、四川、青海、内蒙古、陕西、山西、河北、东北、西藏等地。

【形态】多年生草本，高50~100厘米。主根肥厚圆柱形，外皮土黄色或棕红色，稍带木质，不易折断。嫩枝有细棱，有柔毛。叶互生，单数羽状复叶，小叶片椭圆形或长圆状卵形，顶端钝圆或微凹，叶面绿色，无毛，叶背有伏贴的白色柔毛；托叶离生，卵形，无小托叶。6～8月开花，花黄色或淡黄色，组成总状花序生于枝顶或叶腋；萼筒顶端有5齿，花冠蝶形，雄蕊10枚，其中9枚花丝合生。7～9月结果，果为荚果，半椭圆形，稍扁，半透明膀胱状鼓起，长20～30毫米，宽8～12毫米，顶端有刺尖，内有几粒黑色种子。

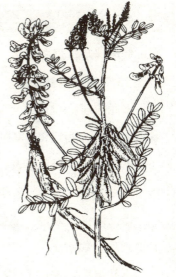

【功效】具有补气固表、利尿托毒、排脓、敛疮生肌的功效。主要用于气虚乏力、食少便溏、中气下陷、久泻脱肛、便血崩漏、表虚自汗、气虚水肿、痈疽难溃、久溃不敛、血虚萎黄、内热消渴、慢性肾炎蛋白尿、糖尿病等。蜜炙黄芪益气补中。用于气虚乏力、食少便溏。现代临床上还用于治疗心、脑血管疾病、十二指肠溃疡、慢性肝脏疾病、肾脏疾病、白细胞减少症、流行性出血热、前列腺肥大症、银屑病、红斑狼疮等。还能用于预防感冒。

【采制】一般生长3年以上即可收获，多于秋季地上部分枯萎时收获，去净泥土、杂质、须根、芦头，晒至七八成干时，捆成小捆，晒干即可，山西浑源栽培上常选匀条皮嫩者用沸水撩过，搓至顺直，斩去芦头制成"炮台芪"（分正副两种）；又选条粗大、皮细嫩者用沸水撩过，搓直后，以当地所产乌青叶煎汁，加青矾及五倍子染黑外皮，斩去芦头，称为"冲正芪"。

【鉴别】黄芪多呈圆柱形，极少有分枝，上粗下细，长10～90厘米，直径1～3.5厘米。表面灰黄色或淡棕褐色，有纵皱纹及横向皮孔。质硬略韧，断面纤维性，并显粉性，皮部黄白色，木部淡黄色，有菊花心，显放射状纹理及裂隙。气微，味微甜。

十一画

附 方

气虚喘咳，蛋白尿等：黄芪、党参各35克，白酒600毫升，共密封浸泡15天后，酌量饮用。

小儿虚喘：黄芪、甘草各10克，炼蜜适量。将上药共研为细末，加炼蜜适量搅为糊状，3岁以内小儿1次1汤匙，每日3次，温开水送服。

小儿遗尿，面色萎黄，身体倦怠：生黄芪30克，升麻6克，桑螵蛸15克，益智仁10克，水煎服。

暑天汗多，体倦，心烦口渴等：炙黄芪、麦冬各10克，甘草6克，共煎水取汁饮用。

小儿遗尿：黄芪12克，桑螵蛸7克，升麻1.5克，水煎服。

痈、疽及甲沟炎等：黄芪60克，狼毒30克。先将上药共研为细末，加食醋50克调均匀，再加入猪板油150克，用文火熬制成膏，外涂患处，每日3次。

肾炎蛋白尿：黄芪25克，炒糯米20克，糯稻根、玉米须各30克，共煎取汁饮用，每天1剂，连饮3～5个月。

体虚，产后或病后体弱：黄芪50克，大枣10枚（或加当归、枸杞子各9克），用瘦猪肉适量，加食盐等调味熬汤，食肉喝汤。

癫痫：黄芪粉50克，鳖鱼1只。先将鳖鱼去骨，再加黄芪粉，煮熟后食盐调味食之，每日1剂，连服10剂。

慢性肾炎的蛋白尿：炙黄芪25克，淮山药50克，山茱萸9克，水煎服，每日1剂。

全身肢体各关节红肿疼痛，屈伸不利：黄芪、生地、羌活、牛蒡子各5克。先将牛蒡子砸碎，其他药切成小碎块，一起置入茶杯内，倒入刚沸的开水，盖严杯盖，浸泡20分钟左右即可代茶饮，可反复加入沸水浸泡数次，直至无味，每日上、下午各泡服1剂。

气虚胎动：黄芪30克，川芎5克，糯米300克，水煮成粥，分3次服。

大便日行数次，清稀如水，腹隐痛，气短懒言，神疲倦怠等：黄芪5克，黄连2克。将2味药切成小碎块，一起置入茶杯内，倒入刚沸的开水，盖严杯盖，浸泡20分钟左右即可代茶饮，可反复加入沸水浸泡数次，直至无味，每日上、下午和晚上各泡服1剂。

水肿，证见四肢皮肤肿盛、面色萎黄、小便不利、肚腹胀满等：黄芪、茯苓各5克，桂枝3克，防己、甘草各2克。先将各药切成小碎块，一起置入茶杯内，倒入刚沸的开水，盖严杯盖，浸泡20分钟左右即可代茶饮，可反复加入沸水浸泡数次，直至无味，每日上、下午各泡服1剂。

黄芩

HUANG QIN

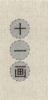

【别名】酒芩、枯芩、条芩、柴芩、经芩、空心草、黄金茶、于芩、片芩。

【性味】苦，寒。

【来源】为唇形科植物黄芩的干燥根。主产于河北、山东、山西、内蒙古、河南、陕西、云南、四川、东北、宁夏等地。

【形态】多年生草本，主根长大，略呈圆锥状，外皮褐色。茎方形，高20～55厘米，基部多分歧，光滑或被短毛。叶对生，卵状披针形、披针形或线状披针形，先端钝或急尖，基部圆形，全缘，具睫毛，上面光滑或被短毛，下面有腺点，光滑或仅在中肋有短毛；无柄或有短柄。于7～8月开花，总状花序腋生，萼钟形，被白色长柔毛，花冠唇形，筒状，上部膨大，基部甚细，紫色，表面被白色短柔毛；雄蕊4个，雌蕊1个，子房4深裂，花柱基底着生。8~9月结果，近果形，黑色。

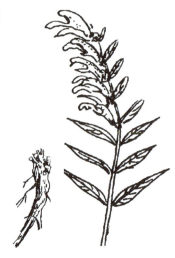

【功效】具有清热解毒、止血安胎的功效。现代药理研究表明，具有抗菌、镇静、降压、降血脂、降血糖、利尿、抑制线粒体氧化损伤、抗炎、解热、镇痛、平喘、抗肿瘤、抑制子宫平滑肌收缩、放射损伤保护、保肝、抗内毒素休克、保护脑组织缺氧、提高耐缺氧、提高免疫力、抗心律失常、防治急慢性前列腺炎、抑制回肠胆盐吸收、促进人牙周细胞增殖等作用。适用于治疗肺热咳嗽、湿热泻痢、目赤肿痛、吐血、鼻衄、崩漏、胎动不安等。

【采制】多于春、秋两季采收，生长3~4年（生长年限太短质次，过长则空心较大）者。挖出后去掉杂质及泥土，堆闷1~2天，至外层粗皮稍干，即可撞皮（将黄芩与碎瓷片混于荆条筐中，吊起后摇荡，使粗皮脱落），撞皮后晒干即可。

【鉴别】野生黄芩呈圆锥形，扭曲，长8~25厘米，直径1~3厘米。表面棕黄色或深黄色，有稀疏的疣状细根痕，顶有茎痕或残留的茎基，上部较粗糙，有扭曲的纵皱或不规则的网纹，下部有顺纹和细皱。质硬而脆，易折断，断面黄色，中间红棕色。老根中间呈暗棕色或棕黑色，枯朽状或已成空洞者称为"枯芩"；新根则色鲜黄，内部充实无枯心，称为"子芩"。气弱，味苦。

◆【附 方】

预防猩红热：取黄芩9克，水煎，连服3日，每日2~3次。

高血压病：取黄芩制成20%的酊剂，每次5~10毫升，日服3次。

传染性肝炎：①取黄芩的提取物黄芩素装胶囊，每粒0.25克。每次2粒，日服3次。儿童酌减。治疗急性传染性肝炎，自觉症状和体征均于1个月消失，肝功能恢复正常。②用黄芩素针剂，每日肌注2毫升（含黄芩素40毫克），1个月为1疗程，治疗急性无黄疸型肝炎。

小儿急性呼吸道感染：将50%的黄芩煎液，1岁以下每日6毫升，1岁以上每日8～10毫升，5岁以上酌加，均分3次服。体温多在3日内恢复正常，症状消失多在40日。

痈肿切开引流：取黄芩6克，切碎晒干，放入500毫升水中，煎煮20分钟过滤。然后放入无菌纱条浸泡3日，即得黄芩敷料。用时，将患处用双氧水消毒后，覆盖上黄芩纱条，再覆以消毒纱布，用胶布固定，每日2次，2日为1疗程。

黄 精

HUANG JING

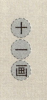

【别 名】大黄精、野仙姜、山生姜。

【性 味】平，甘。

【来 源】为百合植物滇黄精、黄精或多花黄精的干燥根茎。滇黄精主产于云南、贵州、广西等地；黄精主产于河北、内蒙古、陕西等地；多花黄精主产于贵州、湖南、云南、安徽、浙江等地。

【形 态】多年生草本，高50～120厘米。全株无毛。根状茎黄白色，肥厚，横走，直径3厘米左右，由多个形如鸡头的部分连接而成，节明显，节部有少数须根。茎单一，圆柱形。叶4~7片轮生（白及黄精叶互生），无柄，叶片条状披针形，长8~12厘米，宽5~12毫米，先端卷曲，下面有灰粉，主脉平行。夏开绿白色花，腋生，下垂，总花梗长1~2厘米，顶端2分叉，各生花1朵；花被筒状，6裂；雄蕊6个。浆果球形，熟时黑色。

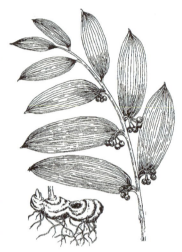

【功效】具有补气养阴、健脾、润肺、益肾的功效。主要用于脾胃虚弱、体倦乏力、口干食少、肺虚燥咳、精血不足、内热消渴等。因其滋补强壮作用，也用于病后体弱、营养不良，为药膳食疗养生的佳品。还能和颜悦色、乌须发，可作美容用。现代临床上还用于治疗肺结核、低血压、高脂血症、中毒性耳聋、手足癣、蛲虫病等。

【采制】黄精春、秋采收均可，以秋末冬初所采质佳。采挖后去掉茎叶、须根、泥沙杂质，长大者可分成2~3段，置蒸笼或木甑中蒸约12小时，至呈现油润时取出晒干或烘干（要求无烟、微火）；或置水中煮沸后，捞出晒干或烘干。以蒸法加工者为佳（蒸后为熟黄精，沸水煮后晒干为生黄精）。

【鉴别】根据其外形不同分为鸡头黄精、姜形黄精和大黄精。

鸡头黄精： 呈不规则的圆锥形，常有1至数个粗短的突起或分枝，头大尾细，形似鸡头，长3~10厘米，直径0.5~1.5厘米。表面黄白色至黄棕色，半透明，全体有细纵皱纹及稍隆起呈波状的环节，地上茎痕呈圆盘状，中心常凹陷，根痕多呈点状突起。质坚脆，断面淡棕色，稍带角质，并有多数黄白色点状筋脉（维管束）。气微，味甜，有黏性。

姜形黄精： 呈结节状，分枝粗短，形似生姜，长2~18厘米，宽2~4厘米，厚1~2.5厘米。表面黄棕色，较粗糙，有明显突起的须根痕。凹陷的圆盘状茎痕大而突出。质坚硬。

大黄精：呈肥厚块状或串珠状，长至10厘米以上，宽3～6厘米，厚2～3厘米。表面淡黄色至黄棕色，有不规则皱纹及须根痕，每个结节有凹陷的圆盘状茎基，习称"鸡眼"。质坚硬而韧，不易折断。断面淡黄色至黄棕色，半透明。微带焦糖气，味甜，有黏性。

均以块大、肥润、色黄、断面透明者为佳。

◆附 方◆

手、足癣：藿香30克，黄精、大黄、黑矾各12克，共捣为粗末，用米醋1000克浸泡，3日后以药液浸洗患处，每日2次，每次半小时。

虚火牙痛：黄精30克，白芷、生甘草各10克，细辛3克，水煎服。

须发早白：黄精20克，何首乌30克，水煎服，连服20～30剂。

血虚体弱，面色无华：黄精20克，当归12克，鸡蛋2只，加水适量同煮，鸡蛋熟后取出剥去壳，余下药液再煎至1碗，饮汤食蛋。

小儿下肢痿软：黄精30克，蜂蜜50克，开水炖服。

阴虚低热，干咳，咯血，妇女白带增多：黄精、冰糖各30克，共煎1小时，饮汤食黄精。每日2次。常服能补虚强身。

病后体虚：黄精30克，瘦猪肉500克。共炖至熟，食盐调味，饮汤食肉及黄精。

头晕目眩，腰膝不利，食少纳呆，体倦乏力：黄精、枸杞子、苍术各30克，天冬20克，松叶40克，白酒1500毫升。共捣碎，用纱布包好，置白酒中浸泡（每日搅拌1次），7日后，取药酒，空腹温饮，每次30～60毫升，每日早、晚各服1次。润养五脏，延年益寿，久服健身。

糖尿病：黄精、栝楼各30克，羊奶适量。将前2味药研为细末，用羊奶调和为丸，每次5克，每日3次，开水冲服。

头晕失眠，食欲不振，腰腿酸痛无力，年老体衰： 黄精 300 克，何首乌、枸杞子、酸枣仁各 150 克，白酒 3000 毫升。将黄精和何首乌切碎，与枸杞子、酸枣仁用纱布包好，密封浸泡于白酒中，每隔 5 日搅拌 1 次，60 天后即可饮用，每次 20 毫升，每日早、晚各服 1 次。

头晕目眩： 黄精 15 克，鸡血藤 30 克，夜交藤 12 克，山药 18 克，白术 9 克，五味子 8 克，水煎，每日 1 剂，分 3 次服。

神经衰弱： 黄精、党参、拳参各 15 克，水煎，每日 1 剂，分 3 次服。

崩漏： 黄精 30 克，阿胶 20 克。黄精水煎取汁，兑阿胶烊化服。

葛 根

GE GEN

【别名】 干葛、粉葛、甘葛、粉戈。

【性味】 甘、辛,凉。

【来源】 为豆科植物野葛或甘葛的干燥根。主产于浙江、广东、广西、湖南、湖北、云南、贵州、四川等地。

【形态】 多年生草质藤本,长达10米。块根圆柱形,肥厚,外皮灰黄色,内部粉质,纤维性很强。植株全体密生棕色粗毛。叶互生,柄长,3出复叶,叶片菱状圆形。秋季开花,花密,小苞片卵形或披针形;花冠蝶形,紫红色,长1.5厘米。荚果条形,长5~12厘米,宽1厘米,扁平,密生黄色长硬毛。

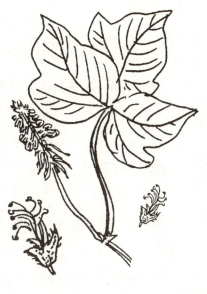

【功效】 具有解肌退热、发表透疹、生津止渴、升阳上泻。用治外感发热、头痛项强、麻疹不透、热病口渴、消渴、湿热泻痢、脾虚泄泻的功效。现代常用于感冒发热、糖尿病、急性细菌性痢疾与久泻、高血压病、高脂血症、冠心病、脑血栓、颈椎病、麻疹等。

【采制】 块根、叶、花、种子分别入药。初春、晚秋采挖块根,洗净,刮去外皮，切片，晒干。花于秋季采收刚开的花，晒干备用。

本品的炮制分生用与煨用2种。

生用：用清水洗净葛根泥沙。晾干水后，细根切成筒，粗根切成长片，晒干后，筛去灰屑，拣去腐烂片、黑片即成。

煨用：先取制麦麸入锅炒至将要冒烟时，将葛根片倒入拌炒（每100千克葛根用制麦麸2.5千克），至葛根片呈深黄色后为度。取出，筛去麸，冷却，即成。

【鉴别】**野葛根**：常为斜切或纵切的块片，类白色或淡棕色，表面有时可见残留的棕色栓皮。切面粗糙，纤维性强。质轻松。气微，味淡。

甘葛根：纤维性较弱，有的呈绵毛状。质坚硬而重，富粉性。气微，味微甜。

◆ 附 方

外感风寒，恶寒发热，无汗项强：葛根12克，麻黄、桂枝、生姜、白芍各6克，大枣12枚，水煎服。

麻疹透发不畅：升麻、葛根、芍药各6克，甘草3克，水煎服。

糖尿病：葛根、黄芪、山药各30克，天花粉60克，茯苓20克，玄参15克，白术9克，苍术6克，水煎服。

湿热泻痢，热重于湿：葛根15克，黄芩、黄连各9克，炙甘草3克，水煎服。

高血压病伴颈项强痛：①葛根30克，槐米、茺蔚子各15克，水煎服或泡服代茶饮。②单用葛根10~15克，水煎服。

脑动脉硬化，缺血性中风，脑出血后遗症：葛根20克，山楂10克，川芎、三七各6克，红花9克，水煎服。

萹蓄 BIAN XU

别名：萹竹、粉节草、扁蓄、道生草、扁竹蓼、乌蓼。

性味：苦，微寒。

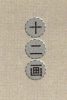

【来源】 为蓼科植物萹蓄的干燥全草。全国大部分地区均产，主产于山东、河南、四川、浙江、河北、吉林等地。

【形态】 1年生草本，高可达60厘米。茎绿色，平卧地上或向上斜升，表面具纵条纹。叶互生，柄极短，托鞘膜质，淡褐色，先端2裂；叶片椭圆形或披针形，全缘或略带波状起伏。茎、叶有时有白粉。花小，数个簇生于叶腋，绿白色，花蕾带红色；自茎基部直至顶端，均生有花。瘦果三角形，黑色。

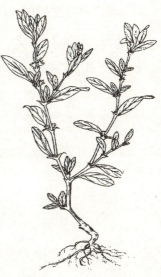

【功效】 具有利尿通淋、杀虫止痒的功效。用治热淋尿痛、小便不通、泻痢、黄疸、皮肤湿疹、疥癣、阴痒等。现代常用于泌尿系感染、结石、急性菌痢、肠炎、皮肤湿疹、阴道滴虫等。

【采制】 5～7月间割取地上茎叶，当日晒干，扎成小捆。也有的地区趁湿切成10厘米长段的，然后晒干。

【鉴别】 茎呈圆柱形而略扁，有分枝，长15～40厘米，直径1.5～3厘米，表面灰绿色或棕红色，有细密微突起的纵纹，节部稍膨大，有浅棕色膜质的托叶鞘，节间长约3厘米，质硬，易折断，断面髓部白色。叶互生，近无柄或具短柄，叶片多脱落或皱缩、破碎，完整者展平后呈披针形，全缘，无毛，两面均呈棕绿色或灰绿色。无臭，味微苦。

附 方

尿路感染，尿路结石，小便淋沥涩痛：车前草、滑石各12克，萹蓄、瞿麦各9克，生栀子、熟大黄各6克，木通5克，甘草梢3克，灯芯草2克，水煎服。

急性肠炎，痢疾：萹蓄、瓜子金、地锦草各30克，水煎服。

小儿消化不良性腹泻：萹蓄30克，海金沙、石榴叶各15克，水煎服。

乳糜尿：萹蓄30克，生姜15克，鸡蛋2～3只，水煎，服汤食蛋。

急性细菌性痢疾，肠炎：①萹蓄适量，制成100%的萹蓄糖浆。每次50毫升，日服2～3次，7～10天为1疗程。②用鲜萹蓄250克（干品50克），水煎服，4～7天为1疗程。

尿路结石：萹蓄、金钱草各15克，水煎服。

阴痒，湿疹：萹蓄、地肤子、苦参、黄柏各10克，水煎，熏洗患处。

蛤蚧 GE JIE

【别名】大壁虎、石牙、仙蟾、蚧蛇、蛤蟹。

【性味】甘，温。

【来源】为壁虎科动物蛤蚧的干燥体。主产于广西。

【形态】动物全长约30厘米，头体长与尾长略相等或尾略长。头略呈三角形，吻端圆凸，鼻孔近吻端，眼大突出。口大，上下颌有许多细小牙齿。全身密生细小粒鳞，其间杂有较大疣鳞；缀成纵行；背面紫灰色，有砖红色和蓝色斑点，腹面灰色，散有粉红色或黄色斑点，尾部有白色环纹6～7条。四肢的指、趾膨大成扁平状，底部有单列皮肤褶襞，能吸附峭壁。全年可捕，除去内脏，拭净（不要用水洗），放顺平扁平，低温烘干备用。

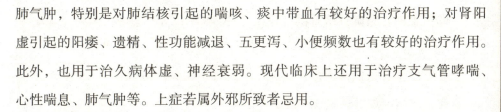

【功效】具有补肺益肾、纳气定喘、助阳益精的功效。主要用于治疗虚证喘咳、包括肾阳虚和肺阴虚所致的慢性喘咳、支气管哮喘、心性喘息、肺气肿，特别是对肺结核引起的喘咳、痰中带血有较好的治疗作用；对肾阳虚引起的阳痿、遗精、性功能减退、五更泻、小便频数也有较好的治疗作用。此外，也用于治久病体虚、神经衰弱。现代临床上还用于治疗支气管哮喘、心性喘息、肺气肿等。上症若属外邪所致者忌用。

【采制】通常于5～9月份捕捉，破开腹部，取出内脏，用布抹净血液（不可水洗），再以竹片撑开使身体扁平，四肢顺直，以微火焙干，将2只合成1对，扎好。炮制时除去鳞片、头脚，切成小块，放在铁丝网上烤热，每对蛤蚧用白酒30克，淋在上面，淬后再烤，再淋，再淬，反复2～3次，至边缘呈黄色，卷缩后摊冷，捣碎或制成粉用。近些年来，由于电器的发展，也有采取将蛤蚧放在酒中浸泡后，置干燥箱中烘干而成。此种方法简便易行，只要有干燥箱即可。但就其效果来说，不及人工淬制，应按习惯应用之。

【鉴别】全体呈扁片状，头部及躯干部长9～18厘米，尾长6～14厘米。头稍扁，略呈三角形，两眼多凹陷成窟窿，无眼睑，吻鳞不切鼻孔；口内角质齿密生于颚的边缘,无大牙。背部紫黑色或紫灰色,有砖红色或蓝色斑点散在。脊椎骨及两侧肋骨突起。四足均有 5 趾,除第 1 趾外,均具爪,趾底面具吸盘。尾细长而结实,扁圆形,有不甚明显的银灰色环带数条。全身密被类圆形微有光泽的细鳞。质坚韧,气腥,味微咸。

附方

身体虚弱,肺痨咳嗽:蛤蚧粉 6 克,羊肺 100 克,羊肺洗净炖汤,熟后加入蛤蚧粉搅匀,食盐调味,趁热饮汤食肉。

强身健体,延缓衰老:蛤蚧、人参各等份,研末吞服,每次 2 克,每日 2 次,常服。

老年慢性喘息型支气管炎:蛤蚧 2 对(去头脚),冬虫夏草、川贝母各 60 克,海螵蛸 80 克,共研细末。每次服 2 克,每日 2~3 次服。

胎气上冲,胎漏:蛤蚧粉(冲服)、艾叶各 15 克,阿胶 30 克(烊化服),水煎服。

子宫脱垂:蛤蚧、诃子、蛇床子、升麻、防风、五味子各 15 克,肉桂 9 克,水煎,取汁,熏洗患处。

肺肾两虚咳嗽,气喘,面浮肢肿:蛤蚧粉 2 克,人参粉 3 克,糯米 50~100 克,先将糯米煮成粥,待粥熟时加入蛤蚧粉、人参粉搅匀,趁热服。

小儿疳积:蛤蚧 1 只,去内脏,切碎,同猪肉适量或鸡蛋 2 个,共炖熟,食之。

子宫脱垂:熟地黄、山药各 15 克,丹皮 6 克,蛤蚧粉(冲服)、山萸肉、附子、肉桂、益智仁、破故纸、覆盆子、诃子、桑螵蛸各 9 克,水煎,每日 1 剂,分 3 次服。

肺结核咳血:蛤蚧粉适量,开水冲服,每日 2 次,每次 4.5 克。

产后鸡爪风：蛤蚧粉、煅石决明各30克，共研为细末，每次10克，每日2次，黄酒冲服。

浸润型肺结核：蛤蚧25克，川贝母37克，共研为细末，分为20份，每日2次，每次1份，开水冲服。

肺结核：①蛤蚧2对，冬虫夏草30克，川贝母9克，白果仁10克。蛤蚧去头足，用香油炸焦，同其他药共研为细末，每日2次，每次5克，开水冲服。②蛤蚧粉、海浮石各4.5克，白及21克，共研为细末，每日2次，每次2.4克。

空洞型肺结核：蛤蚧1对，黄连30克，百部、白及各60克，枯矾9克，共研为细末，炼蜜为丸，每丸重9克，每日服3次，每次1丸。

黑芝麻

HEI ZHI MA

【别名】胡麻、芝麻、乌麻、巨胜子、黑芝麻。

【性味】甘，平。

【来源】为芝麻科植物芝麻的干燥成熟种子。全国各地均有栽培。

【形态】1年生草本，高约1米，全株有短柔毛。茎直立，四棱形。叶对生或上部互生，单叶；叶片卵形、长圆形或披针形，长5～14厘米，先端尖，基部楔形，边缘近全缘或疏生锯齿，接近茎基的叶常掌状3裂，两面有柔毛，叶脉上的毛较密。6～8月开花，花白色，常杂有淡紫色或黄色，单朵或数朵生于叶腋；花萼5裂；花冠唇形。8～9月结果，呈4棱、6棱或8棱，长筒状。种子扁卵圆形,表面黑色,平滑或有网状皱纹,一端尖;另一端圆,富含油性。

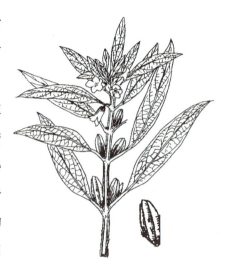

【功效】具有滋补肝肾、养血益精、润肠通便的功效。用治肝肾虚弱、精血不足所致腰膝酸软、耳鸣耳聋、视物昏花、须发早白、肠燥便秘等。现代常用于更年期综合征、高血压病、高脂血症、动脉粥样硬化、老年性白内障、青少年白发、脱发、习惯性便秘等。

【采制】秋季果实成熟时,采割地上部分,晒干,打下种子,除去杂质,再晒干备用。

【鉴别】黑芝麻呈扁卵圆形,长约3毫米,宽约2毫米。表面黑色,平滑或有网状皱纹。一端尖,有棕色点状种脐,另一端圆。种皮薄,种仁(子叶)白色,富油性。气微,味甘,有油香气。

附方

肝肾亏虚,头晕眼花,便结:桑叶100克,黑芝麻200克,共为丸。每服6克,日服2次。

青少年须发早白:小黑豆30克,枸杞子、生地黄、熟地黄、红枣、山药各10克,何首乌、山茱萸、黑芝麻各15克,水煎服。

便秘:生首乌、蜂蜜各30克,黑芝麻、胡桃仁各15克,先将生首乌水煎2次,合并滤液,将打碎的黑芝麻、胡桃肉放入再煎半小时,调入蜂蜜,分2次服,连用1~3周。

紫草

ZI CAO

【别名】 紫丹、软紫草、硬紫草、滇紫草。

【性味】 苦，寒。

【来源】 为紫草科植物新疆紫草或紫草的干燥根。前者习惯称"软紫草"，后者习惯称"硬紫草"。现在将滇紫草的干燥根，也列为紫草中的1种。主产于辽宁、河北、河南、新疆、黑龙江、吉林、安徽、广西、贵州、江苏等地。

【形态】 多年生草本，高30～90厘米，全株密生硬粗毛。根肥厚粗壮，圆柱形，长7～14厘米，直径1～2厘米，外皮紫红色，表面粗糙。茎直立，有糙伏毛和开展的糙毛。叶互生，单叶，无柄；叶片披针形或长圆状披针形，先端尖，基部狭，边缘全缘，两面有短糙伏毛。7～8月开花，花小，白色。9～10月结果，果实卵形，长约4毫米，灰白色，光滑。

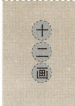

【功效】 具有凉血活血、解毒透疹的功效。用治血热毒盛、斑疹紫黑、麻疹不透、血热吐衄、疮疡、湿疹、水火烫伤等。现代常用于麻疹、过敏性紫癜、血小板减少性紫癜、黄疸型肝炎、水火烫伤、阴道炎、宫颈糜烂等。

【采制】 一般于4～5月份或9～10月份挖取根部（以春季苗刚出土或秋季果熟后采挖质量好），去掉泥土及地上部分，置阳光下晒干或微火烘干（忌用水洗，以免有效成分流失）。

按紫草的软硬程度分别进行炮制。

软紫草： 这种紫草形如蒜皮。用筛筛去灰末后，拣去草屑，再洒上少许清水，至潮润后，切1厘米长的筒片，晒干或用文火烘干，筛去灰屑即成。

硬紫草： 这种紫草较厚，形如红柴胡。应先筛去泥沙，拣净草屑。再用清水洗净，浸泡1~2小时，然后取出，切去芦。再将紫草切成1厘米长的筒片。晒干，筛去灰屑，即成。

【鉴别】**软紫草：** 是现在紫草中主流品种，产量很大。软紫草呈不规则的长圆柱形，多扭曲，长7~12厘米，直径1~2.5厘米。顶端有时可见分歧的茎残基。表面紫红色或紫褐色，皮部疏松，呈条形片状，常10余层重叠，易剥落。体轻，质松软，易折断，断面呈同心环层，中心木质部较小，黄白色或黄色。气特异，味微苦、涩。软紫草来源于新疆紫草，过去基本不用，后因紫草资源不能满足需要而得以开发利用，成为主流。

硬紫草： 为过去使用的正品紫草。硬紫草呈圆锥形，扭曲，有分枝，长7~14厘米，直径1~2厘米。表面紫红色或紫黑色，粗糙有纵纹，皮部薄易剥离。质硬而脆，易折断。断面皮部深紫色，木部较大，灰黄色。

◆ 附 方 ◆

张力性疱疹： 将局部常规消毒后，用消毒三棱针将疱疹挑破，清除渗出液，再用紫草油涂敷并包扎，1~2日换药1次。

血热毒盛，麻疹透发不畅，斑疹紫黑： 紫草6克，赤芍、木通、蝉蜕、甘草各3克，水煎服。

预防麻疹： ①紫草6克，甘草1.5~3克，水煎服，连服3天。②单用紫草10克，水煎服。

水火烫伤： 紫草、黄连各30克，大黄50克，麻油100毫升。煎熬后过滤，每1毫升加冰片0.1克，摇匀，涂布患处。

烧烫伤： 紫草80克，麻油500毫升，煎熬后去渣得油，待冷后加入冰片2克，搅匀备用。用时以纱布浸油铺放于创面上或直接涂于创面上。

宫颈糜烂： 紫草200克，香油750毫升，将紫草炸枯后过滤即得。用时以紫草油棉球涂擦宫颈及阴道中、上端，隔日1次。

湿热黄疸： 紫草9克，茵陈30克，水煎服。

新生儿感染性剥脱性皮炎： 在选用青霉素、氟美松静滴，配合白蛋白、氨基酸，纠正水电解质紊乱及对症处理基础上，外涂复方紫草油，每日3次。

子宫颈糜烂： 用紫草油（紫草150克，麻油500克。将紫草和麻油倒入锅内，文火煎煮，炸至黄褐色后离火，过滤去渣，冷却，装瓶备用）。用窥阴器暴露宫颈，清洁阴道与宫颈内分泌物，用蘸有紫草油的棉球涂擦宫颈及阴道上端，并根据糜烂面的大小，用浸足药液的无菌纱布敷于溃疡面上，隔日换药1次。

消化道灼伤： 患者入院后立即常规给予牛奶、蛋清及氢氧化铝凝胶外，均加服紫草油10~20毫升，每日3~4次，儿童酌减。

鹅不食草
E BU SHI CAO

【别 名】 石胡荽、满天星、鸡肠草、山胡椒、球子草、三牙戟。

【性 味】 辛，温。

【来 源】 为菊科植物石胡荽的全草。我国东北、华北、华中、华东、华南、西南各省区有出产。

【形态】1年生草本。茎基部多分枝，铺地生长，有蛛丝状微毛或无毛。叶互生，单叶；叶片小，楔状倒披针形或匙形，长7～18毫米，先端钝，基部楔形，边缘有3～5个锯齿，无毛或叶背有蛛丝状微毛，无叶柄，新鲜时揉之有辛辣味。6～10月开花，花小，淡黄绿色或淡紫红色，组成头状花序扁球形，单个花序生于叶腋；花序梗极短或无；全部为管状花。6～10月结果，果实小，四棱形，长约1毫米，棱上有长毛。

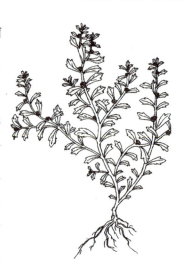

【功效】具有祛风除湿、行气活血、豁痰开窍、消肿解毒的功效。主治百日咳、感冒、跌打损伤、鼻炎、疟疾、头痛、小便不通、耳鸣、风湿痹痛、白癣、疔疮、蛇伤、食道肿瘤等。

【采制】夏季采全草，洗净，鲜用或晒干备用。

【鉴别】茎叶相互交错成团，灰绿色或棕褐色。茎细而盘曲，颜色较深，上有纵纹。质脆易折断，断面黄白色。叶多皱褶破碎不全，以水润湿展开，形似匙状，上宽下狭，近上端有3～5个锯齿。质脆易碎。花为小球形，黄色或黄褐色。久闻则刺激鼻黏膜，使人打喷嚏。嚼之味苦、微辛。

附方

软组织损伤：①鹅不食草研为细末，成人每次用6～9克（小儿减半），以黄酒180～240毫升（不饮酒者用酒水各半），红糖30～60克同煮（沸后密盖勿令泄气），过滤后温服，药渣趁热敷于患部，也可用治粉剂，每日3～6次。②以鲜草30～60克捣汁，分3次以温酒冲服。治疗胸、背、腰部等软组织损伤（包括跌伤、打伤、挫伤、扭伤等），大多于用药1～2日后痊愈。

鼻窦炎，鼻炎，鼻息肉：鲜品揉烂塞鼻孔，日换2~5次，每次塞1侧。

跌打损伤：鲜品30~60克，鸭蛋1个，酒、水各半炖服，阴虚火旺者慎用。另取鲜品适量蘸热酒推搽伤处。

鼻炎：鹅不食草研成细粉吸入鼻孔，每日数次；或用棉花浸湿拧干后，包药粉少许，卷成细条塞鼻，20~30分钟后取出，每日1次；或制成油膏纱条，放置鼻腔内，1小时后取出。治疗鼻炎（包括急性鼻炎、慢性单纯性鼻炎、肥厚性鼻炎、变态反应性鼻炎等），大多数病例用药后头痛、鼻塞等症状消失或减轻，用药后除初起有喷嚏、流泪与流鼻涕外，余无不良反应。

毒蛇咬伤：鲜草捣烂外敷患处。

预防流行性感冒：鹅不食草30克，加开水150毫升，浸泡2小时，文火煎沸后10分钟离火待冷，挤出药汁滴鼻，每人每次1~2滴。

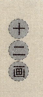

锁阳

SUO YANG

【别名】不老药、乌兰、地毛球、羊锁不拉、黄骨狼、锁严子、锈铁棒。

【性味】甘，温。

【来源】为锁阳科植物锁阳的干燥肉质茎。主产于甘肃、内蒙古、新疆。此外宁夏、青海等地亦产。

【形态】多年生寄生草本，高30~50厘米。茎肉质肥厚，圆柱形，直径3~6厘米，暗褐色或棕褐色，下部埋藏于土中。叶鳞片状，卵圆形，三角形或三角状卵形，长 0.5～1 厘米，宽不及 1 厘米，先端尖，密集于茎基部，覆瓦状排列，上部排列稍疏松，螺旋状排列。6～7 月开花，花很小，暗紫色或紫红色，密集，排列成穗状花序棒状长圆形，长 5～15 厘米，直径 2.5～6 厘米；花被片 5 片；雄蕊 1 枚。7～8 月结果，果实小，球形；有硬壳状果皮。

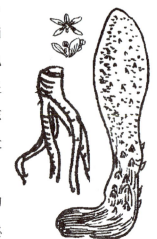

【功效】具有补肾阳、益精血、润肠通便的功效。主要用于腰膝酸软、阳痿滑精、肠燥便秘等。现代临床上还用于治疗各种瘫痪，如外周弛缓性瘫痪、周围神经炎、脊髓神经根炎、小儿麻痹后遗症等。

【采制】春、秋两季均可采挖，以春季为宜，3～5 月间，当锁阳刚顶出或即将顶出沙土时采收质佳。除去花序，折断晒干；亦有置于沙漠中半埋半露，以日晒沙烫干燥或趁鲜切片晒干者。秋季采收者水分多而不易干燥，干后质地较硬。

【鉴别】呈扁圆柱形，一端略细而微弯曲，长 2～20 厘米，直径 1.5～5 厘米。表面棕色或棕褐色，极皱缩，具明显纵沟，有的残存黑棕色鳞片。质坚，难折断，断面红棕色或棕褐色，有的可见黄色三角状或不规则状的维管束，单个或 2～5 个成群。味微甘而后涩。

附 方

肾阳不足，遗精滑泄：锁阳、桑螵蛸各 30 克，龙骨、茯苓各 10 克，共研粉，炼蜜为丸。每服 10 克，日服 2 次。

肝肾不足，腰膝酸软，筋骨痿弱，步履乏力，或眩晕耳鸣：黄柏 24 克，龟板 12 克，知母、熟地、白芍、陈皮各 6 克，锁阳 4.5 克，虎骨（炙）3 克，干姜 1.5 克，共研为末，炼蜜为丸。每服 9 克，日服 2 次。

肾虚阳痿：锁阳、苁蓉、枸杞子、胡桃仁各 12 克，菟丝子 9 克，淫羊藿 15 克，水煎服。

习惯性便秘：锁阳、桑葚各 15 克，水煎取浓汁，加白蜜 30 克，分 2 次服。

阳痿（肾阳虚型）：锁阳 9 克，熟附片、仙茅各 6 克，山茱萸、五味子各 4.5 克，阳起石 30 克，水煎，每日 1 剂，分 3 次服。

神经衰弱：锁阳、山茱萸各 9 克，何首乌、枸杞子各 90 克，共研为细末，每次 6 克，每日 2 次，开水冲服。

佝偻病：锁阳、淫羊藿各 10 克，杜仲 15 克，桑寄生 12 克，水煎，每日 1 剂，分 3 次服。

肾虚阳痿：锁阳 30 克，白酒 500 毫升，浸泡 7 天，隔日搅拌 1 次，每次 1 小杯，每日 2 次服用。

老年阴虚气弱便秘，并可健身益寿：锁阳、桑葚各 15 克，蜂蜜 30 克，锁阳和桑葚加水煎取汁，入蜂蜜搅匀，分 2 次服。

紫苏子

ZI SU ZI

别名
赤苏子、红苏子、家苏子。

性味
辛，温。

【来源】 为唇形科植物紫苏的干燥种子。全国各地均产。

【形态】 1 年生草本，高 30～100 厘米。茎直立，四棱形，多分裂，四面有槽。叶对生,有长柄,叶片卵圆形,微皱,边缘有粗锯齿,两面紫色,或上面绿色,下面紫色;两面疏生柔毛,下面有细油点。茎叶有芳香气,夏秋开花,总状花序顶生和腋生,花红色或淡红色。坚果小,倒卵形,有网状皱纹。

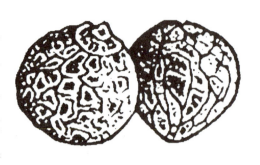

【功效】具有发表散寒、行气宽中、理气安胎、解鱼蟹毒的功效。用治咳嗽痰喘、脘腹胀满、恶心呕吐、妊娠呕吐、胎动不安。现代常用于感冒、支气管炎、急性胃肠炎、妊娠呕吐、咽部神经官能症、先兆流产等。

【采制】秋季果实成熟时,割取全株或果穗,打下果实,除去杂质,晒干。

本品的炮制分生用、炒用、蜜炙3种方法。

生用:将收购来的紫苏子倒入箩筐内,再将箩筐放入缸内,加清水淘洗,反复2~3次,洗净后取出,沥干余水,晒干,簸去灰屑。

炒用:取净紫苏子入锅,用文火炒至发出香气时止,或者听其声音,爆声由大到小时止,取出,冷却。

蜜炙:按每50克紫苏子用蜜10克的比例,将蜜加热后放入紫苏子拌炒,至蜜水干时为止。取出,冷却。

【鉴别】紫苏子常有以下3种。

家苏子:呈卵圆形或类球形,直径0.6~2毫米,表面灰棕色或灰褐色,有微隆起的暗棕色网状花纹,基部稍尖,有白色点状果柄痕。果皮薄而脆,易压碎,种仁黄白色,富油性,用手搓碎可嗅到紫苏香气,味微辛。

野苏子:系紫苏变种野苏(尖紫苏)的果实。形似家苏子但粒小,直径0.5~1.5毫米,色同家苏子或稍深,呈棕褐色或深灰棕色,其余与家苏子同。

白苏子：系白苏果实。果实似家苏子而稍大，直径1.8~2.5毫米。表面灰白色或黄白色。余与家苏子同。

附 方

久嗽失音：紫苏子100克，杏仁30枚，诃子3枚，共研为末，酒煎服。

消化不良：草豆蔻10克，紫苏子、萝卜子各15克，橘红5克，共研为末，姜汤调下，每次5克。

产后气喘，气血两脱：人参、熟地黄各100克，麦冬15克，肉桂、紫苏子各5克，蛤蚧10克，半夏3克，水煎服。

痰火咳嗽，气盛喘急：黄芩15克，黑山栀、紫苏子各7.5克，茯苓、杏仁各5克，水煎服。

下肢水肿：紫苏梗25克，老姜皮15克，冬瓜皮30克，大蒜10克，水煎，分2次服。每日1剂，连用3~5天。

感冒：紫苏叶10克，生姜5克，水煎服。

鱼蟹中毒：紫苏叶30克，生姜9克，大蒜头10克，水煎服。

斑 蝥
BAN MAO

【别名】 花斑蝥、花壳虫、斑蚝、斑猫、芫青、花壳虫、章瓦、黄豆虫。

【性味】 辛，热，有大毒。

【来源】 为芫青科昆虫南方大斑蝥或黄黑小斑蝥的干燥全虫。主产于河南、广西、安徽、江苏、湖南、贵州、新疆等省区。

【形态】 长圆形,翠绿色的鞘翅目甲壳昆虫有特殊的臭气。属芫菁科,体形细小,一般长约15~22毫米,宽5~8毫米,常居于忍冬科和木犀科的植物之上。关节处能分泌一种气味辛辣黄色液体——斑蝥素,其体内含有最多5%的斑蝥素,能刺激动物的细胞组织。幼虫吃地栖蜂所酿的蜜。复变态,幼虫共6龄,成虫4~5月开始为害植物的顺、芽及花等器官,7~8月最烈,多损伤大豆、花生、茄子及棉花等。

【功效】 破血消癥,功毒蚀疮,引赤发泡。用于癥瘕肿块,积年顽癣,瘰疬,赘疣,痈疽不溃,恶疮死肌。

【采制】 7~8月间于清晨露水未干时捕捉,捕捉时宜戴手套及口罩,以免毒素刺激皮肤、黏膜。捕得后,置布袋中,用沸水烫死,然后取出晒干。

【鉴别】 干燥虫体呈长圆形,大斑蝥全长10~25毫米,宽5~10毫米;小斑蝥长10~15毫米,宽5~7毫米。头略呈三角形。黑色。有1对较大的复眼及1对触角,触角多已脱落。背部革质鞘翅上有3条淡棕色横带纹。胸腹部棕黑色,有光泽。胸部突起,有足3对。腹部呈环节状,有黑色绒毛。气特异,味初辛后苦。以个大、有黄色花斑、色鲜明、完整不碎者为佳。

◆ 附 方

剧烈头痛: 斑蝥(去头、足)3~5个。研末布包,贴痛处。起泡后用针刺破。使水流出。

耳卒聋: 斑蝥2枚(去翅、足,炒黄),巴豆1枚(去心、皮,生用)。同研令匀,绵裹塞耳中。

颜面神经麻痹: 斑蝥1个。研细,水调贴颊上,向左歪斜贴右侧,向右歪斜贴左侧。起泡即取去。

槐 花

HUAI HUA

【别名】槐树花、怀花。

【性味】苦,微寒。

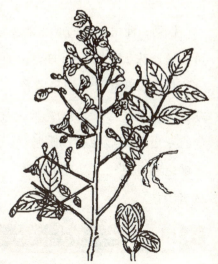

【来源】为豆科植物槐树的干燥花。主产于河北、山东、河南、江苏、广东、广西、北京等地。

【形态】落叶乔木。树皮粗糙纵裂,内皮鲜黄色,有臭气;幼枝绿色,皮孔明显。羽状复叶互生,长达25厘米,叶柄基部膨大;小叶7～17片,卵状长圆形或卵状披针形,表面深绿色,无毛,背面苍白色,贴生短细毛,主脉于下面显著隆起。花蝶形,黄白色。荚果(槐角)长而有节,呈连珠状,绿色,无毛,肉质,不开裂。种子肾形。

【功效】具有凉血止血、清肝泻火的功效。用治各种血热出血证、肝热目赤、眩晕头痛等。现代常用于痔血、便血、功能性子宫出血、急性结膜炎、高血压、冠状动脉粥样硬化性心脏病等。

【采制】多于夏季花蕾临开放时采收,摘取花枝,打下花蕾,晒干,除去枝梗、杂质,即得"槐米"。如花已开放者,称为"槐花"。

本品的炮制分生用、炒用、炒炭3种方法。

生用：拣去本品梗屑，晒干或用文火烘干，筛尽灰屑。

炒用：取槐花入锅置文火上净炒，至老黄色取出。

炒炭：取槐花入锅置文火上净炒，至表面焦黑取出。

【鉴别】**槐花**：多皱缩而卷曲，花瓣多散落。完整花萼钟状，黄绿色，先端5浅裂；花瓣5片，黄色或黄白色，1片较大，近圆形，先端微凹，其余4片长圆形。雄蕊10个，其中9个基部连合，花丝细长，雌蕊圆柱形，弯曲，体轻，无臭，味微苦。

槐米：呈卵形或椭圆形，长2～6毫米，直径约2毫米。花萼下部有数条纵纹。萼的上方为黄白色未开放的花瓣，花梗细小。体轻，手捻即碎。气香，味苦，浸水中，水被染成鲜黄色（北方所产者色黄带绿，南方所产色较黄且个略大）。

槐角：槐角为槐的成熟果实。多于9～11月间果实成熟时采收，晒干即可。呈连珠状，长1～6厘米，直径0.6～1厘米。表面黄绿色或黄棕色，皱缩而粗糙，背缝线一侧呈黄色。质柔润、干燥，易在收缩处折断，断面黄绿色，有黏性。种子1～6粒，肾形，长约8毫米，表面光滑，棕黑色，一侧有灰白色圆形种脐；质坚硬，子叶2片，黄绿色。果肉气微，味苦，种子嚼之有豆腥气。以身干肥大、角长、饱满、黄绿色、无杂质、有清香之气者为佳。

◆ 附 方

痔疮早、中期：槐花炭、地榆炭各15克，侧柏炭、黄柏、黄芩、萆薢各12克，水煎服。

咯血，衄血：槐花15克，仙鹤草18克，白茅根30克，侧柏叶20克，水煎服。

冠状动脉粥样硬化性心脏病，心绞痛：川芎、赤芍、降香、丹参、红花各10克，槐花15克，水煎服。

高血压，头晕目赤：槐花、草决明各12克，菊花15克，水煎服。

吐血，鼻衄，尿血，便血，子宫出血：槐花12克，白茅根30克，仙鹤草15克，水煎服。

大便出血，痔疮出血：槐花、荆芥、侧柏炭各10克，枳壳5克，水煎服。

蜈蚣

WU GONG

十三画

【别名】天龙、百足虫、百脚、金头蜈蚣。

【性味】辛，温，有毒。

【来源】为蜈蚣科动物少棘巨蜈蚣的干燥体。主产于江苏、浙江、湖北、湖南、安徽、河南、陕西等地。以湖北、浙江两地产者为大。

【形态】呈扁平长条形，长9~15厘米，宽0.5~1厘米。由头部和躯干部组成，全体共22个环节。头部暗红色或红褐色，略有光泽，有头板覆盖，头板近圆形，前端稍突出，两侧贴有颚肢1对，前端两侧有触角1对。躯干部第一背板与头板同色，其余20个背板为棕绿色或墨绿色，具光泽，自第4背板至第20背板上常有2条纵沟线。腹部淡黄色或棕黄色，皱缩。自第2节起，每节两侧有步足1对，步足黄色或红褐色，偶有黄白色，呈弯钩形，最末1对步足尾状，故又称尾足，易脱落。

【功效】具有熄风镇痉、攻毒散结、通络止痛的功效。主要用于小儿惊风、抽搐痉挛、中风口㖞、半身不遂、破伤风、风湿顽痹、疮疡、瘰疬、毒蛇咬伤等症。现代临床上还用于治疗结核病（结核性胸膜炎、结核性肋膜炎、肺结核、散发性结核、骨结核、乳腺结核及颈淋巴结核等）、癌症（食道癌、乳腺癌、皮肤癌、肺癌、子宫癌、唇腺癌等）。

【采制】通常于4～6月份，上山翻动石块较易捕捉。先用沸水烫死，将两头削尖的长竹片插入头尾两端，绷直后晒干或烘干。有些地区在冬季将鸡毛、鸡骨等物埋于土中，诱使蜈蚣繁殖，翌春捕捉。

【鉴别】呈扁平长条形，长9～15厘米，宽0.5～1厘米。全体由22个环节组成，最后1节略细小。头部两节暗红色，有触角及毒钩各1对；背部棕绿色或墨绿色，有光泽，并有纵棱2条；腹部淡黄色或棕黄色，皱缩；自第2节起每体节有足1对，生于两侧，黄色或红褐色，变作钩形。质脆，断面有裂隙。气微腥，并有特异的刺鼻臭气，味辛而微咸。

附方

手足抽搐，角弓反张：蜈蚣、全蝎各等份，共研为细末，每次0.5～1克，每日3次，开水吞服。

毒蛇咬伤：蜈蚣适量，研为细末，每次1.8～3克，每日3次，开水送服。

结核病：蜈蚣3～5条，去头、足，焙干，研为细末，每日分3次，开水送服。

面部神经麻痹：①蜈蚣1条，防风15克。将蜈蚣研为细粉，用防风煎汤，每日分2次冲服蜈蚣粉末。②蜈蚣3克，马钱子1个，全蝎3克，僵蚕3克。先将马钱子用水浸软，切成20片，放在胶布上贴敷患侧；再将其余3味药共研为细末，每次1克，每日2次，开水冲服。

肿毒恶疮：蜈蚣、雄黄各等份，共研为细末，外敷患处。

瘰疬溃烂：蜈蚣、茶叶各等份，共研为细末，外敷患处。

脑血栓，脑震荡后遗症：蜈蚣2条，全蝎3克，共研为细末，分成12包，每次1包，每日2次，开水冲服。

百日咳：蜈蚣4.5克，甘草15克，共研为细末，每次2克，每日3次，开水送服。

癌症：蜈蚣2~3条，焙干，研为细末，每日分3次，开水送服。

产妇头风：蜈蚣2条（研细粉），川芎、防风各10克，钩藤15克。将后3味药水煎取汁，每日分3次冲服蜈蚣粉。

痈疽溃后久不收口，以及骨结核等：蜈蚣、全蝎、土豆各等量，共研为细末，每次3克，每日3次，开水冲服，连服3~6个月。

蒲公英
PU GONG YING

【别名】黄花地丁、汉公英、矮脚公英、奶奶草、公英。

【性味】苦、甘，寒，无毒。

【来源】为菊科植物蒲公英的干燥带根全草。全国各地均产。

【形态】多年生草本，含白色乳汁。根深，表面棕黄色。叶簇生，有深浅不一的羽状分裂或不裂，叶柄带红紫色。花茎从叶间抽出，细长，中空，上产有毛，顶生1黄色（有时有淡红色条纹的）头状花。果小，褐色，顶端有白色长毛，形似降落伞，随风飘扬。几乎常年开花，以2~5月为最盛。

【功效】具有清热解毒、利尿散结的功效。现代药理研究表明，具有抗菌、利胆利尿、保护心肌细胞、保护肝细胞、抑制骨髓细胞突变、提高免疫力、保护胃黏膜等作用。适用于治疗急性乳腺炎、瘰疬、淋巴结炎、急性结膜炎、肝炎、急性支气管炎、尿路感染、小便不利、大便秘结等。

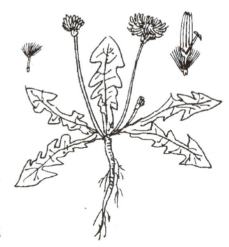

【采制】春、夏开花前或刚开花时连根挖取，除净泥土，晒干即可。

【鉴别】干燥的根略呈圆锥状，弯曲，长4～10厘米，表面棕褐色、皱缩，根头部有棕色或黄白色的毛茸，或已脱落。叶皱缩成团，或成卷曲的条片。外表面绿褐色或暗灰绿色，叶背主脉明显，有时有不完整的头状花序。气微，味微苦。以叶多、色灰绿、根粗长者为佳。

◆附 方◆

急性黄疸型肝炎： 用50%的煎剂（鲜品药按40%计算），每日口服3次，每次15毫升。

流行性腮腺炎： ①取鲜蒲公英30克（或干品20克），捣碎，加入1个鸡蛋清中充分搅匀，再加冰糖适量，共捣成糊剂，摊于纱布上，外敷耳前区及下颌角区的肿胀处，每日换药1次。治疗40例，全部治愈，一般外用2～4次即愈。其中退热时间最短1日，最长2日，消肿时间最短2日，最长4日。②用新鲜蒲公英从野外将叶根全部采回，清水洗净切碎，晒干碾成细面备用。4岁以上口服3克，每日3次；4岁以下口服2克，每日3次。

肺癌疼痛：取新鲜蒲公英捣碎，将药汁直接敷于痛处皮肤，外盖3层纱布，中夹1层凡士林纱布，以减慢药汁蒸发。敷药后半小时左右疼痛减轻，止痛时间可达8小时左右。

腱鞘囊肿：采取未开花的鲜嫩蒲公英之叶片，洗干净，捣烂，适量摊在消毒纱布上，洗净患处，外敷其上。每日换药1次。

蓖麻子

BI MA ZI

【别名】蓖麻仁、草麻子、大麻子。

【性味】甘、辛，平，有毒。

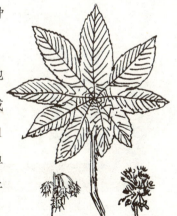

【来源】为大戟科植物蓖麻的干燥成熟种子。我国南北方均有出产。

【形态】1年生草本（在湖南、广东等地可多年生），高2~3米。茎直立，中空，绿色或紫色，表面有白粉。单叶互生，叶片掌状5~11分裂，长可达50厘米，边缘有不规则锯齿。花单性，红色。蒴果球形；有刺，成熟时开裂，种子扁广卵形，平滑，有光泽，有淡红棕色的斑纹。

【功效】具有消肿拔毒、通经导滞的功效。主治脱肛、风湿关节痛、肌肤麻痹、疥癣瘙痒、鸡眼、面神经麻痹、癫痫等。

【采制】秋季采收种子，晒干备用。

【鉴别】本植物有红、绿2种颜色之分，药用以红色者为佳。根、叶多为鲜用，随用随采。种子于秋季摘取成熟果实，晒干，除去果壳，收集种子备用。油（蓖麻油）是取成熟种子（蓖麻子）经榨取得到的植物油。

附方

癫痫：红蓖麻根（红基红叶者）60克，鸡蛋1~2个，黑醋适量，先将鸡蛋破壳煮熟，再放入黑醋、蓖麻根水煎服。每日1剂，连服数日。

肾炎水肿：用紫皮大独头蒜1枚，蓖麻子60~70粒，将其皮及外壳脱去，一起捣成糊状（不宜放置时间过长），分成2等份，分别涂敷双脚底涌泉穴，敷盖塑料纸并用绷带扎好，涂敷1周，如效果不明显再用上方涂敷7天。对急性肾小球肾炎效果较好。

慢性气管炎：蓖麻根120克，切碎水煎。每日1剂，10天为1疗程。

面神经麻痹：蓖麻子适量，去壳取仁，捣成泥状。敷于患侧下颌关节及口角部（厚约0.3厘米），外加纱布绷带固定，每天换药1次。

蜂 蜜

FENG MI

【别名】蜜糖、蜜、白蜜、蜂糖。

【性味】甘，平。

【来源】为蜜蜂科昆虫中华蜜蜂和意大利蜜蜂的蜜。全国各地均有出产。

【形态】有母蜂、工蜂和雄蜂3种。母蜂俗称蜂王，体最大，翅短小，腹部特长，生殖器发达，尾部有螫针；雄蜂比母蜂小，比工蜂稍大，尾部无螯针和毒腺，雄蜂和母蜂口器均退化，足上无采贮花粉的构造，腹下无蜡腺和蜡板。工蜂形小，体暗褐色，头、胸、背均密生灰黄色细毛，头略呈三角形，腹眼1对，单眼3个，触角1对，口器发达，胸部3节，翅2对，膜质透明，后翅中脉分叉，足3对，股节、胫节及跗节等处均有采集花粉的构造，腹部末端尖锐，有毒腺和螯针，腹下有蜡板4对，内有蜡腺，分泌蜡质。

【功效】具有补中、润燥、止痛、解毒的功效。主要用于脘腹虚痛、肺燥干咳、肠燥便秘、疮疡不敛、水火烫伤等。另本品又有矫味和调和药性的作用，可作膏丸赋型黏合剂。现代临床上还用于解乌头类药物之毒，治烧伤。

【采制】通常春至秋季采收。将蜂巢割下置于布袋中，将蜜挤出或置离心机内将蜜摇出，过滤，除去杂质。

【鉴别】蜂蜜为稠厚液体，白色至淡黄色（白蜜），或橘黄色至琥珀色（黄蜜）。用木棒挑起时蜜汁下流如丝状不断，且盘曲如折叠状。新鲜时半透明，贮放稍久即变成不透明，并有白色颗粒状结晶（葡萄糖）析出。气香，味极甜。因产地、气候、潮湿度及蜜源植物的不同，蜂蜜的黏稠度（油性）、色泽和气味也随之而有差异。一般以春蜜中的洋槐花蜜、紫云英蜜、枣花蜜、油菜花蜜等蜜色浅、黏度大、气香、味甜，质量较佳。秋蜜如荞麦花蜜、棉花蜜等色深、气微臭、味稍酸，质量较次。

◆ 附方 ◆

肺燥咳嗽，大便燥结，习惯性便秘：①蜂蜜30克，开水调服。②杏仁10克，核桃仁30克，香油炸，研细粉，用蜂蜜60克炼拌，分2次调开水服。

十三画

胸膈不畅，咳嗽气逆： 蜂蜜 30 克（冲兑），杏仁 10 克，生姜 3 克，水煎服。

胃及十二指肠溃疡： 蜂蜜 60 克（冲兑），芍药、甘草各 10 克，陈皮 6 克，水煎服。

肠燥便秘： ①蜂蜜 2 汤匙，开水冲服。②用蜂蜜炼浓制成栓状，纳入肛门内。

轻度水火烫伤： ①蜂蜜适量，先用生理盐水洗净伤面，然后涂蜂蜜于患处。②蜂蜡 30 克，豆油 290 克，煮沸成膏，伤面用生理盐水洗净，涂患处。

疮痈肿毒： 蜂蜜、葱白各适量，捣烂敷患处。

习惯性便秘： 蜂蜜 50 克，食盐 10 克。先将蜂蜜炼成膏状，再将食盐放入，搅拌均匀，每次 10 克，每日 2 次，开水送服。

老年人津枯便秘： 蜂蜜 30 克，黑芝麻 15 克。将芝麻炒焦，研细，与蜂蜜调匀，每晚睡前服 1 次。

吐血： 蜂蜜 50 克，鲜侧柏叶 100 克。将侧柏叶捣烂取汁（酌加少量开水），再兑入蜂蜜调匀，每日分 2 次服用。

阴黄： 蜂蜜 500 克，茵陈 60 克。将茵陈水煎，取汁，兑入蜂蜜，再煮沸，过滤取汁，当茶服用。

高血压： 蜂蜜、食醋各 500 克。先把醋置锅内加热至沸，再加入蜂蜜炼为糊状，每次 9 克，每日 3 次，开水冲服。

便秘： ①白蜜 15 克，当归、火麻仁各 10 克。将后 2 味药水煎，取汁，加入蜂蜜后和匀，每日分 2 次服。②蜂蜜 30 克，香油 30 毫升。先将香油炼热，再加入蜂蜜，熬至蜂蜜成团，并将蜂蜜团炸焦取出，服用香油，每日 1 次。③蜂蜜 30 克，猪牙皂 10 克，食盐 1.5 克。先将牙皂焙干，研为细末，再把蜂蜜炼至滴水成珠程度，加入牙皂末和食盐，拌匀，待稍凉后，将其搓成 5 厘米长药条，每次取 1 条，纳入肛门内。

路路通 LU LU TONG

【别名】 枫实、槲子、枫球子、狼眼。

【性味】 苦,平。

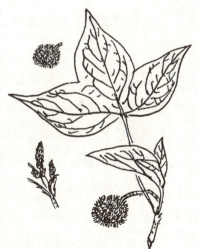

【来源】 为金缕梅科植物枫香树的果实。产于陕西、河南、湖北、安徽、江苏、江西及西南、华南、东南等地。

【形态】 落叶乔木,高 15～35 米。树皮幼时灰白、平滑,老时褐色、粗糙。叶互生,叶片心形,常 3 裂,幼时及萌发枝上的叶多为掌状 5 裂,裂片卵状三角形或卵形。花单性,雌雄同株,无花被;雄花淡黄绿色,成总状花序,有锈色细长毛;雌花成圆球形的头状花序,被毛,有少数退化雄蕊。复果圆球形,下垂,表面有刺,蒴果多数,密集复果之内,长椭圆形,成熟时顶孔开裂。种子多数,细小,扁平。花期 3～4 月。果期 9～10 月。

【功效】 具有祛风通络、利水除湿、行气消肿、解毒、活血散瘀的功效。主治牙痛、荨麻疹、产妇乳汁不通、胃痛、腰痛等。

【采制】 冬季拾取自然脱落的果实或用竹竿打落,收集后,去净泥土、树枝或果枝等杂质,晒干。

【鉴别】 路路通果序为多数小蒴果聚合而成的聚花果,呈圆球形,直径 2.5~4 厘米，表面棕褐色或灰褐色，具多数钝刺状宿存花柱及针刺状萼齿，长 0.5~1 厘米，除去宿存花柱及萼齿，可见小蒴果，成熟后顶部二瓣，裂开成蜂窝状小孔；基部果柄呈细圆柱形，长 3.5~5 厘米，常折断或仅具果柄痕。体轻，质硬木质化，不易破开。纵切后，断面不平坦，呈菊花状的隆起及凹陷。无臭，无味。

◆ **附 方** ◆

荨麻疹：路路通 60 克，鸭蛋 3 个，水煎去渣，加鸭蛋（去壳）同煮，分 2~3 次服。

头痛，头晕，耳鸣：路路通 15 克，猪瘦肉 80 克，加水炖，去渣，食肉喝汤。

急性胃肠炎：枫树嫩叶 150 克，水煎，分 3 次服。每日 1 剂，连服 2~3 天。

风湿性腰腿痛：枫香寄生 30 克，千斤拔 15 克，土牛膝 10 克，灵仙 9 克，水煎，分 2 次服。每日 1 剂，连服 3~5 剂。

风疹：枫树根 30 克，路路通 10 枚，艾叶 5 克，鸡蛋 1 枚，米酒适量，加水煮，去渣，加入米酒，吃蛋喝汤。

风虫牙痛：路路通 7 枚，水煎，加白糖、蜜糖各 30 克，温服。

吐血：白胶香 30 克，研细末，每服 6 克，冷开水送服。

中暑：枫香嫩叶 10 克，洗净，捣烂，开水送服。

产妇乳汁不通：路路通、薜荔果（王不留行）、土党参、麦冬各 15 克，通草 6 克，水煎服。

薄荷 BO HE

别名 苏薄荷、番荷菜、香薄荷、家薄荷、薄叶、永叶。

性味 辛,凉。

来源 为唇形科植物薄荷和家薄荷的干燥全草。主产于江苏、江西、浙江和东北等地。

形态 多年生草本,高10~80厘米,根茎匍匐,茎直立,方形,有分枝,具倒生茸毛;叶对生,披针形、卵形或长圆形,先端尖,边缘有细锯齿,花为轮伞状,腋生,小坚果卵形。花期8~10月。果期9~11月。

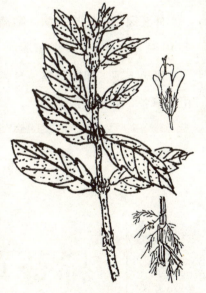

功效 具有疏散风热、清利头目、利咽透疹、疏肝解郁的功效。用治风热感冒、温病初起、风热头痛、目赤喉痛、麻疹不透、肝郁胁痛等。现代常用于感冒、流行性感冒、流行性脑脊髓膜炎、流行性乙型脑炎、急性咽喉炎、扁桃体炎、急性结膜炎、鼻炎、鼻窦炎、肝炎等。

采制 全国各地采收期及采收次数不一样,华南地区可采3次,主产区华东地区及西南、中南地区可采2次,东北地区可采1次,通常待夏、秋季茎叶茂盛或花开至3轮时,选晴天分次收割,晒干或晾干。

【鉴别】茎方形，表面黄棕色或紫色，有节和棱。质脆，易折断，断面白色，中空。叶对生，多卷缩或破碎；表面深绿色，下面灰绿色，有时可见腋生的花序上残留花萼。气特殊芳香，味辛，凉。

附 方

夏日感冒，发热，头昏，小便短赤：滑石15克，薄荷、甘草各3克，水煎服。

急性结膜炎：鲜薄荷叶、鲜野菊花、鲜蒲公英、白矾各15克，将上药洗净捣泥敷眼部。睡前敷，次晨取下。

风热表证，温病初起：金银花、连翘、牛蒡子各9克，薄荷、桔梗各6克，竹叶4克，荆芥穗、淡豆豉、甘草各5克，芦根12克，水煎服。

外感风热，发热头痛，咽痛咳嗽：连翘12克，薄荷、黑栀子、桔梗各10克，甘草6克，水煎服。

风热上壅，咽喉肿痛，急性扁桃体炎：薄荷、荆芥、白僵蚕、桔梗、生甘草各6克，水煎服。

豨莶草

XI XIAN CAO

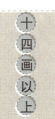

【别名】
猪肝麻叶、毛豨莶草、猪膏草、虎莶。

【性味】
辛，苦，寒。

【来源】为菊科植物腺梗豨莶、豨莶和毛豨莶的干燥全草。主产于我国中部及北部，以湖南、湖北、江苏等地产量较多。

十四画以上

【形态】 1年生草本，高30~100厘米。茎直立，上部分枝常成2歧状，全部分枝有灰白色短柔毛。叶片三角状卵形、阔卵形或卵状披针形，叶缘有不整齐的浅裂或粗齿，两面均有毛，叶背有腺点。4~9月开花，花黄色，花梗密生短柔毛；全为管状花。6~11月结果，果实倒卵状4棱形，黑色，顶端无冠毛，有灰褐色环状突起。

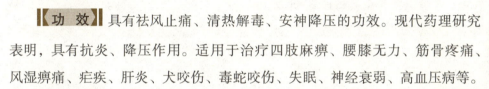

【功效】 具有祛风止痛、清热解毒、安神降压的功效。现代药理研究表明，具有抗炎、降压作用。适用于治疗四肢麻痹、腰膝无力、筋骨疼痛、风湿痹痛、疟疾、肝炎、犬咬伤、毒蛇咬伤、失眠、神经衰弱、高血压病等。

【采制】 6~7月份花未开放时割取地上全草，晒干或阴干，扎成小捆。

酒炒： 取豨莶草入锅炒热，按每50克豨莶草用白酒或黄酒10克拌炒至干。取出，冷却。

【鉴别】 豨莶草为干全草，茎方柱形，略具4棱，侧面下陷成纵沟，灰绿色至深绿色，有时带紫棕色，披有时带紫棕色，分枝对生，上有叶柄的环形残根，形成明显的节。嫩枝有白色柔毛，质轻而脆，易折断；粗茎坚硬，不易折断，断面有白色髓。叶对生，多碎而不完整，灰绿色，边缘有大小不等的锯齿，两面皆有灰白色茸毛，气微，味微苦。

◆ 附 方 ◆

脑血管意外后遗症： 豨莶草500克，以蜜米酒或陈酒各30毫升，层层喷洒，蒸透后晒干，如此9次，粉碎。再用蜜600克，熬至滴水成珠，和入药末，为丸如梧子大，每日服用20克，分早、晚服，以米汤或稀饭送下。

疟疾： 干豨莶草30～45克，水煎服，每日2次，连服2～3日。小儿递减。

夜盲症： 豨莶草适量，研为细末，装瓶备用。用时，每次取药粉3克，蒸猪肝15克，每日服1次。蒸猪肝时勿放油盐，待服时放少量酱油调味即可。用鸡肝疗效则更好。

风湿性、类风湿性关节炎： 豨莶草适量，酒蒸制后，研粉，炼蜜为丸。每服9克，每日服3次。

风湿性关节炎、高血压： 豨莶草、臭梧桐各100克，共研细末，水泛丸。黄酒送服5克，每日2～3次。

藿香

HUO XIANG

【别名】 正香、藿梗、正藿梗、广藿香。

【性味】 辛，微温。

【来源】 为唇形科植物藿香或广藿香的全草。主产于四川、江苏、浙江、湖北、云南、辽宁等地。

【形态】 多年生草本，高30～120厘米。全株有芳香气。茎直立，四棱形，略带红色，疏被柔毛及腺体。叶对生，叶柄细长，叶片卵形或椭圆状卵形，先端渐尖或急尖，边缘有钝齿，基部近心形；上面散生透明腺点，下面有短柔毛及腺点。花小，密集茎顶成圆筒状花穗，紫色、淡紫红色或白色。小坚果倒卵状三棱形，黄色。

【功 效】具有芳香，芳香化湿、和胃止呕、发表解暑的功效。用治湿阻中焦之脘腹胀满、食欲不振、大便泄泻、胃逆呕吐、暑湿外感、寒热头痛、湿温初起、鼻渊头痛等。现代常用于胃肠型感冒、流行性感冒、急性胃肠炎、夏秋季节性感冒、消化不良、慢性鼻窦炎等。

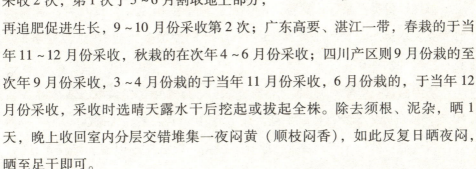

【采 制】采收各产地不一，广州郊区（石牌、棠下）从种植到采收约 14 个月，一般在次年 5~6 月采收；海南则每年采收 2 次，第 1 次于 5~6 月割取地上部分，再追肥促进生长，9~10 月份采收第 2 次；广东高要、湛江一带，春栽的于当年 11~12 月份采收，秋栽的在次年 4~6 月份采收；四川产区则 9 月份栽的至次年 9 月份采收，3~4 月份栽的于当年 11 月份采收，6 月份栽的，于当年 12 月份采收，采收时选晴天露水干后挖起或拔起全株。除去须根、泥杂，晒 1 天，晚上收回室内分层交错堆集一夜闷黄（顺枝闷香），如此反复日晒夜闷，晒至足干即可。

【鉴 别】全长 30~100 厘米，茎多分枝，直径 3~15 毫米。嫩茎略呈钝方形，密被柔毛，老茎则近圆柱形；表面灰黄色或灰绿色。质脆，易折断，断面中部有髓。叶对生，但下部多脱落而留下显著的叶痕；上部带皱缩的叶，具柄；以水浸软展开，完整者呈卵形，灰绿色或浅棕褐色，两面均被灰白色柔毛，边缘具不整齐钝齿。气香特异，味微苦。

◆ 附 方 ◆

妊娠恶阻： 藿香、半夏、陈皮各 10 克，苏梗、川朴、砂仁各 6 克，生姜汁 20 滴，水煎服。

外感风寒，内伤湿滞，寒热头痛，脘腹胀痛，霍乱吐泻： 藿香、茯苓各12克，紫苏、大腹皮、白术、半夏各9克，白芷、陈皮各6克，厚朴、桔梗、炙甘草各5克，生姜3片，大枣2枚，水煎服。

夏季急性胃肠炎： 藿香、紫苏、半夏各10克，陈皮5克，水煎服。

手癣，足癣： 藿香30克，大黄、黄精各12克，皂矾15克，浸于1000毫升米醋内，浸8～10日，去渣备用。用时将患部放入药液中浸泡，以全部浸入为度。每次浸半小时，每日浸3次，浸后忌用肥皂水或碱水洗涤。

暑湿泄泻： 藿香、苍术、槟榔各10克，黄连、厚朴各6克，木香5克，地锦30克，水煎服。

单纯性胃炎： 藿香、黄芩、制半夏、佩兰各10克，陈皮6克，制厚朴5克，水煎服。食积加麦芽15克；呕吐剧烈加姜竹茹10克，黄连3克；腹痛加木香6克。

防治感冒： 鲜藿香叶15克，鲜佩兰叶、陈茶叶、冬桑叶、薄荷叶各10克，紫苏叶2.5克，甘草5克，开水泡10分钟左右，代茶饮。

胃气痛： 砂仁5克，藿香、厚朴、枳实、青木香各10克，陈皮3克，水煎服。

酒醉成癖，口臭： 藿香、佩兰各10克，白豆蔻5克，水煎服。

头痛发热，胸腹胀痛，呕吐泄泻： 藿香、白术、茯苓、大腹皮各10克，陈皮、桔梗、紫苏、制半夏、厚朴、白芷、甘草各6克，水煎服。

妊娠呕吐： 藿香10克，香附5克，甘草3克，水煎服。

无黄疸型肝炎（湿困型）： 藿香、郁金、制香附、苍术各10克，板蓝根、蒲公英各15克，厚朴、陈皮各6克，水煎服。

蝉蜕 CHAN TUI

【别名】虫蜕、蝉衣、蜕衣、蝉退、知了皮。

【性味】甘,寒。

【来源】为蝉科昆虫黑蚱羽化后脱落的皮壳,全国各地均产,以河南一带较多。

【形态】雌雄虫同形,体黑色,有光泽;雄虫体较长,长4.4~4.8厘米,雌虫体稍短;头部宽;复眼2个,淡黄褐色,单眼3个,位于复眼中央,排列呈三角形;触角1对,短小;翅2对,膜质透明,翅脉明显,前翅大,后翅小,翅基部黑褐色;雄虫有鸣器,雌虫则无;足3对,腿节上的条纹、胫节基部及端部均黑色;腹部各节黑色。羽化时脱落的皮壳(蝉蜕)外形似蝉而中空,椭圆形而弯曲,长约3厘米,宽约2厘米,表面棕黄色,半透明;腹部有足3对,有黄棕色细毛。此物的成虫多栖息在平原或山区的阔叶树上,盛夏时雄蝉长鸣不休,交尾后即死去,雌蝉在树皮下产卵。蝉羽化时爬至树干上,蜕壳留在树枝上。

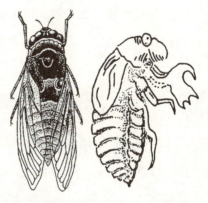

【功效】具有疏散风热、利咽开音、透疹、明目退翳、熄风止痉的功效。用治风热外感、咽痛音哑、风疹瘙痒、麻疹不透、目赤翳障、小儿惊风抽搐、破伤风、小儿夜啼等。

现代常用于感冒、咽喉炎、小儿麻疹、荨麻疹、角膜混浊、破伤风、面神经麻痹等。

【采 制】 夏、秋季在树上、地面拾取，去净泥土，晒干。

【鉴 别】 蝉蜕按性状有土蝉蜕、金蝉蜕之分：

土蝉蜕：全形似蝉，中空，稍弯曲，长约3.5厘米，宽约2厘米，黄棕色，半透明，有光泽。头部触角多已脱落，复眼1对横生，略突出，透明。额部突出，上唇宽短，下唇延长呈管状。胸部背面呈十字形裂开，裂口向内卷曲，左右具小翅2对；腹面有足3对，前1对足粗壮具齿，后2对足稍细长，均被黄棕色细毛。腹部圆而丰满有曲纹，尾部钝尖，由腹部至尾端共9节。体轻，中空，易碎。无臭，味淡。

金蝉蜕：外形如蝉蜕，唯躯体比蝉蜕瘦长，棕红色至黄棕色，明净，背部纵向开裂，呈"一"字形，躯体狭长，有7个环节纹，尾端有分叉的尖刺。气无，味淡。

◆ 附 方 ◆

急性上呼吸道感染所致音哑：①蝉衣、连翘各10克，桑叶、木蝴蝶、桔梗各6克，甘草5克，水煎服。②或以蝉蜕、桑叶、薄荷各6克，滑石30克，麦冬12克，胖大海5克，水煎，代茶饮。

风热目赤，翳膜遮睛：蝉蜕、木贼各6克，菊花、桑叶、密蒙花各10克，水煎服。

破伤风所致牙关紧闭，角弓反张：蝉蜕30克，天南星、天麻各6克，全蝎7条，僵蚕7条，朱砂1.5克（冲服），水煎服。每日1剂，用时加黄酒60毫升，服药前先将朱砂冲服。

小儿夜啼：①蝉蜕3克，薄荷1.5克，灯芯草1.2克，水煎服。②或以蝉蜕7个（去头足），睡前以钩藤6克煎汤调服。

急性肾炎：蝉蜕25克，浮萍15克，水煎服。

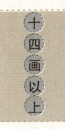

薤 白

XIE BAI

【别名】野荸葱头、薤白头、野晶子、野晶头、小蒜。

【性味】辛、苦,温。

【来源】为百合科植物小根蒜或薤的干燥鳞茎。主产于东北、河北、山东、四川、江苏、云南、贵州、湖南、湖北、广西、江西等地。

【形态】多年生草本,高约40厘米。鳞茎长卵形或卵状椭圆形,直径1~1.5厘米,簇生;鳞茎外皮白色,膜质,全缘。叶2~5枚基生,直立,半圆柱状线形,中空,有不明显的5棱,长20~40厘米,宽约2毫米,夏末秋初开花,花紫红色,花茎单一,侧生,圆柱形,柔弱,约与叶等长或更长;伞形花序半球形,有花6~30朵;苞片小,三角形,长不及5毫米;花被6片,长约6毫米;雄蕊6枚。秋季结果,果实小,球形。

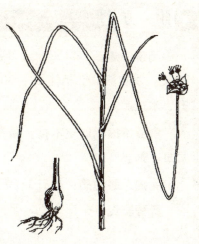

【功效】具有通阳散结、理气宽胸、行气导滞的功效。用治胸痹心痛、脘腹胀痛、泄痢后重。现代常用于冠状动脉粥样硬化性心脏病心绞痛、细菌性痢疾、高脂血症等。

【采制】春、夏季采挖,除去须根,洗净,鲜用或用沸水烫透或蒸透,晒干备用。

炮制时将干薤白簸去须毛、灰屑即可。如有潮湿霉变，则需用清水洗净后晒干。

生薤白：先剪去须根，再用清水洗净泥沙，沥干余水，放入蒸锅内蒸至上大气，至薤白熟为止。取出，晒干，筛去皮屑和皮衣即成。

炒薤白：将净薤白放入锅内，用文火炒至外表面现焦斑为度，取出晾干。

【鉴别】薤白鳞茎呈不规则卵圆形，似小蒜头样。高0.5～1.5厘米，直径5～18毫米，表面淡黄色或淡黄棕色，半透明。因加工程度不同，故颜色深浅不一。全体凹凸不平，有抽沟及皱纹。底部钝圆，有小而突起的鳞茎盘，为须根着生处，顶端较尖而细，为连生茎苗处，有的外包膜质白皮，白皮质软，易剥掉。质坚硬。角质样，断面黄白色。有蒜臭，味微辣。

附 方

胸痹心痛：①枳实、薤白各9克，厚朴、桂枝各6克，全栝楼18～30克，水煎服。②栝楼18～30克，薤白、半夏各9克，白酒15～30毫升，水煎服。

食欲不振，消化不良：薤白9克，橘皮10克，谷芽15克，水煎服，每日1剂。

胸痛，胁肋痛：薤白12克，全栝楼15克，水煎服。

鼻旁窦炎：薤白9克，辛夷10克，猪鼻管100克，加水炖烂，分2次服之。

细菌性痢疾：薤白10克，地锦草30克，水煎服。

咽痛：鲜薤白30克，醋50毫升，共捣烂，外敷患处。

奔豚气痛：鲜薤白全草60克，洗净，捣烂，加冷开水拌匀，绞汁服。

麻疹不透：薤白鲜苗适量，洗净，揉软，涂搽胸、背、四肢（操作时避风）。

眼镜蛇咬伤：鲜薤白、鲜天南星各适量，捣烂绞汁，涂伤口周围。

异物刺入肉中：鲜薤白适量，捣烂，敷患处，可将异物取出。

薏苡仁

YI YI REN

【别名】 川谷、六谷、米仁、草珠子、薏苡仁。

【性味】 甘、淡,凉。

【来源】 为禾本科植物薏苡的干燥成熟种仁。主产于全国各地,河北、辽宁较多。

【形态】 多年生草本,秆直立,多分枝,具节,高达1.5米。叶互生,线形至披针形,叶脉明显,中脉于叶背面凸出,叶鞘光滑抱茎。花单性同株,腋生穗状花序;花期6~9月。颖果包藏于球形中空骨质总苞内;果期8~11月。

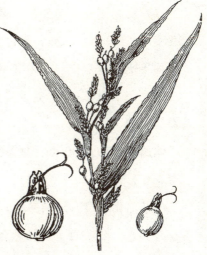

【功效】 具有健脾渗湿、除痹止泻、清热排脓的功效。主要用于水肿脚气、小便不利、湿痹拘挛、脾虚泄泻、肺痈、肠痈等。本品药力和缓,为药食兼用之佳品。健脾止泻宜炒用,清热利湿宜生用。现代临床上还用于治疗扁平疣、鞘膜积液。

【采制】 种仁于秋季果实成熟时采割植株,晒干,打下果实,再晒干,除去外壳、黄褐色种皮及杂质,收集种仁备用。根于秋季采挖为佳,洗净,晒干备用。

【鉴别】 呈长卵形或椭圆形,长4~8毫米,宽3~6毫米。表面乳白色，光滑，偶有残存的黄褐色种皮。一端钝圆，另一端较宽而微凹，有1个淡棕色点状种脐。背面圆凸，腹面有1条较宽而深的纵沟。质坚实，断面白色，粉性。气微，味微甜。以粒大、饱满、色白、完整者为佳。

◆ 附 方

白带异常：薏苡仁24克，土茯苓18克，苍术、黄柏各6克，车前草9克（包煎），苦参12克，鸡冠花15克，水煎，每日1剂，分3次服。

遗尿：薏苡仁20克，猪膀胱1个。将薏苡仁灌入洗净的猪膀胱内，扎紧，加水炖熟，少量食盐调味，分数次服用。

脱骨疽：薏苡仁、白术各30克，茯苓60克，车前草15克（包煎），桂心3克，乳香、没药各9克，水煎，每日1剂，分3次服。

寻常疣：①生薏苡仁、白扁豆各30克，水煎，每日1剂，分3次服。②生薏苡仁50克，水煎，每日1剂，分3次服，10~15日为1个疗程。

扁平疣：薏苡仁、小米各30克，水煎，每日1剂，分3次服。

脓疱疮：薏苡仁15克，苦参、甘草各9克，大黄6克，水煎汤，洗患处，每日1剂。

体癣：薏苡仁30克，甘草9克，水煎，每日1剂，分3次服，饮汤吃薏苡仁。

小儿消化不良，烦躁易怒，夜啼易惊，小便短赤或不明原因之发热等：薏苡仁、生谷芽、双钩藤各10克，蝉蜕、竹叶、山楂各5克，灯芯花3朵，水煎取汁，代茶饮。

强身，清热解毒：薏苡仁15克，高丽参5克，紫藤子3克，梓叶2克，将薏苡仁、高丽参和紫藤子分别用文火炒至微黄，放入茶杯中，再加入梓叶，用沸水冲泡饮用，每日1剂。

酸枣仁

SUAN ZAO REN

【别　名】山枣仁、棘实、羊枣仁、酸枣核、枣仁、山枣。

【性　味】甘、酸，平。

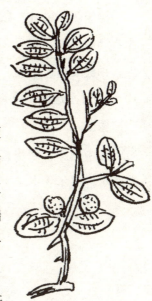

【来　源】为李科植物酸枣的干燥成熟种仁。主产于河北、河南、陕西、辽宁等地。

【形　态】落叶灌木或小乔木，高1～3米。根粗壮，多分枝，外皮褐色。枝上有针形刺和倒钩形刺，嫩枝直立不扭曲，绿色，老枝褐色。叶互生，单叶，叶柄极短；叶片椭圆形或卵状披针形，4～5月开花，花小，黄绿色，2～3朵簇生于叶腋，花梗极短；萼片5片；花瓣5片；雄蕊5枚。9～10月结果，果实近球形，直径0.7～1.2厘米，成熟时暗红色，果肉薄，味酸，内含果核1～2粒。果核两端钝，扁圆形或扁椭圆形，表面紫红色或褐色，平滑有光泽，有的有裂纹。

【功　效】具有养心益肝、宁心安神、收敛止汗的功效。用治心肝血虚所致虚烦不眠、惊悸怔忡、健忘多梦、体虚自汗、盗汗。现代常用于神经衰弱、体虚多汗症等。

【采　制】种子于秋末冬初采收成熟果实，除去果肉及核壳，收集种子，晒干备用。根于秋季采挖为佳，洗净，晒干备用。树皮于夏季采剥，除去杂质，晒干备用。

十四画以上

【鉴别】呈扁圆形或扁椭圆形，长5~9毫米，宽5~7毫米，厚约3毫米，表面紫红色或紫褐色，平滑有光泽，有时显裂纹。一面较平坦，中央有1条隆起的线纹；另一面微隆起，边缘略薄。质坚硬，破开后内有种仁，色淡，带油腻性。气微，味微苦。

◆ 附 方 ◆

虚烦失眠，心悸不宁，头目眩晕：酸枣仁12克，知母、茯苓、川芎各9克，甘草3克，水煎服。

神经衰弱：酸枣仁30克，枸杞15克，橘络12克，五味子6克，水煎服。

男子不射精症：酸枣仁30克，细辛60克，共研粉。取人参须6克，煎水送服6克，每日2次。

神经衰弱，心烦，心悸，失眠：①酸枣仁100克，研细粉，临睡前服10克，开水送服。②酸枣仁、夜交藤各15克，柏子仁、茯神各12克，水煎服。

睡中盗汗：酸枣仁、人参、茯苓各等量，研细粉。每次服6克，日服2次，用米汤水送服。